U0106759

COVID-19
抗疫之路

香港醫護的心路歷程

港島東醫院聯網醫護——編著

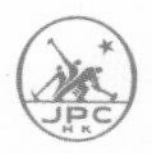

責任編輯：張軒誦
書籍設計：道　轍

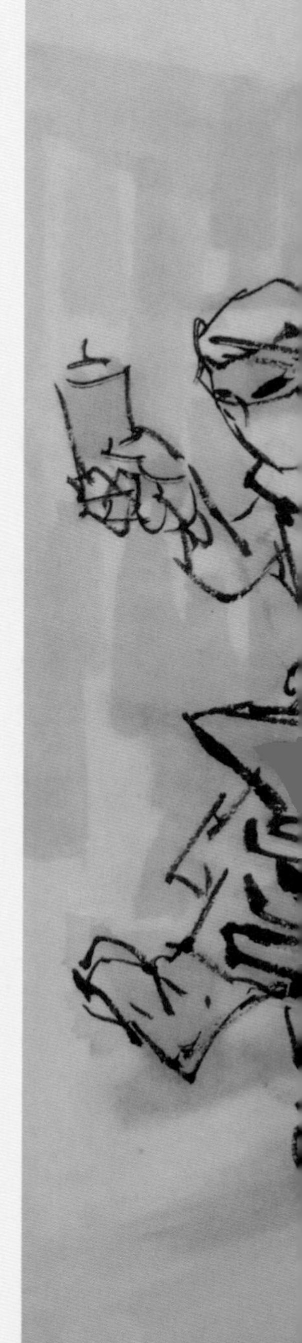

書　名　COVID-19 抗疫之路：香港醫護的心路歷程
編　著　港島東醫院聯網醫護
出　版　三聯書店（香港）有限公司
香港北角英皇道 499 號北角工業大廈 20 樓
Joint Publishing (H.K.) Co., Ltd.
20/F., North Point Industrial Building,
499 King's Road, North Point, Hong Kong
香港發行　香港聯合書刊物流有限公司
香港新界荃灣德士古道 220-248 號 16 樓
印　刷　美雅印刷製本有限公司
香港九龍觀塘榮業街 6 號 4 樓 A 室
版　次　2020 年 12 月香港第一版第一次印刷
規　格　大 32 開（140 × 210 mm）368 面
國際書號　ISBN 978-962-04-4731-0

封面圖片由陳瑤倩小姐提供

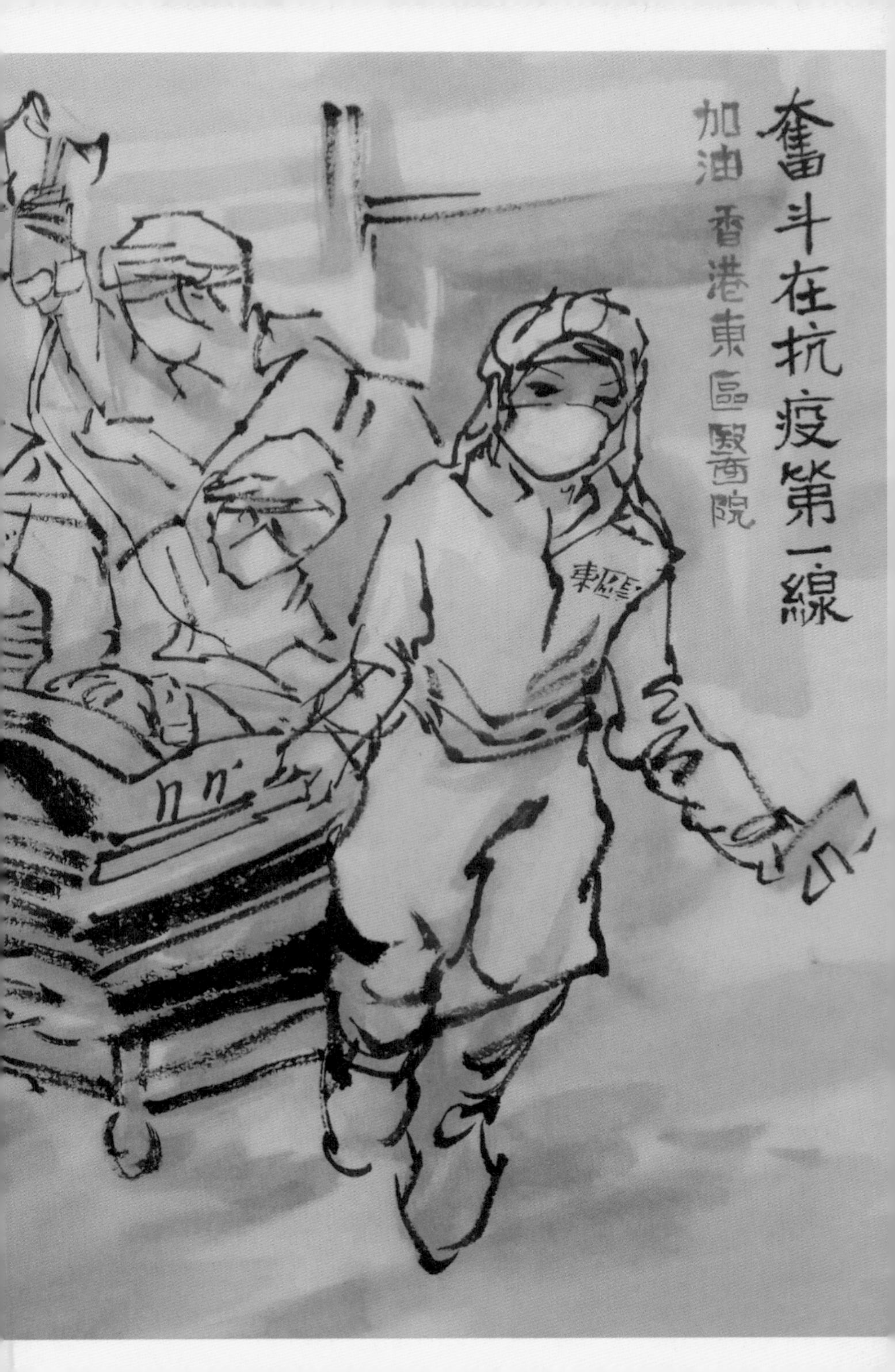
奮斗在抗疫第一線
加油 香港東區醫院
東區

目錄

第二章　抗疫人和事

第三章　戰勝疫境

第四章　為醫護人員打氣

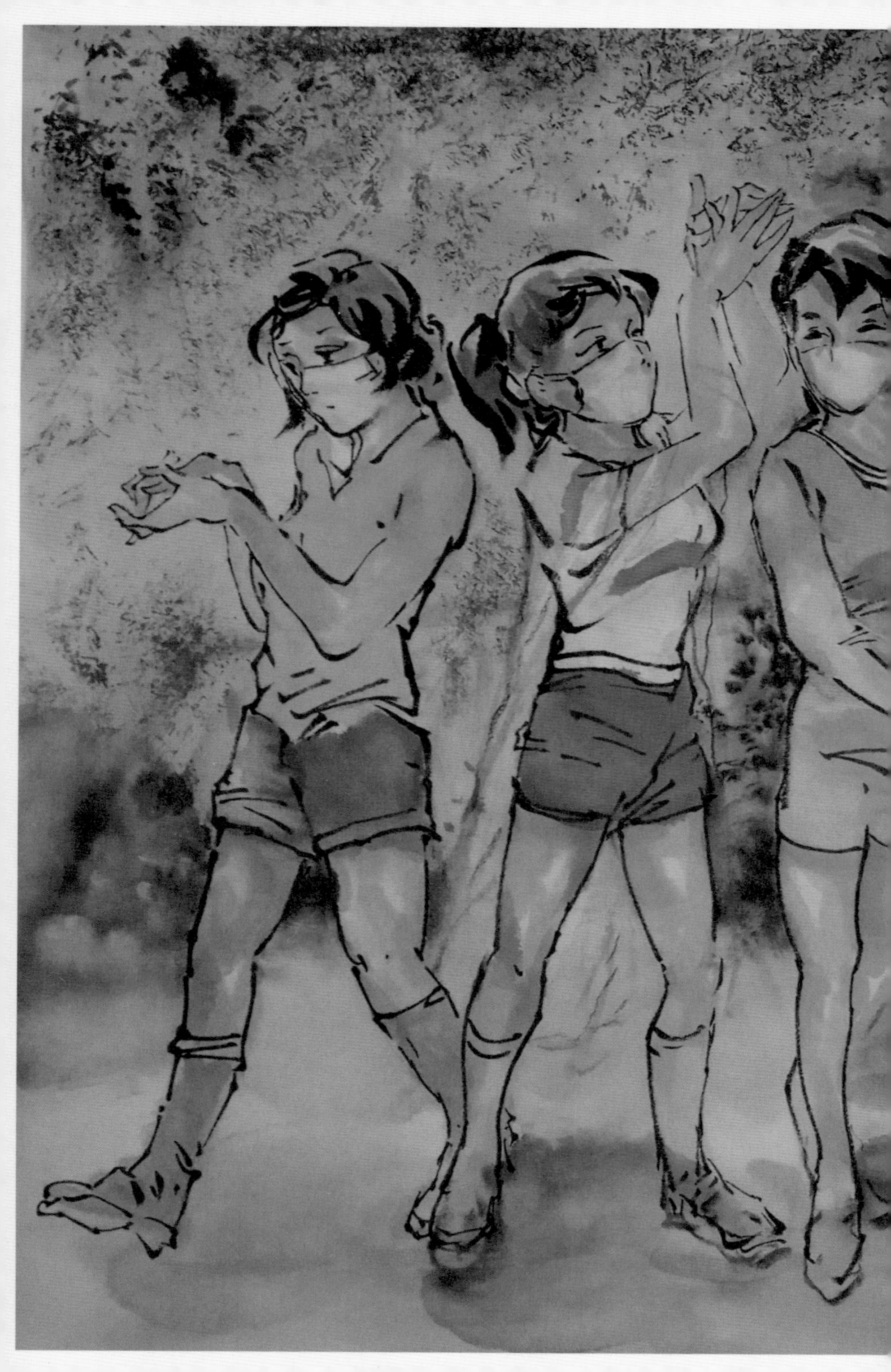

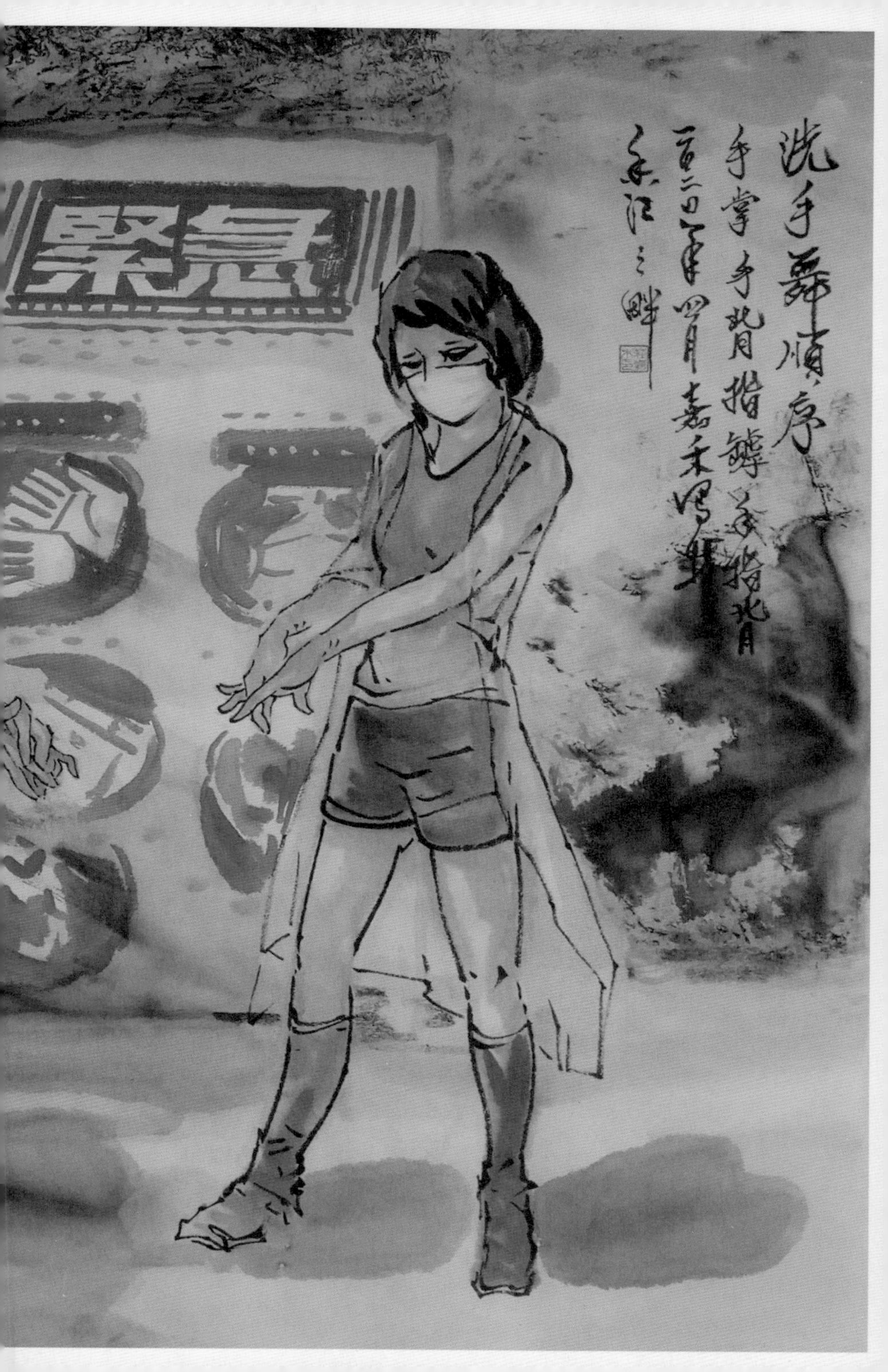
洗手舞順序
手掌 手背 指縫 手指 指背
二〇二〇年四月嘉禾寫於
永江之畔

香江才子張勞奇
改編經典記抗疫
古為今用譴詞正
見證醫護建功成

抗疫詩一首
庚子夏

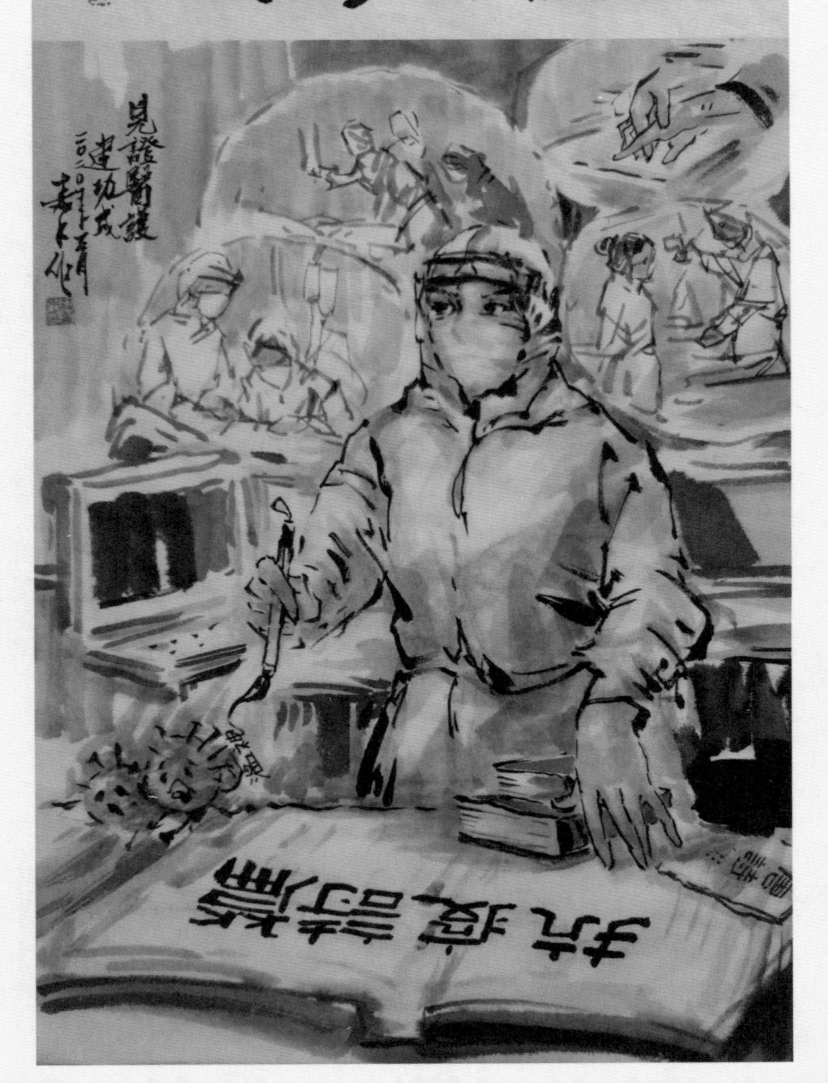

2019 冠狀病毒病抗疫歷史紀錄

2019 冠狀病毒病是一次由嚴重急性呼吸系統症候群冠狀病毒 2 型（SARS-CoV-2）所引發的全球大流行疫情。疫情最初在 2019 年 12 月被發現，隨後在 2020 年初迅速擴散至全球多國，逐漸變成一場全球性大瘟疫。

今次疫症被多個國際組織及傳媒形容為自第二次世界大戰以來全球面臨的最嚴峻危機。全球已有 220 多個國家和地區累計報告逾 4,000 萬名確診個案，逾 100 萬名患者死亡，而香港於 2020 年 7 月更有「第三波疫情爆發」，確診個案每天增加，單日確診數字逾百，超出了醫療系統的負擔。

這場仗我們究竟應如何撐過呢？當中的抗疫故事及真實個案令人鼓舞，甜、酸、苦、辣百感交集……就讓我們一起看個究竟吧。

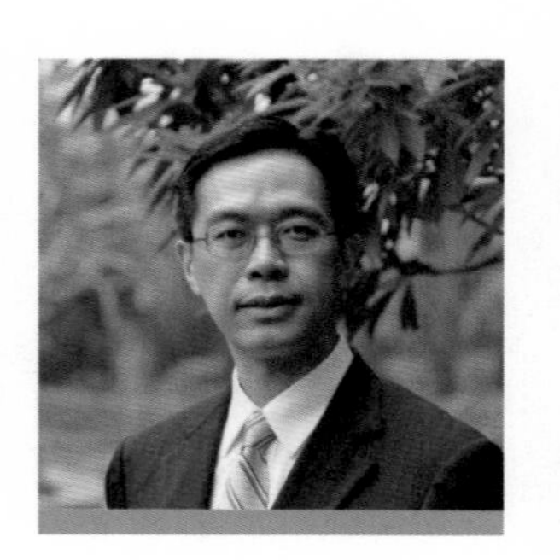

序言一

《COVID-19 抗疫之路：香港醫護的心路歷程》
顧問**劉俊穎**醫生

話說，我當年報考某大學醫科，面試時教授問我：「現今社會上你覺得什麼病最為重要？」我初出茅廬，什麼都不懂，我當時憑直覺回答：「我覺得是流行性感冒等等的呼吸系統傳染病。雖然流感通常未必引致死亡，但卻又沒有辦法根治，每天都引致很多人要請病假，對社會的影響其實可能比很多病更大。」結果，在那個差不多什麼傳染病都快將被消滅的 80 年代，那幾位大概是一些專家中的專家的教授，互相對望一下，各人鼻子深深吸了一口氣。或許因為我這答案，他們最後沒有收我做他們的學生。但世事難料，我出來工作了數年，就相繼看到禽流感、SARS、登革熱、伊波拉，一直到現在的 COVID-19，全都是傳染病。既然世事難料，變幻本身才是永恒，難道要仰仗運氣？

原來想有好運氣，要靠平日準備充足，最好的運氣其實是自己替自己創造的。香港如果不是經過 SARS 一役，恐怕我們應付第一波 COVID-19 不會那麼成功。可是，現在和當年相比，又有什麼不同？

當年雖然有電郵，但還未有智能電話，訊息也主要是靠看新聞和內部通訊。要即時聯絡幾十個同事、部門、醫院和世界各地的專家不像現今容易。現在的溝通渠道多了，消息傳播的速度也快。我想，只要好好利用，我們定能比以前做得更好。要打一場漂亮的勝仗，訊息的溝通是極其重要的一環。港島東醫院聯網有見及此，決定招募聯網內各個職級的志願者，以 WhatsApp 作平台，成立了港島東醫院聯網志願文宣組。這個現在有七八十人的志願文宣組，旨在為同事提供正確的訊息，並用各種方法支持抗疫。其後組員分為 10 個小組，當中一個即提議和領導出版這本《COVID-19 抗疫之路：香港醫護的心路歷程》。

這本書記錄了我們各醫護人員和病人在抗疫期間的心路歷程。你們會讀到，原來想抗疫成功，要靠各方面的合作。每天直接接觸病人的、最勇敢的前線醫護當然不在話下，但原來醫院裏無論高層低層、前線和後方管理，病人和家人，社區的公眾，甚至是世界上其他國家的人民，都在影響著大局。最難能可貴的，就是這一群志願者，在抗疫的繁忙和恐懼中，仍能憑藉他們平日的興趣和造詣，貢獻出精力，支持同事和病人。

世事也果真難料，本以為疫情快將過去，可是執筆之時，疫情又進入了第三波，比第一、二波還厲害。在書中，你會讀到志願者作詞編曲、參與藝術創作、唱歌跳舞、製作鼓勵運動的短片、製作氣球和祈福板。這些都能替我們緩和緊張的氣氛、紓解疫情帶來的鬱悶、提振快要被漫長疫情消磨的士氣。我們都堅信，沒有永遠的黑暗。這些挑戰過後，會有一個更強的醫療系統，我們彼此也會因此建立更緊密的聯繫。

這本書能成功出版，我謹在此感謝各志願文宣組的成員、書寫和編輯這本書的同事，以及港島東醫院聯網的支持。希望讀者能藉此書增長知識，並為書中記錄下來的憂傷和喜悅而感動。

序言二
昔日往事成追憶，攜手合作邁向前

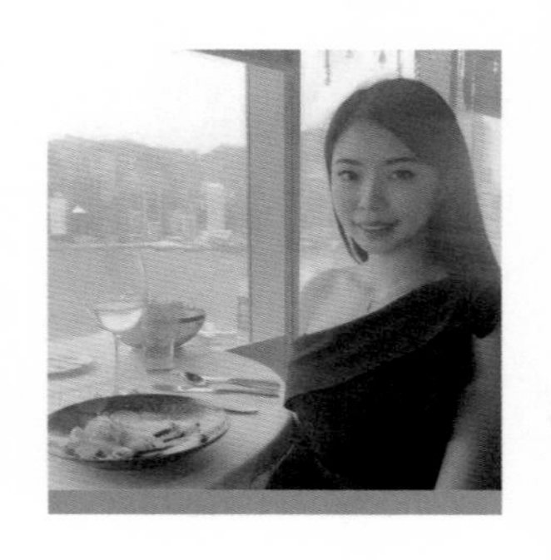

《COVID-19 抗疫之路：香港醫護的心路歷程》
主編**吳冬媛**小姐

COVID-19 是由嚴重急性呼吸系統症候群冠狀病毒 2 型（SARS-CoV-2）所引發的。首宗確診個案在 2019 年 12 月被發現，隨後於 2020 年初，迅速擴散至全球多國。

今次疫症的規模被多個國際組織及傳媒形容為自第二次世界大戰以來，全球面臨的最嚴峻危機。全球已有 220 多個國家和地區累計報告逾 4,000 萬名確診個案，超過 100 萬名患者死亡。

而香港於 2020 年 7 月更出現「第三波疫情爆發」，確診個案每天累增，單日確診數目逾百。嚴重超出了香港醫療體系的負荷。香港醫護人員在抗疫期間心力交瘁，香港市民出現「抗疫疲勞」，社會上人心惶惶，這些都令我們觸目驚心……

2020 年對於整個香港醫護界來說是一個充滿挑戰與變化的一年。我們所經歷的一切事情為社會各界帶來了新觀點與進步空間。畢竟，抗疫是每一個香港人的責任，社會的凝聚力對於醫護人員來說尤其重要。

《COVID-19 抗疫之路》記錄了香港醫護人員在抗疫期間的心路歷程與感受，書中包括 COVID-19 康復者如名人男高音莫華倫先生的感受；COVID-19「知識專欄」；港島東醫院聯網志願文宣組的抗疫藝術作品，包括：詩歌、畫作、舞蹈、歌詞、攝影等，另外更邀請得著名彩墨畫家莊嘉禾先生，為本書繪畫了約 30 多幅插畫。

它是一本集合抒情、知識、藝術的 COVID-19 抗疫歷史紀錄書冊。抗疫期間出現的「抗疫情」，令香港醫護團隊更團結，讓香港市民感動並感謝醫護界的貢獻。

這場仗究竟我們是如何撐過呢？當中的抗疫故事及 COVID-19 復康個案分享，實在感人肺腑，有汗與淚，甜、酸、苦、辣百感交集……就讓我們一起從書中追溯吧。

感謝本書作者及編輯委員會成員們對《COVID-19 抗疫之路：香港醫護的心路歷程》的真摯付出，在香港抗疫歷史上留下一個齊心努力的回憶。

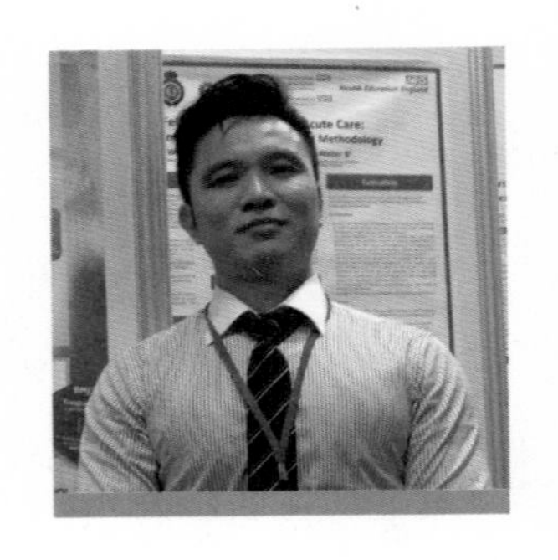

序言三
獅子山下，同舟共濟

《COVID-19 抗疫之路：香港醫護的心路歷程》
副主編**楊曉輝**先生

時間邁入 2020 年，在香港市民開始淡忘 2003 年 SARS 對社會、對經濟、對民生所帶來的衝擊時，COVID-19 無疑再次給予香港市民一個沉重的、深刻的打擊。

所幸的是，當年所帶來沉重的經驗，令香港各階層很多市民都自發性的、自律的、齊心做好各種防疫及抗疫的措施。

其中，有很多善心的人士，有錢出錢，有力出力，幫助其他有需要的人士共渡時艱，讀者們在本書的「抗疫人和事」一章所收錄的文章中，可見一斑。

而香港很多熱心的醫護人員，更自願的、無私的，到醫院以外、出現疫情的地區或檢測中心，為有需要的市民提供服務，甚至更前往海外疫情高風險的地區幫助接送港人回港。

雖然現在的香港，以及全世界的疫情仍然處於一個嚴峻的階段，香港更於 2020 年 7 月面對「第三波疫情」的爆發，單日確診數目逾百，令不少市民感到不安。香港醫療體系更開始不勝負荷，醫護人手不足，不少醫護人員疲於奔命。

但從本書所收錄的種種事件中，我們可以發現，不只香港的醫護人員，包括香港各階層的市民，都在自己的能力範圍內，為香港的疫情作不同的貢獻，發揮大愛的精神。我相信，再艱難的時刻，香港市民也曾經歷過，沒有事情可以難倒獅子山下同舟共濟的香港市民。

我衷心希望各位讀者和我一樣，閱覽本書後，可以繼續堅定信心，共同努力抗疫，迎接戰勝疫情的時刻。

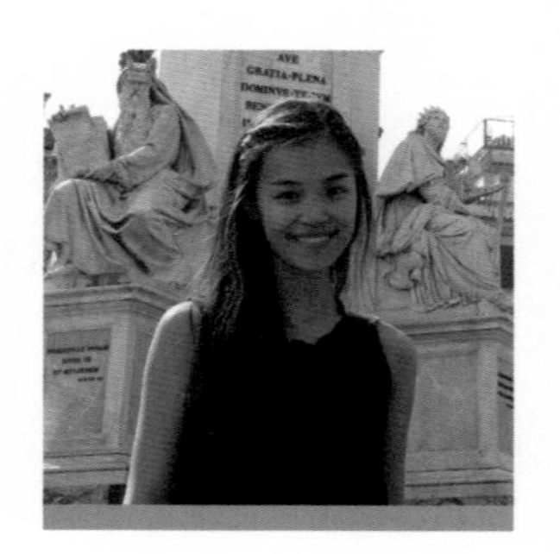

序言四

《COVID-19 抗疫之路：香港醫護的心路歷程》
副主編及秘書**陳衍雯**小姐

投身醫療行業的我，不是走在最前線的醫護，而是在後勤支援著醫護的行政人員。可是，能夠於疫情期間在醫療界付出，成為前線同事的後盾，提供所需的物資和協助讓他們專心打仗，儘管是微小的力量，我也覺得很幸運。

憑著各方的努力，COVID-19 的第一、二波疫情很快受控，殊不知更嚴峻的處境悄然來臨：第三波的社區大型爆發。每一波疫情，香港人都戰戰兢兢，摸著石頭過河去走每一步。當我走訪各個醫院部門，以及閱讀此書的故事時，我深深體會到，整個社會每個部分、每一個崗位，以及每一位市民，都巧妙地牽引著時間線，令事件走向不同的結局。他們互相扶持，影響著整個抗疫的成果。

此書真實地記錄了同一時空下，不論是醫院的前線、後勤，以至市民、患者等，對抗疫的經歷和體會，有窩心、辛酸、感動、憤慨，也有值得讀者反思的。

香港以至整個世界已經受到重創，加上是次抗疫之路非常漫長，一波未平一波又起，相信這個生病了的地球需要不少時間復原。我期望疫情快過，憑著各人的齊心、努力，讓人們回復正常生活，社會恢復繁榮。

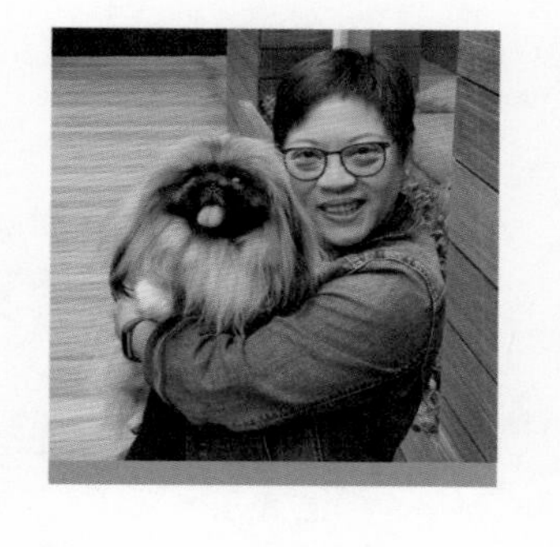

序言五

《COVID-19 抗疫之路：香港醫護的心路歷程》
顧問**蘇思絃**博士

2003 年，出現了 SARS 疫潮。香港在這場疫潮中約有 1,700 人感染，當中更包括 300 多名醫護人員。疫潮期間，醫護人員被塑造成不怕犧牲的形象，這形象有點刻板，有點把他們的人性給掩蓋了。記得 SARS 期間有同事寫遺書、有同事被送入醫院時囑咐將物件交還給家人，這些點滴還言猶在耳，歷歷在目。醫護人員都是血肉之軀，誰願意「視死如歸」？10 多年過去了，沒想到在 2019 年會遇上 COVID-19 的全球大流行。

自 1 月底開始，社區全民抗疫，醫療系統則投入了最大的資源保障市民的生命安全。2020 年 3 月，世界各地出現大規模爆發，港人滯留海外者及留學生從外國回港。為了減低社區大型爆發的風險和減輕醫院使用隔離病床的壓力，政府開設了社區檢測隔離及治療中心，為病人提供分流醫療服務。同事們都一同加入工作，盡力守護香港和病人。

曾參與埃及車禍、九份車禍、南亞海嘯救援，身經百戰的劉炳發先生，在 COVID-19 疫情下飛到日本陪同「鑽石公主號郵輪」港人回港。回來後他擔心成為隱性患者，為免傳染他人而自我隔離一段時間。護理部同事也自願回到臨床工作抗疫。阿力是位有使命感的護士，在疫潮初期，他自願加入醫管局「駿洋小隊」和亞洲國際博覽館臨時檢測中心，為回流港人作檢測。在第三波疫情爆發後，他再次到二線隔離病房工作。從其口中知道，他心中一直記掛著家中的子女，希望疫潮減退後可多陪伴他們。玉琼在 SARS 時曾在隔離病房工作，在 COVID-19 下她沒有半點猶豫，再次披甲上陣，返回隔離病房的崗位，與前線同事並肩作戰！她丈夫的全力支持，給她派了一粒定心丸。永珊、史提芬和霸好自 4 月籌備鯉魚門社區隔離設施並參與臨床工作。烈日當空，他們穿著全副防護裝備上山下坡，不到一會兒已經汗流浹背。本身是運動健將的永珊，穿上防護裝備跑出跑入，對她來說只是一項心肺功能鍛鍊運動；但一向怕熱的史提芬明顯減了磅。他更剪短了頭髮，近乎鑊青，目的是為方便洗澡，避免將細菌帶出社區。他最開心的是知道太太準備了南乳焗雞翼，等他回家一起享受溫馨晚飯。

我們不需要醫護人員成為抗疫英雄，但 COVID-19 疫程中有汗水有笑聲。各同事沉著應戰的專業精神固然值得敬重，大家一句真心話、一點真感情也較冠冕堂皇的口號觸動人心。在此分享我很喜歡的一句話「希望各位同事開開心心上班，每天都平平安安回家！」

《COVID-19 抗疫之路：香港醫護的心路歷程》透過一些真人、真事、真實經歷，記載著大家在 COVID-19 抗疫期間的努力。讓我們向所有投入疫戰的同工致敬。時以為念，疫症可怕，但我們最終定會完勝！

推薦序

港島東醫院聯網總監
東區尤德夫人那打素醫院、長洲醫院及黃竹坑醫院行政總監**陸志聰**醫生

《COVID-19 抗疫之路：香港醫護的心路歷程》是由醫院一班充滿熱誠的同事利用工餘時間，成立業餘編輯委員會編成。在 COVID-19 期間，集合了港島東醫院聯網同事於抗疫間的「心路歷程」抒情文章。當中，展現了作為醫護人員堅毅不屈、無私奉獻、無畏的精神。

香港經歷了第一、二、三波的疫情，醫護人員仍然緊守崗位，無懼病毒的侵襲，勇敢肩負為香港人抗疫的使命。其實，我們也會有筋疲力竭的時候，希望可以集氣抗疫。我們同事利用文字表達自己內心感受，分享最真摯的經歷。在過程中默默守護香港人，同時也為自己抗疫工作加油打氣。書中每一位醫護同事及部門的抗疫工作分享都令人非常感動！百折不撓的精神實在值得敬佩！

本書的抗疫創作藝術作品、知識專欄及抗疫故事分享都很精彩！這是一本「亦書亦畫」的歷史書，是屬於醫院同事們的集體抗疫回憶錄。在此，我為每一位為 COVID-19 抗疫出力的同事們致謝！

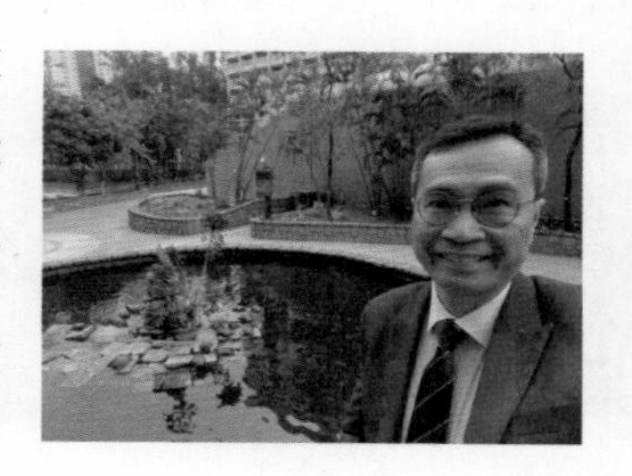

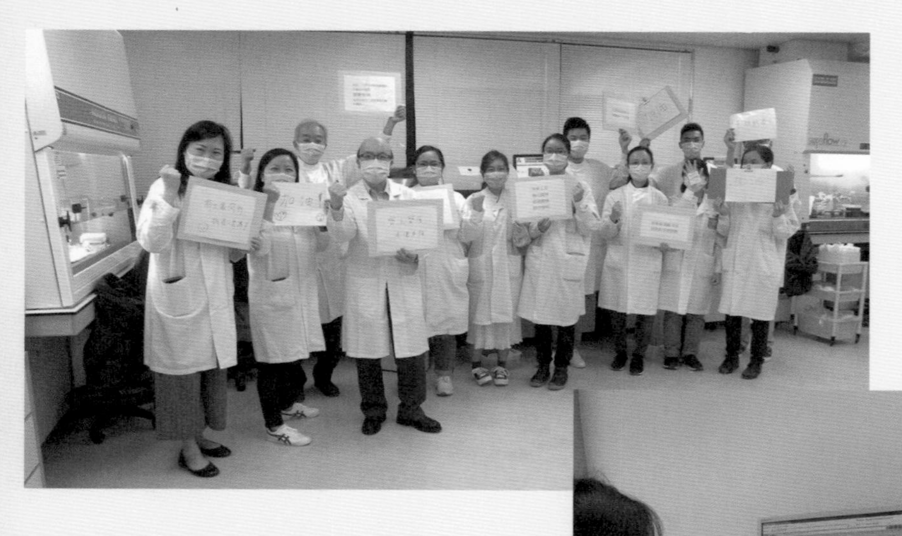
加油!
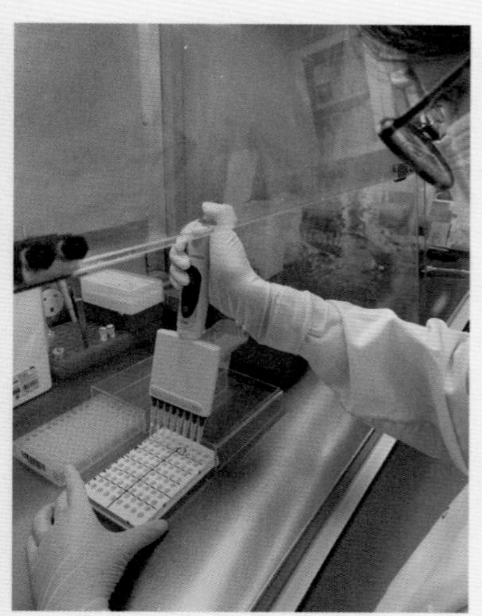
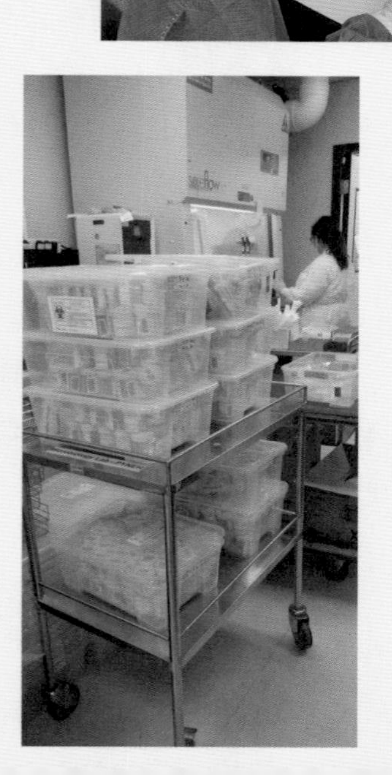
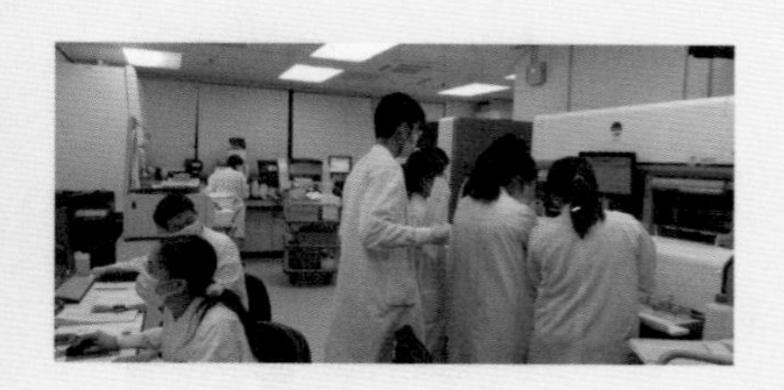

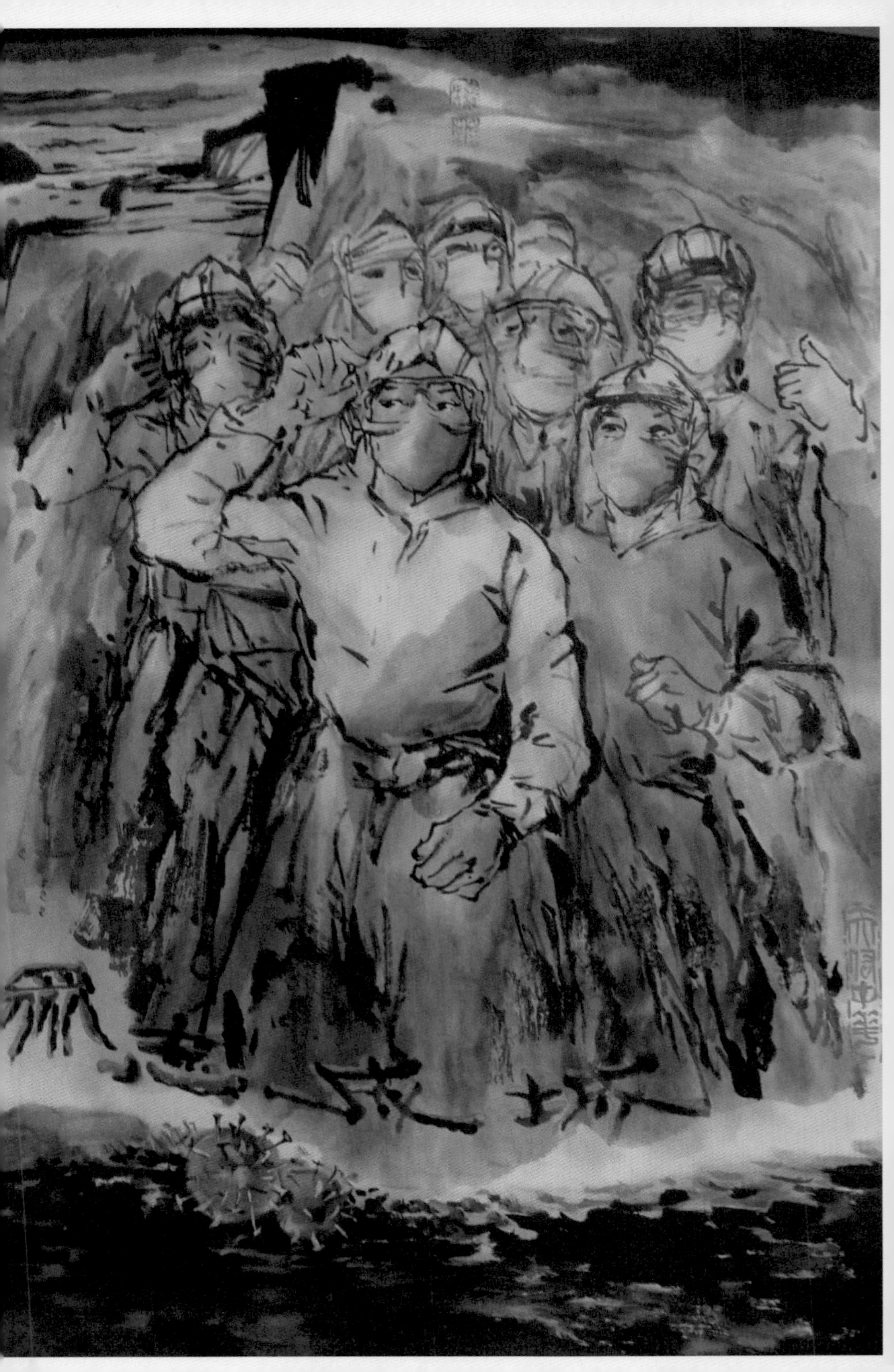

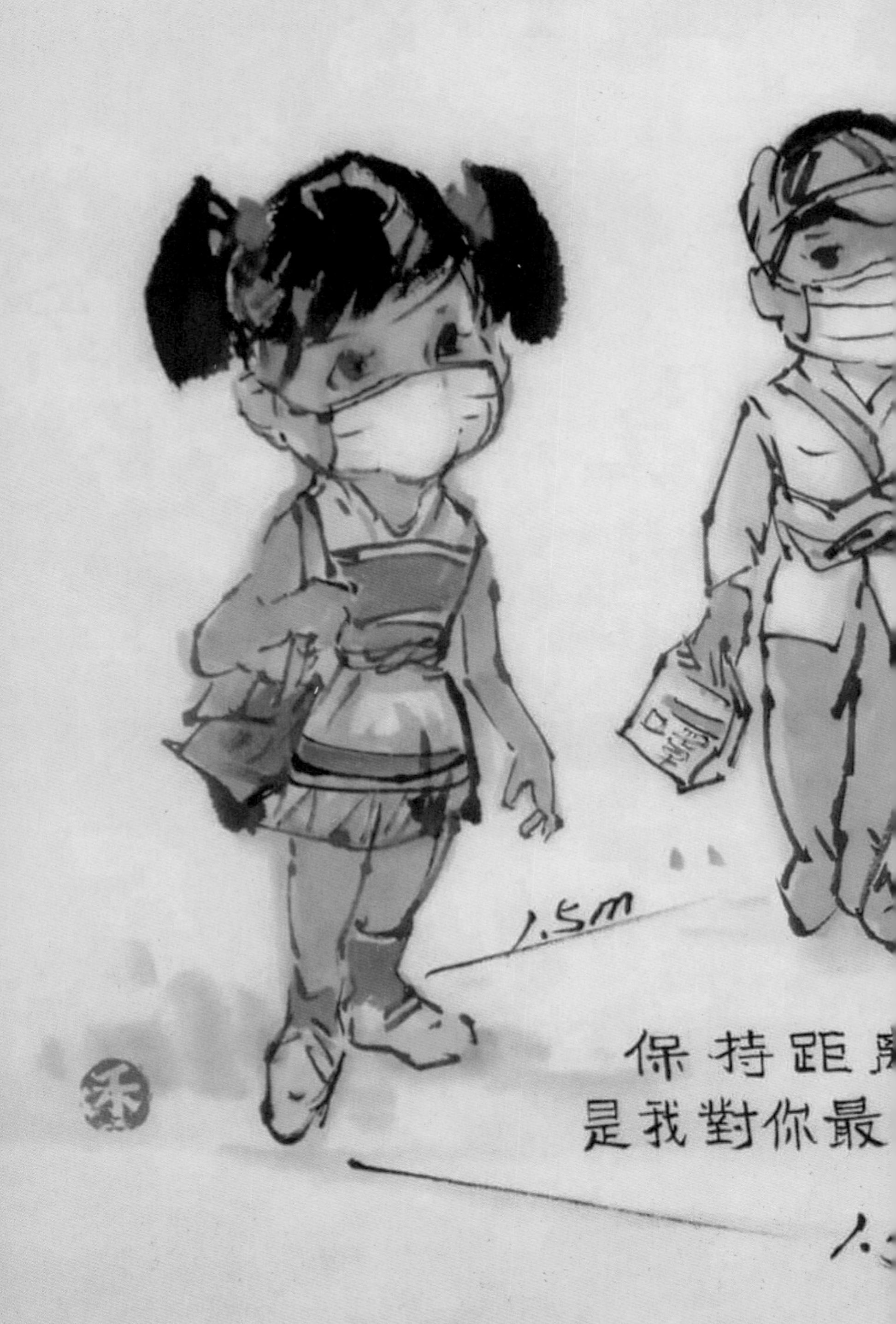
口罩
1.5m
保持距
是我對你最

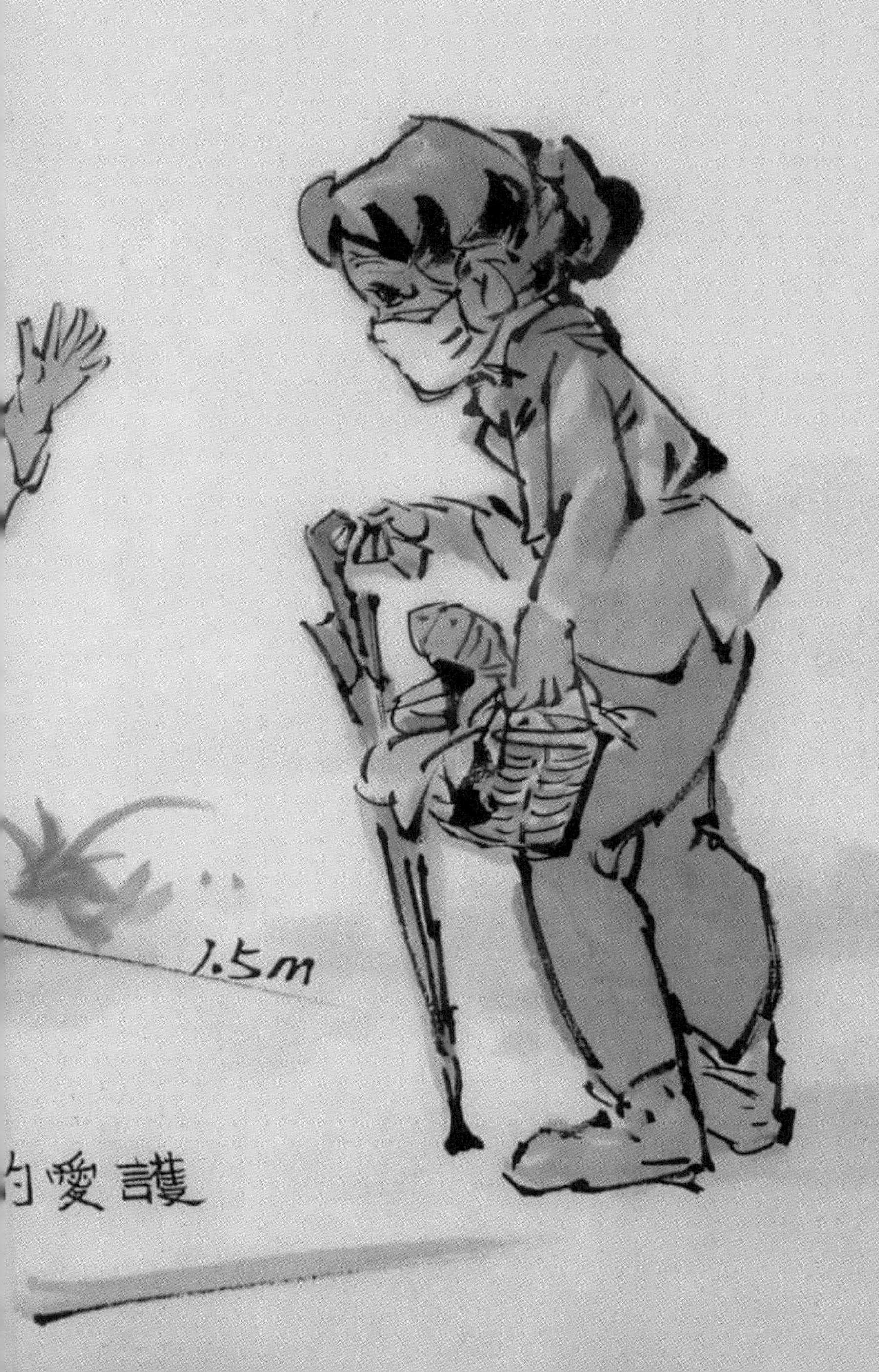
1.5m
愛護

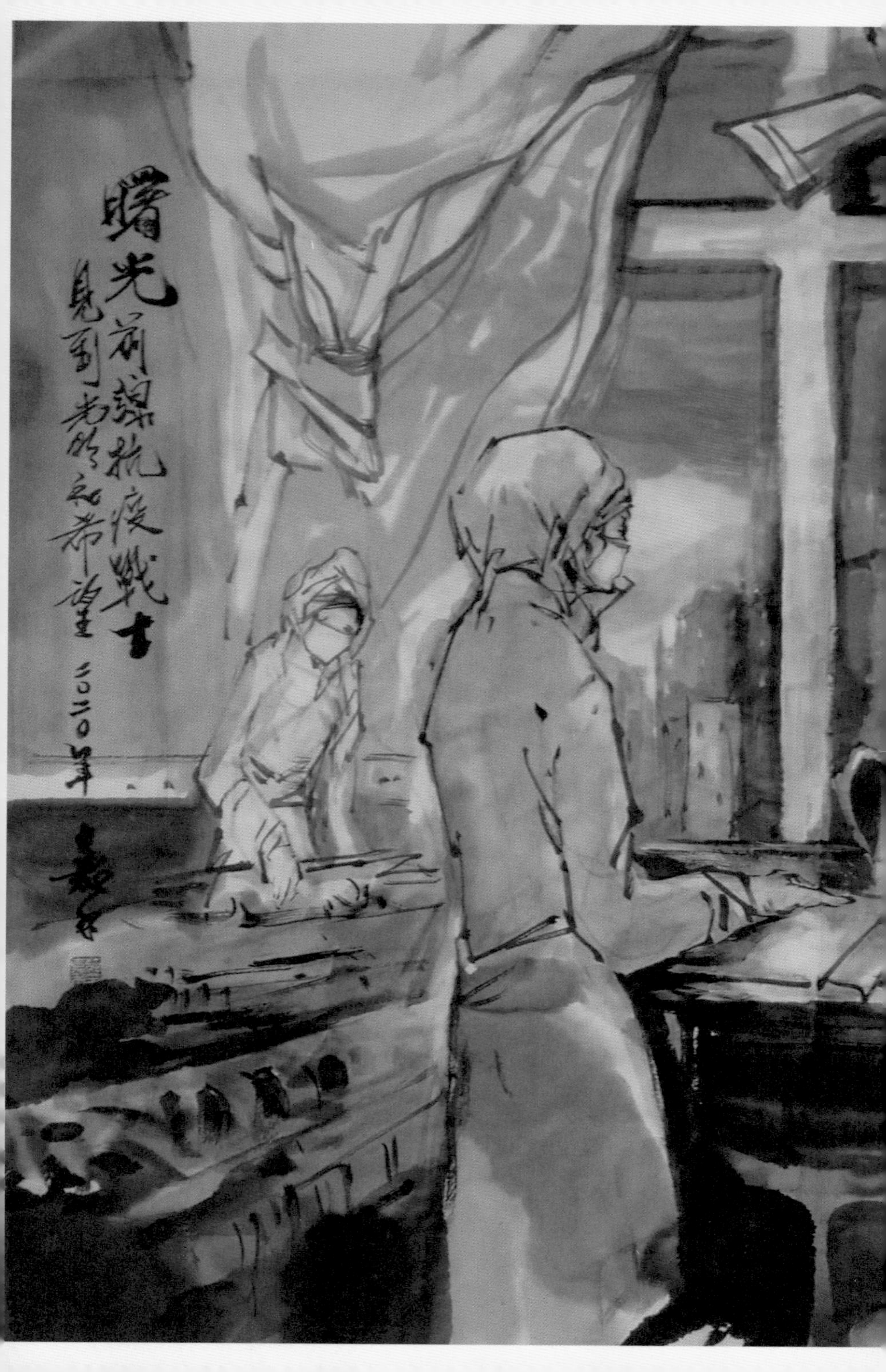
曙光前綫抗疫戰士
二〇二〇年

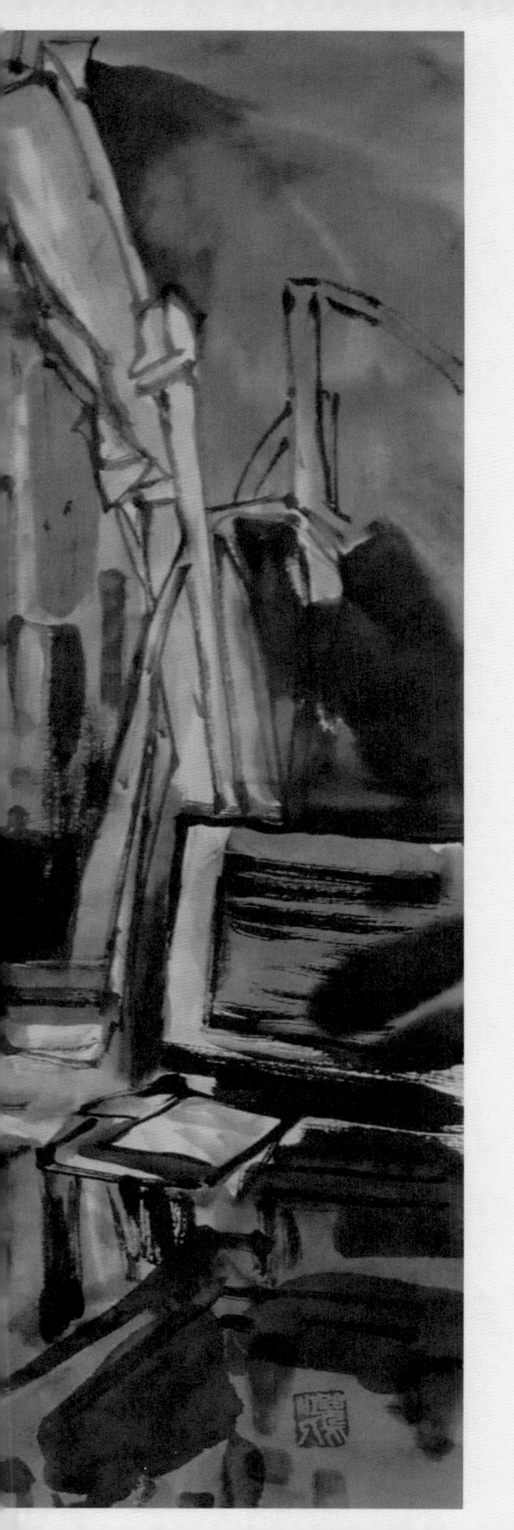

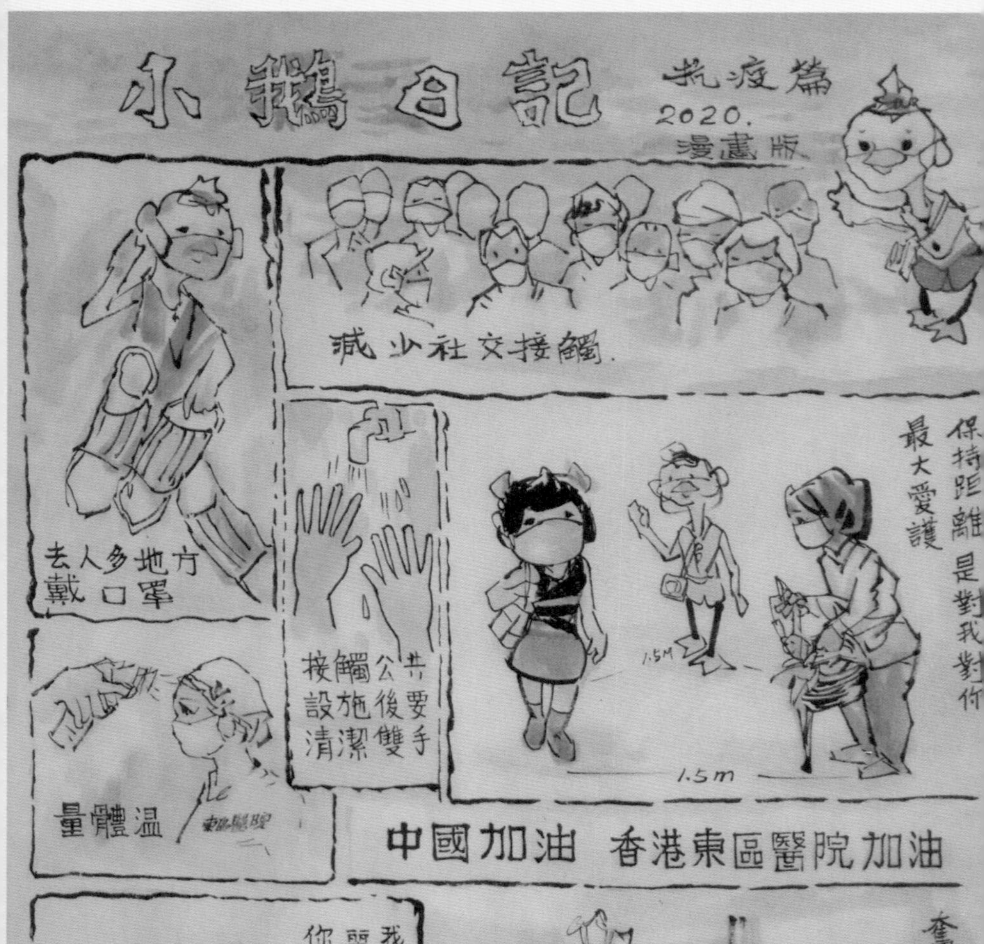
小鵝日記
抗疫篇
2020.
漫畫版
減少社交接觸.
去人多地方
戴口罩
量體温
接觸公共設施後要清潔雙手
保持距離是對我對你最大愛護
1.5M
1.5m
中國加油 香港東區醫院加油

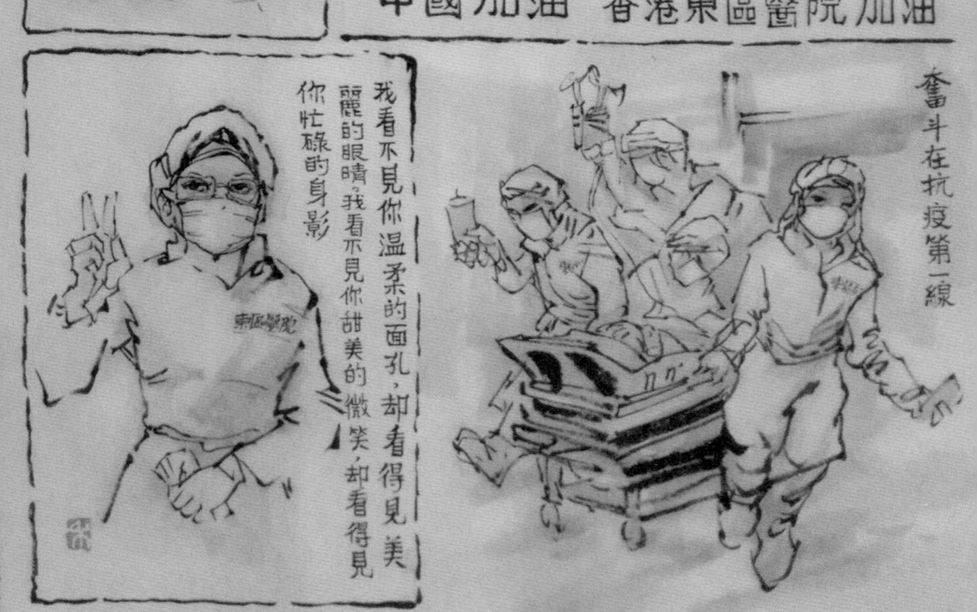
我看不見你温柔的面孔，卻看得見美麗的眼睛。我看不見你甜美的微笑，卻看得見你忙碌的身影
東區醫院
奮斗在抗疫第一線

第一章

抗疫抒「情」

01

疫症的啟示：反思人性與醫學

作者：東區尤德夫人那打素醫院急症室**陳嘉寶**醫生

隨著這場疫症有緩和跡象，繃緊的情緒終於得以放鬆。滿足於短暫的勝利是非常危險的，在生活恢復常態的喜悅中，我們必須好好沉澱並整合經驗，因為大家都知道疫症不會就此消失，它必定會在某一天捲土重來。疫症給予我們檢視不足的機會，能夠從中汲取最大的教訓，才不枉逝者的犧牲。2003 年嚴重急性呼吸系統綜合症（SARS）的經歷，使港人的抗疫意識和能力都明顯增強，專業醫護與普羅大眾之間的協調配合能力也得以提升；17 年後，我們再度經歷一場重大的疫症，可會有新的啟示？

以香港醫療界的專業水平，處理疫症的能力是無庸置疑的，這點正好反映在今次疫症中。專家學者和前線同事在各自的範疇發揮作用，運用豐富的科學、流行病學、病理學和臨床知識，快速地掌握了 2019 冠狀病毒病（COVID-19）的傳播途徑、病徵和治療方案等，更在疫情未完全受控時，已發表相關的文獻。醫學訓練注重科學，以上所述本來就是我們的專長，然而，我們的訓練是否真的足以面對疫症？當然，我們可以精益求精地做更多科研，不過疫症與一般疾病不同，要是用處理一般疾病的態度去理解疫症，則有點浪費醫者的獨特視野。除了分析數據和制定指引，我們應該在醫療當中擔當一個什麼樣的角色？疫症之所以讓人震撼，是因為人面對危難時會觸發深刻而獨到的感受，危難把一些現象放大，而這些平時只會輕輕帶過的問題，在危難面前我們再也不能退避而必須直視它。最典型的例子，是戰爭、空難、地震等天災人禍，迫使人放下一貫的營役，去思考生活以至生命本身。依照這個方向，醫者在疫症面前，特別當我們身處在比外行人更優越的觀察點時，理應放下日常的操作，去思考病患的本質以至整個醫療系統本身。這是今次經歷令我感受至深的，迫使我從一個後設的角度去理解疫症，以及從中看到的問題。

先說病患的問題。有說醫學是最人性化的一門科學，從人性的角度看，疫症下大家忍受隔離之苦，生活頓時失去重心，孤獨感油然而生。隔離（isolation）除了指物理上，還包括經驗上的孤立。我們看到確診患者或受醫學監察的人被隔離，不少同事主動地自我隔離以減低傳染家人的風險，一般市民的生活也大受限制，各種活動被迫取消，親友相聚的機會減少了，這是物理上的孤立。患病者的經驗是另一種隔離，即使有人關心陪伴，病人自身的痛苦始終是需要獨自承受的，這無疑讓人感到孤獨。我看過一位中年女病人，因疫情關係被困外地多月，回港後即使感到渾身不適卻不敢到醫院求診，直至出現明顯的抑鬱症狀和輕生念頭，在家人的勸喻下，才在疫情稍為緩和後來到急症室。雖然最終證實她不是 COVID-19 確診者，卻令我留下深刻的印象，從她那控制不住的激動情緒，我看到孤獨、無助和恐懼。作為照顧她的醫生也有隔離感，會為渴望理解卻不能真正理解病人的痛苦而難受，相信她的家人亦有同感。一場疫症讓我看清楚醫學的角色不只圍繞一個病字，更不限於科學，而是有更多人性層面的東西。

醫學院的教授說過，醫學有科學和藝術的面向（medicine is a science and an art）。如果醫學的最終目的是為了使人更健康，從而改善生活質素，那麼，科學觸及的只可能是一小部分，我們還需要更多層面的補足，才能全面地理解並準確地處理病人甚至醫療系統的問題。話雖如此，現實中兩者卻明顯地不對等，而且很多人誤把醫學的藝術性簡化成病人心理和社會需要的考慮，而事實上，像隔離和孤獨感這些狀態，都遠超此範圍。這裏便帶到病患（illness）和疾病（disease）的區分：疾病是絕對客觀的醫學名詞，它除去了病患中的經驗部分。偏重科學（儘管是心理學）的缺點就是把目標由病患轉移到疾病，病人的經驗被技術遮蔽，病患還原到物理層面，導致醫學的非人性化。雖然全人醫療（holistic medicine）是個很好的方向，但麻木怠倦乃人之常情，如何實踐而不流於形式，才是癥結所在。這令我想起「關懷倫理學」，法國的醫院有哲學教授帶領醫護人員討論如何關懷病人。原來我們很容易不自覺地取代他人做判斷，而關懷倫理學的其中一個重點，是提醒我們把這個位置歸還他人，這是尊重，也是一種關懷。套用在工作上，就是說我們要避免把自己的主觀感覺投射到病人身上，例如我們有時會懷疑病人誇大了痛楚的程度，或把病徵輕率地歸咎於情緒病。上文提及的那位病人，最初大家都認為她是受疫情困擾導致情緒病，所以出現渾身不適的表徵和輕生念頭。幸好我把她送到內科而不是精神科，最後診斷出心臟和腎臟病變，源頭治理好，「情緒病」也就不藥而癒。假如以主觀直覺判斷，便會耽誤病情或安排不必要的治療。疫症下各種情感混雜在一起，往往會把問題複雜化，擾亂我們的思路；另一方面，它放大了一些慣性的錯誤連繫，使得我們反思。在處理病人，以至因恐懼前來「求診」的大眾、同事的顧慮時，需要避免主觀，放下「一向都是這樣做」的信念，發揮醫學的藝術性，即使未必能解決問題，至少可避免把事情變得更壞。畢竟，人性的復甦比心肺復甦和制度的復甦重要。

再說醫療系統的問題。專家們肩負著研發 COVID-19 藥物和疫苗的使命，對此我非常尊敬，卻不敢過度樂觀。醫療發展是對人類的重大貢獻，直接來說是減輕了疾病帶來的痛苦，間接來說則是使得壽命延長。不過，人透過科學改變世界的同時，也改變了自己，例如發展所造成的生態危機已開始對人的生命構成威脅，當醫療發展也到達臨界點時，將對人的精神世界構成威脅。觀察日常工作，會發現同樣的弔詭現象：我們比以前更有能力控制身體（至少控制部分），卻同時淪為被科學操控的對象，這似乎意味著我們需要承受一些更深層更難處理的痛苦，而且這樣的矛盾會一直循環下去，因為每當有新的痛苦出現時，我們又再追求新的應付方法，結果陷入無止境的追逐中。今次疫症顯示了問題的迫切性，中大醫學院的調查顯示，超過九成受訪者的焦慮情緒高達臨界點，這不只涉及心理健康問題，還透露了人對醫療的態度和期望有所改變，並且對生活質素造成了負面的影響。在醫療發達的地方，治療文化使人對醫學過分依賴，以致一些自然現象被醫療化（medicalized）。撇開治療所附帶的痛苦是否值得的問題，當更多疾病能被治療時，將製造更多醫學難題，例如因壽

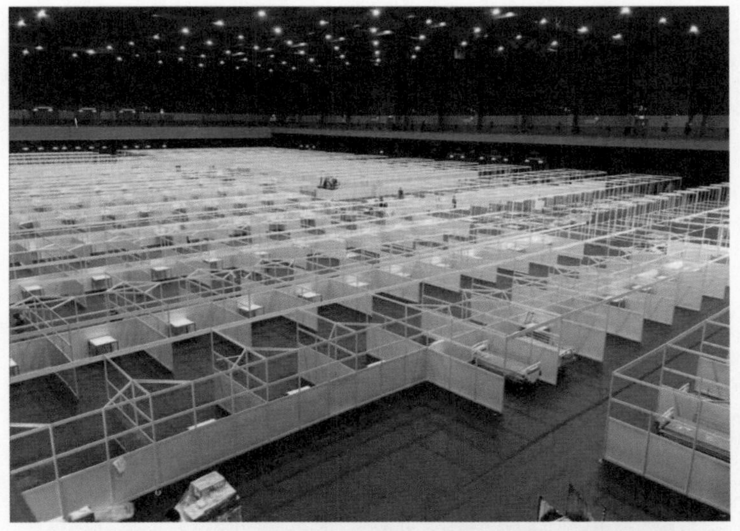

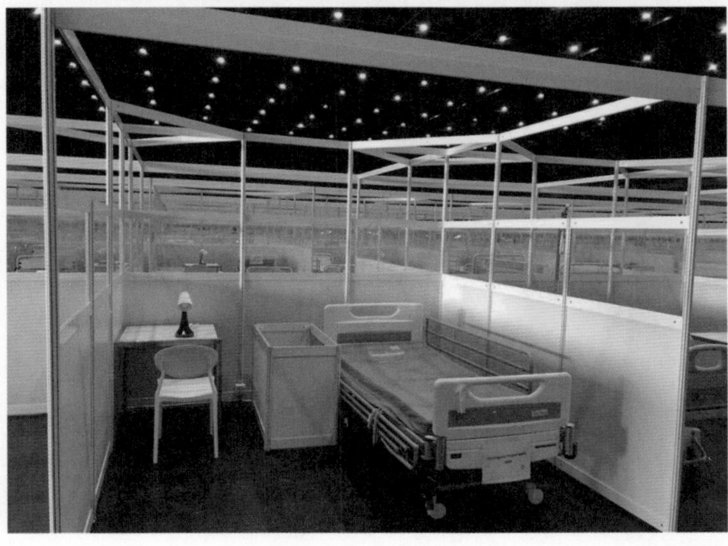

命延長，會有更多人患上癌症，還有退化引起的痛楚和廣泛的生活質素問題，而一般的回應是：可以發明其他方法去處理。這樣回應有兩個問題，一是這正正跌入無窮的追逐中，希望減少痛苦的慾望使人被科學牽著走，人性的存有成疑。二則引申到另一層次的叩問：就算我們得到一定質素的健康，我們可能失去什麼其他價值？面對一場新的疫症，大部分人都感到焦慮和恐懼，或許是害怕痛苦和死亡，但更深層的成因，在於期望與現實的落差。相比醫療落後的時代，渴望掌握世界、征服疾病的野心使現代人較難接受老、病、死，不再體認死亡與痛苦成為多數人的常態，一旦出現像 COVID-19 般稍為陌生的威脅，便惶恐不安。從這方面看，醫療發展似乎奪去了人的安寧，如馬丁路德金所言：「科學力量已超越了我們的精神力量……到處都是迷失了的人。」

有人說學術上的過度專門化（over-specialization）讓人憂慮，因為我們只能對一個越來越微細的領域知道得更多。一場疫症所揭示的深層問題，正好是重新擴闊思考的契機，可惜礙於篇幅，未能詳述。除了治病，在醫學中思考生命，也是醫者的使命。展望將來，我們很可能要面對更多疫症，目前單向的醫療發展是否真的可以讓人走向幸福，還是仍有可待商榷之處？我們該怎樣駕馭科學才能避免被科學反噬？這是對人的智慧的考驗。我不認為人不要醫病，但人的幸福應該是一種內在的平衡狀態，如果我們只管專注地向前衝，很可能會走進一個殘局。正如在運動場賽跑，偶爾也要低頭看看有否偏離賽道，免得離終點越來越遠。

02

抗「逆」回憶

作者：東區尤德夫人那打素醫院深切治療部部門主管**沈海平**顧問醫生

2020 年 1 月份，知道中國內地爆發 COVID-19 時，SARS 時期的記憶在我心中一幕幕地重現，心裏有一點點的擔憂。那時正值家母病重，部門內部又有重大事件，內外因素夾擊下，我的心情格外沉重。

經過抽籤，一部分的深切治療部（ICU）醫生以及護士組成了專門照顧確診 COVID-19 病人的小組（dirty team），準備抗擊第一波疫情。ICU A11U 隔離病房也於 2 月 3 日正式投入運作，接收疑似及確診 COVID-19 個案。初期運作上遇到很多問題，幸得當時身為部門主管的殷榮華醫生率領一眾 ICU 醫生及護士悉心處理，令困境逐一解決，運作漸上軌道，讓第二波疫情在處理上更加得心應手。

我於 3 月初開始在隔離病房工作，正好遇上第二波疫情。隔離病房的保護衣物一直供應充足，當然同事們也用得很小心，避免浪費珍貴的資源。穿上整套保護衣物進入隔離病房時，總是會擔心自己穿得不妥當，從而增加交叉感染的風險。為了避免增加同事們的感染風險，進入隔離病房的同事要盡量減少，在相對少的人手之下，處理病患的時間也因此而增多，很多簡單的程序因為護面罩透光度不足而變得很複雜及費時。但醫生及護士們都努力堅持著，將每一個程序做到最好，讓病人有最大的復康機會。

當中有兩位病人讓我有深刻的記憶。有一家四口因為COVID-19而第一次入住東區尤德夫人那打素醫院（以下簡稱：東區醫院），當中40多歲的一家之主頗為富有，從沒有接受公營醫療的經驗，因為私家醫院拒絕接收COVID-19個案而轉到公營醫院，對公營醫療頗有微言的他因為病情惡化而進入了我們的ICU A11U隔離病房，他在病情頗為嚴重時他仍然十分記掛著工作，用兩部手提電話及一部平板電腦不斷處理公務。但他的病情每況愈下，最終需要插喉，使用呼吸機輔助呼吸。當跟他說明要插喉時，他心情十分沉重，那時他才理解到工作並不是人生的全部。幸運的是他最終慢慢戰勝了COVID-19，而且康復速度也非常理想，最終能出院與家人重聚。我相信這一經驗必能讓他理解到人生之中哪些是最為重要的。

另一位病人是一名70多歲的老太太，也是因為COVID-19進入ICU，因呼吸衰竭而要使用呼吸機輔助呼吸，但情況沒有得到改善更持續惡化下去，最終要使用人工肺（ECMO）來維持生命。由於病人的病情持續反覆，我每天都要致電她的姐姐報告病情，而她的姐姐也會將我的訊息傳送給海外的家屬。家屬心情縱然忐忑不安，但我的電話給他們帶來了莫大的安慰，讓他們更好地預見病情的走勢。家屬也越洋錄製了很多祝福問候訊息，經手機通訊軟件傳送，播放給病人聽。最終家屬也達成願望，到ICU隔離病房隔著玻璃探望老太太。此事令我了解到隔離病房雖然分隔了家屬及病患者，但卻從沒有分隔他們的愛。多加利用視像通訊能讓家屬和病患者有更多見面的機會，或許也能讓病患者加快痊癒。

縱使疫情帶來了對未知的恐懼以及失去生命的痛苦，但它也喚醒了我們潛藏在內心的無私大愛與堅毅不屈的專業精神。只要共同努力，必能渡過難關。

人工心肺

作者：東區尤德夫人那打素醫院深切治療部部門主管**沈海平**顧問醫生

體外膜氧合（extracorporeal membrane oxygenation, ECMO），又稱「人工心肺或葉克膜」，是將體內靜脈血引出體外，流經特殊材質的氧合器，依靠擴散作用進行氣體交換，從而提高血液中的氧氣濃度，同時移除血液中的二氧化碳，再將血液注入病人的動脈或靜脈系統，替代部分心肺功能，以維持人體組織氧合血的供應。

ECMO 是由專為開心手術所建立的體外循環系統（Cardiopulmonary bypass, CPB）改進而來。1953 年，Dr. John Gibbon 發明了 CPB 的雛形並成功使用於進行心臟手術的病人，及後 Dr. Kirklin 進一步改良機器的設計。但早期的 CPB 因結構笨重又極為複雜，消毒非常困難，同時也導致大量的血液流失，這些併發症令早期的康復病例少之又少。

直至 1960 年，Dr. DeWell 發明了氣泡氧合器，大大改善了使用 CPB 的成本效益。1970 年，ECMO 開始出現蓬勃成長。1980 年，微孔膜肺的發明大大改善氣體交換速度及減少血小板消耗，令 ECMO 技術進入一個新時代。現代 ECMO 操作上更為簡便快速，裝置時多數無需進行開胸手術，無需使用大量的抗凝血藥物，減少引致出血及血栓等併發症，讓 ECMO 可應用於臨床急救及延長生命支援，讓受損器官得到較充裕的恢復時間及治療空間，提高治癒率。

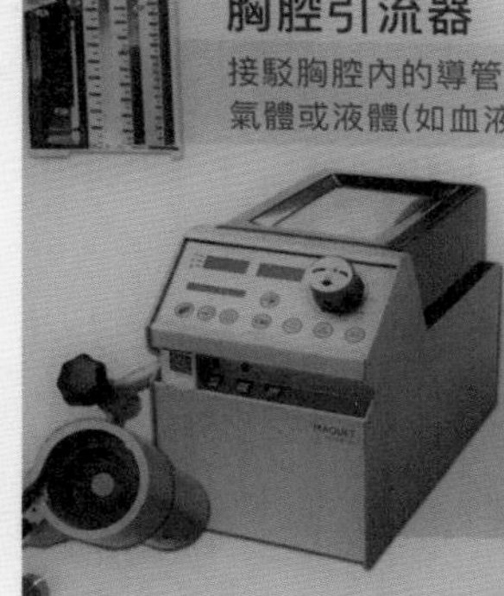
胸腔引流器
接駁胸腔內的導管，以便排出積存於胸腔內的
氣體或液體(如血液或膿液)
人工心肺機(ECMO)
為患有嚴重心肺衰竭的病人
進行體外呼吸及血液循環，
並暫代病人的心肺功能，減輕
他們的心肺負擔，並為醫護人員
爭取更多醫治及護理時間

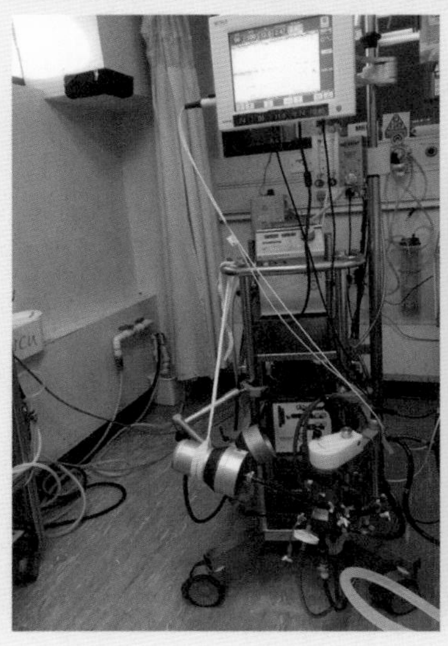

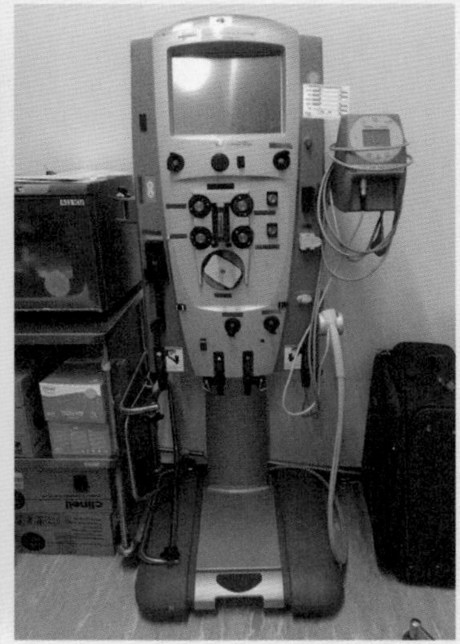

人工心肺機

根據血流管路放置的位置，ECMO 可分為靜脈至動脈（venous-arterial, VA）ECMO 或靜脈至靜脈（venous-venous, VV）ECMO。VA-ECMO 一般使用於嚴重心臟衰竭或心臟停頓患者，作為心肺支援。VV-ECMO 一般使用於嚴重呼吸衰竭患者，作為單純的肺支援。

書中提及的 COVID-19 患者，由於肺泡組織及肺微血管受病毒破壞，令肺部失去了正常的氧合功能，導致呼吸衰竭。中度嚴重個案可以用呼吸機作出呼吸支援。但對於極度嚴重患者，呼吸機支援程度往往已經摸頂，ECMO 可能成為當時唯一的支援方案。

雖然現代 ECMO 的設計及安全水平相對過往已經得到很大的改善，但是抗凝藥物引起的內外出血、管路放置引起的血管創傷，以及長時間運作時所帶來的血栓、肢體缺血、導管感染等一系列併發症，時有發生，致使 ECMO 於病患選擇與臨床應用上要格外小心謹慎。

ECMO 是一道帶領病人由不穩定走向穩定的彩虹，時而出現，時而消失，雖然為臨床醫護爭取到更多的時間進行病情控制，但變幻莫測的併發症也令病情走向增添很多變數。由於使用 ECMO 的風險還是頗高，在判定恰當應用時機以及適應症方面，還需要有更多相關研究，以作出合理的評估。

03

COVID-19 內科抗疫醫生團隊

作者：東區尤德夫人那打素醫院胸肺科**蘇潔瑩**顧問醫生
東區尤德夫人那打素醫院傳染病學科**龍國璋**顧問醫生
東區尤德夫人那打素醫院胸肺科**繆佩玲**副顧問醫生
東區尤德夫人那打素醫院胸肺科**羅爾達**副顧問醫生
東區尤德夫人那打素醫院胸肺科**唐振威**副顧問醫生
東區尤德夫人那打素醫院傳染病學科**黃倩瑜**副顧問醫生
東區尤德夫人那打素醫院胸肺科**邱珮馨**副顧問醫生
東區尤德夫人那打素醫院胸肺科**鄭熹信**專科醫生
東區尤德夫人那打素醫院胸肺科**王天明**醫生
東區尤德夫人那打素醫院胸肺科**林蓁萍**醫生
東區尤德夫人那打素醫院傳染病學科**周似珊**醫生
東區尤德夫人那打素醫院傳染病學科**陳駿逸**醫生

我們是在 11 樓傳染病房抗疫的內科抗疫團隊，團隊的內科醫生來自呼吸科及傳染病科。我們是一隊無分彼此，齊上齊落的團隊。當中有曾經歷過 SARS，經驗豐富的呼吸科蘇潔瑩顧問醫生，也有很多不同年資的同事。

這次疫情的衝擊力及影響力跟 SARS 不遑多讓，壓迫感只是比 SARS 少一點點而已，但我們對今次疫症的資訊及知識掌握得比較好，設施也更完備，加上那配合得天衣無縫的團隊，令我們在抗疫時更加得心應手；我們知道在背後有很多同事支持我們，包括行政部、病理化驗部、急症室、護理部、感染控制組及庶務部等等。

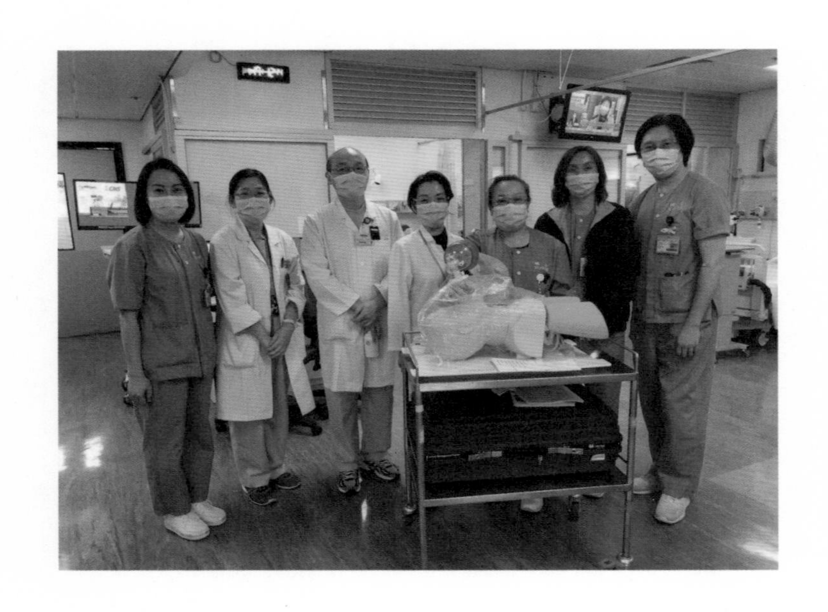

就我們團隊而言，我們最注重的是溝通。透過電話平台，我們時刻保持連繫，工作期間又會互相提點，就像身體各個器官互相配合及協調一樣。縱是如何忙碌，蘇醫生仍會不辭勞苦地去關心同事的感受及需要，為的是保護我們身體和心靈的健康；蘇醫生亦會主持不同的例會，分享及交流心得，讓抗疫的經驗心得和精神得以承傳。

抗疫工作的最大感受是「忙」，尤其是在疫情初期，因為大部分的感染群組都是在我們聯網範圍內，我們真是忙得很，當中龍醫生為了節省時間更乾脆每天睡在辦公室。回家晚飯的短短兩小時，成了他每天的心靈慰藉。雖然大家都很疲倦，但卻絕不影響我們的工作及士氣，反而越忙越起勁。到監察病房啟用後，我們面對疫情已有數星期，經驗豐富了，在顧問醫生的領導下，整個治療流程便順暢起來了。

大家一直都沒有恐懼或害怕的感覺，唯一有的只是擔心。我們擔心同事們的安全及他們的感受，也擔心病人的情況及進展；偶爾也會因為憂慮以至茶飯不思，又會發惡夢。面對家人也會有一些心理包袱，回家吃飯時，孩子們如常的迎面撲來；拖著疲累的身軀，真的很想跟他們深深的擁抱，細說對他們的牽掛，無奈我們只能輕輕地推卻他們的熱情。對個人保護裝備供應的緊張，我們都明白，反而從來沒因此而感到徬徨和憂心。

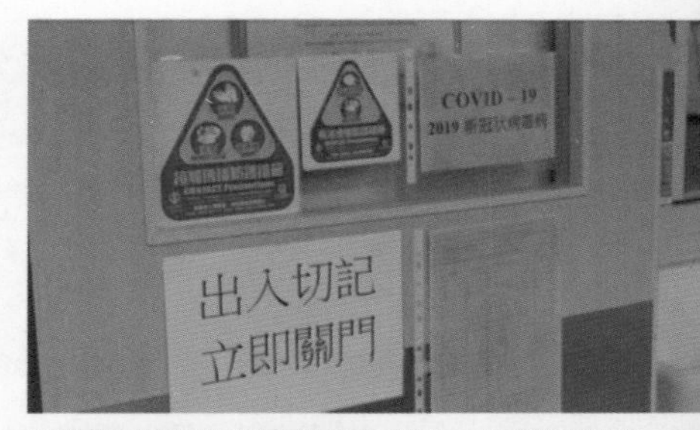

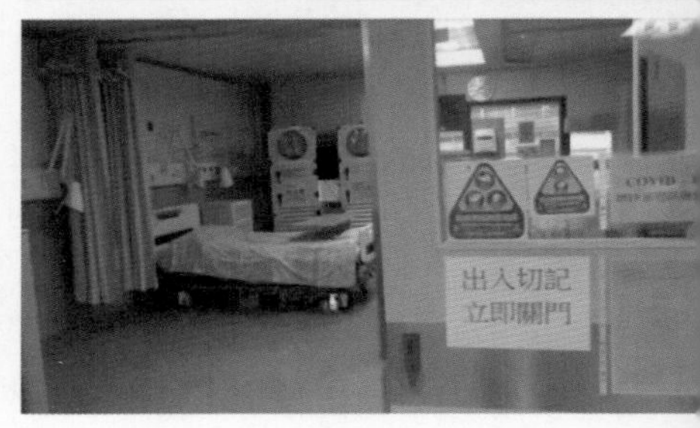

在忙碌的工作中也有值得回味的點滴。記得有位婆婆，手機沒電了，卻沒有充電器，她感到很沮喪又很憂慮，她說好像與世隔絕了，孤立無援。我們特別為她安排了一個充電器，當她再次與家人透過電話聯絡後，就「藥」到病除了。有一次，有位女病人因為他的丈夫要被分流往不同醫院治療而傷心落淚，那份難捨難離的心情亦觸動了我們，我們十分明白那份既近且遠的感覺，於是為她送上時刻的安慰與鼓勵作為「心靈雞湯」。抗疫期間最深刻的是我們團隊精神的發揮，不單是我們內科團隊，也包括和我們一起共同進退的全醫院的同事。我們深信只要一起謹守崗位，定能戰勝疫情。

與 COVID-19 藥物的對話

作者：東區尤德夫人那打素醫院骨科**麥仁傑**副顧問醫生
東區尤德夫人那打素醫院傳染病學科**龍國璋**顧問醫生

人體： 你哋好呀，首先要多謝你哋團隊嘅幫助，我先至好返，多謝你哋接受訪問，可唔可以先介紹一下你哋自己？

干擾素： 或者等我講先，我個英文名係 interferon beta-1b，唔好介意，英文名通常都係比較長，好多人都叫我做干擾素。

人體： 可唔可以講吓你點打病毒？

干擾素： 我個名雖然叫干擾素，但其實我唔係靠自己打病毒㗎，我主要係令人體先生你自己嘅免疫系統更加活躍；其實你自己嘅免疫系統打病毒係好勁㗎，我只係令你嘅戰鬥力增強，不過單靠我仲未夠㗎，我哋團隊仲有好多猛將。

人體： 其他隊員可唔可以都講吓，或者請兩位手拖手嘅成員介紹一下自己？

快利佳： 你真係觀察入微，其實我哋兩個係分唔開嘅，我叫 lopinavir，佢叫 Ritonavir，我哋個團隊名叫做 Kaletra，中文名有人叫我哋快利佳，我要同佢一齊先至有力打病毒㗎，如果只係我一個人去好快就會陣亡，因為人體先生你嘅肝酵素好快就會將我分解，但係只要我哋兩個一齊就無事，因為 Ritonavir 會幫我擋住你啲肝酵素。其實大部分人叫我哋做蛋白酶抑制劑，我哋主要係負責遏止病毒蛋白嘅生產，搞到佢哋製造唔到下一代。不過唔係每個人都頂得住我哋㗎，我哋會搞到人肚痾作嘔，係好辛苦㗎。

人體： 的確係好辛苦，我知道干擾素先生都會搞到我好似大感冒咁又發燒又發冷又會情緒低落，但係好快就會適應，加上可以用其他藥物大哥幫我減低不適；咁蛋白酶抑制劑先生，如果真係頂唔順可以點呢？

利巴韋林： 或者等我答呢個問題啦，我叫 Ribavirin，好多人都叫我做利巴韋林，我可以幫到手；其實你哋香港團隊都對我好有研究，干擾素大哥、蛋白酶抑制劑小隊同我其實好多時都並肩作戰，我本身係聚合酶抑制劑 polymerase inhibitor，負責遏止病毒生產 DNA 及 RNA，即係病毒遺傳因子，搞到佢哋冇後代；我比較少搞到人好唔舒服。

人體： 其他藥物先生有無補充？

瑞德西韋： 我相信好多人都聽過我個名，我係瑞德西韋，英文名係 Remdesirvir，我本身係對抗伊波拉病毒嘅要員，同利巴韋林先生差唔多，都係遏止病毒遺傳因子生產；不過我專門對付 RNA。你可能唔知道，呢隻新冠病毒正正就係 RNA 病毒。不過唔係成日要我出動，我專門負責重症，我亦只係在臨床試驗階段。

人體： 我知道仲有其他藥物先生，可唔可以都講一下。

地塞米松： 人體先生你好呀，我英文名係 Dexamethazone，我隸屬於類固醇家族，好多人都就咁叫我做類固醇，我係負責對抗細胞因子風暴嘅，可能你唔知咩叫做細胞因子風暴，或者等我解釋吓；如果人體先生你嘅免疫力反應過大，會釋放大量細胞因子去殺嗰啲被病毒感染咗嘅細胞，好似風暴咁，不過同一時間會殺埋周圍正常嘅細胞，我就係幫手擨住呢啲過咗龍嘅反應，其實我個角色都幾重要㗎。如果你要氧氣小姐出力幫忙，最好搵埋我，我都幫手救番好多人㗎。

免疫球蛋白： 我係 Tocilizumab，或者你叫我做免疫球蛋白，其實我本身係醫類風濕關節炎嘅，我唔係打病毒嘅高手，不過有時我都幫到手，我同類固醇先生做嘅嘢差唔多，不過我就真係唔多出場，除非有必要。

氧氣： 我諗冇人唔識我，我係氧氣小姐，其實好多人都唔需要藥物先生出手，反而我比較多時間會出動。

人體： 多謝各位今日接受訪問，多謝你哋幫手打病毒，唔阻你哋做嘢。加油。

04

東區尤德夫人那打素醫院傳染病學科龍國璋顧問醫生專訪

受訪者：東區尤德夫人那打素醫院傳染病學科**龍國璋**顧問醫生
撰文：東區尤德夫人那打素醫院骨科**麥仁傑**副顧問醫生

由 17 年前對抗 SARS 的初級醫生，到今天成為率領醫護團隊去抗疫的傳染病科顧問醫生，我最明顯的變化是在心態。17 年前不太懂得如何害怕，或許偶爾會擔心自己被感染；如今，背負的除了病人之外，還有整個醫療團隊及我的家人。

時間絕不會因為你需要它便自然增多，面對病人，同事和家人，我還是選擇了到前線抗疫。從醫院接收第一個確診病人開始，我便一直在醫院留宿，讓我可以花多點時間去照顧病人，亦可以更方便地隨時去幫助各同事。幾公里的路程，阻擋不了回家的心，縱然多麼忙碌，就是天要塌下來也會堅持回家共聚天倫，每晚 8 時左右是我可以暫時放鬆一點的時候。但回家吃飯，可不是一件簡單的事情，為安全起見，離開醫院前會先洗澡，回到家後又再洗一次，然後才敢接觸家人，起初根本不會擁抱他們，等了不知多少時間，到更加了解 COVID-19 的傳播途徑後才放開了懷抱，盡情地去親親他們。雖然只留在家中兩個小時，卻是每天最珍貴及最快樂的時光，就算是分桌用膳、戴著口罩看著太太吃飯、望著孩子吵架或是爭玩具……對我來說簡單卻很甜美，短短兩小時的天倫樂，足以彌補工作帶來的辛勞。

睡眠對我來說一向都是簡單易做的事，但這疫情卻為我帶來了 180 度的轉變，如果未準備好翌日的工作流程，我根本難以入睡；已記不起有多少天是被惡夢喚醒的了，像是夢見自己和同事一個一個被感染，奇怪的是，原來多做惡夢了，習慣了，就不再可怕。

我或許不是一個講故事的能手，但也有一段感人的片段可以分享。病人群組中有的是一整個家庭，當中最年長及有嚴重長期病患的婆婆最先在我們醫院留醫，雖然得到適當的藥物治療，但她顯得十分不尋常，開始吃不下飯，而且情緒十分低落，縱然我們安排其他樂觀的病人與她同房，跟她聊天，亦找來不同專科的醫生會診，也無補於事，最後她更要插胃喉進食。及後，她的家人陸續入院，我們幾經波折，最後安排婆婆與她的家人同房，事情就開始出現了微妙的變化，婆婆變得開朗了，身體也漸漸地好轉；可是，年輕的患者畢竟康復得比較快，婆婆很快又要面對分離和孤單，她的家人快要出院時的那份擔憂及難捨的心情，盡在他們的淚水和哭泣聲中表露無遺。幸好，家人出院後，婆婆得到我們的物理治療團隊及護理團隊的悉心照顧，她的肺炎最終也治癒了。然而，她原有的長期惡疾仍叫她受苦；最後，經過專業的紓緩治療，喜見她終於可以出院與家人團聚。原來，天下間沒有藥物是可以取代親情的，「愛」絕對是一種良藥。

COVID-19 爆發至今已四個多月了，疫情初期，先後有打邊爐及佛堂群組，他們都是東聯網的病人，當中超過三分之二的病人由東區醫院接收，面對大量病人及有限的空間和資源，坦白說

‘你們留家，願我們也能早日回家。’

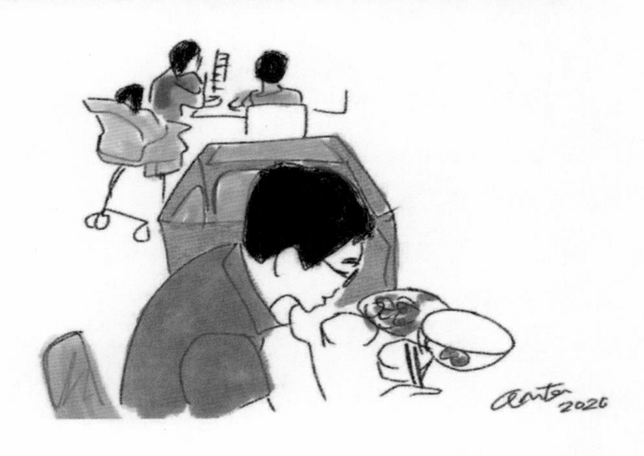

我是感到頗大壓力的，幸得同事及家人的支持，加上逐漸完善的機制，使工作平均分配到各個聯網，令一眾前線醫護同事能有理想的時間分配，也能更有效率地工作，從而減低風險及增加治療的成效。現在，疫情有緩和的跡象，壓力也開始漸漸減少了。但我仍會跟大家一樣，不會鬆懈，時刻警覺，保持個人衛生。

能在疫情裏盡情地去工作，全賴太太的支持，沒有她盡心盡意盡力地去照顧家庭，我也不能如此放心地去「打仗」。Florence，多謝你，辛苦你了。

05

走在抗疫最前線

作者：東區尤德夫人那打素醫院急症科資深護師**林卓賢**先生

急症室往往是醫院的第一道防線，從一般的內科急症、意外創傷，到災難大型事故處理，急症室的醫護人員一般會先為病人作初步分流和提供緊急治療以穩定病情，然後才進一步將病人轉介入院作專科治療。於 2020 年爆發的 COVID-19 疫情，香港急症室的醫護人員一如以往繼續謹守崗位，為每一間公立醫院，以至整個公共醫療體制嚴謹把關。尤記得在農曆年初一，每位上班的同事們都高高興興地互相拜年祝賀，但這一天不單是一個新年的新開始，對整個醫院而言也將迎來一個翻天覆地的改變，由於本港急劇嚴峻的疫情，醫院管理局（以下簡稱：醫管局）於這一天正式啟動「緊急應變級別」，以實施一系列特別措施應對這場可怕的「生化危機」。以往同事們只會在處理高危傳染病病人時才需要穿著全套保護裝備，但由這一天開始，每位同事踏入急症室工作的一刻，即需要穿著全套保護衣，汗流浹背地嚴陣以待，面對一場充滿未知的戰爭。2003 年 SARS 疫症時，仍是一名中學生的我，想也想不到，此刻竟會披上盔甲上陣，對抗我們看不到，也不易打倒的敵人。但說實在的，自加入護理專業的第一天起，我已經把一切擔心和恐懼放下，全心面對未知的挑戰，相信以我們今天的專業知識和信念，定必能夠完成眼前的任務。

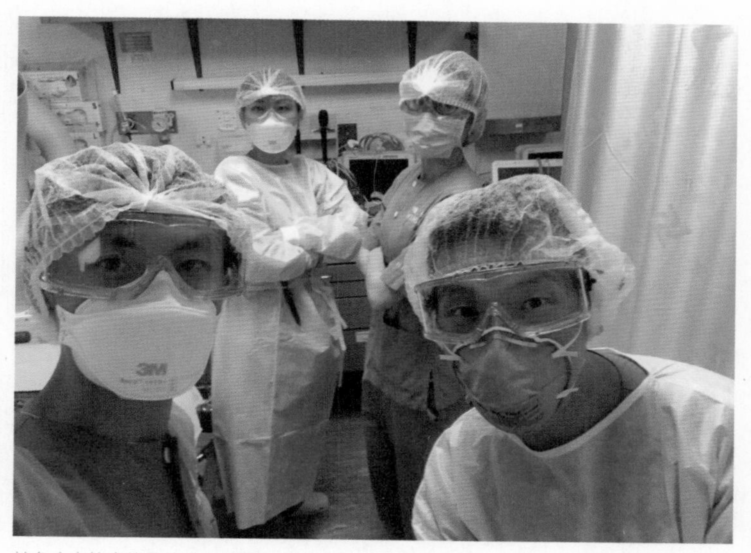

於急症室抗疫的最佳動力莫過於有戰友們的互相扶持

於疫情的初期，雖然急症室的求診人數較疫情爆發前少，但我們的工作量卻有增無減，心情亦絲毫沒有放鬆。急症室作為醫院的「關口」，每天都有大量病人求診，加上 COVID-19 病徵與一般流感相似，因此我們每天都面對著未知的風險。對於求診的市民，我們會於分流站作出快速而又嚴謹的評估，將風險較高的病人先安排隔離後再作診治。急症室的環境方面，我們迅速改裝隔離病人等候區、進行鼻咽樣本抽取的負壓室、用於保護衣卸除的區域等等，以加強對同事們的保護。從很簡單的抽血程序，到急救室的搶救工作，一切都要有最高規格的保護，雖然工序繁複了，但同事們也不敢鬆懈，戰戰兢兢地上班，務求每天可以平平安安回家。為了善用珍貴的保護裝備，我們有時寧可減少小休時間、減少飲水和上洗手間，這一切一切心理和生理上的辛苦經歷，卻難以用筆墨去形容，亦令我很掛念以往沒有疫情時候的日子。踏入 6 月份，看似渡過了最艱難的時期，全球大流行的情況也漸漸緩和下來。今次疫情，不但加強了我們對於感染控制的意識，亦凸顯了急症科在控制傳染病大流行時的重要角色，而更重要的是，加添了我對護理專業工作的熱誠。

《抗疫小知識：懷疑個案於急症室的處理流程》

於香港疫情的初期，由於出現了多個感染群組，加上 COVID-19 的病徵並不明顯，因此往往有大量市民前往急症室求診並要求進行病毒測試。為了更有效利用公立醫院病床及人手以處理確診個案，急症室於疫情期間便擔當起初步篩檢的「把關」角色。所有於急症室求診的病人都會首先在分流站接受護士的初步問症及體溫檢查，如病人被定性為懷疑個案，包括有外遊史、確診病人接觸史、於高危病房工作等等，會立刻被安排到「特別候診區」等候醫生診治，以避免與其他求診者接觸。

當接受醫生診症後，一般會進行肺部 X 光檢查，如發現有肺炎跡象，會被安排入院作進一步檢驗。如 X 光片顯示沒有明顯肺炎跡象，但求診者被定性為高風險類別人士，例如最近從外地回港，或與確診病人曾有接觸，一般會被安排進行「鼻咽拭子」的病毒快速測試，若測試結果呈陽性，病人會被安排入住隔離病房接受治療，若測試結果呈陰性，急症室護士會指導病人在

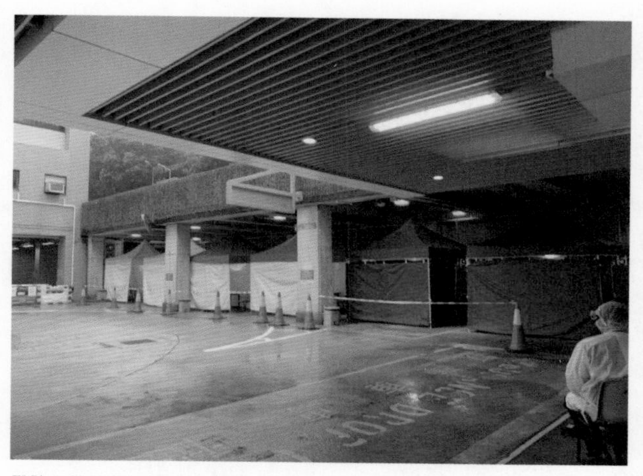

醫院只用了兩天便將救護車泊車區改建為「特別候診區」以容納大量候診的懷疑個案

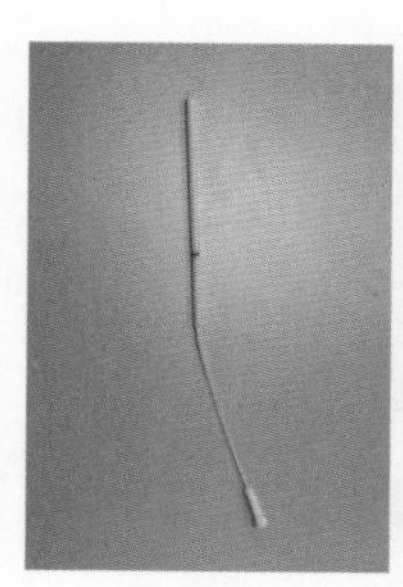

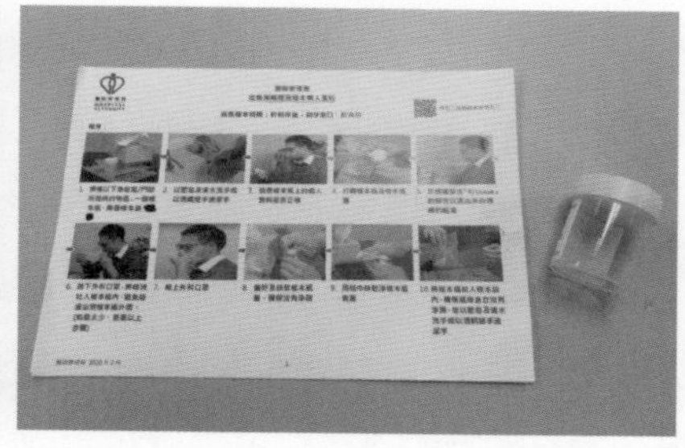

圖左｜鼻咽病毒測試用的拭子
圖右｜深喉唾液樣本標本瓶及相關病人指引

回家後自我醫學監察期間應注意的事項。

而對於低風險類別人士，例如沒有外遊史但有上呼吸道感染症狀，一般會給予標本瓶，供其回家自行收集深喉唾液樣本，並於翌日交回急症室，轉送化驗室進行測試。

06

產房裏驚心動魄的一幕

作者：東區尤德夫人那打素醫院婦產科**黃祈恩**顧問醫生

2020 年 1 月 23 日（年廿九）早上 10 時，武漢正式封城，香港也在這天出現第一宗確診 COVID-19 的個案。

那天正是我在醫院值班的日子，忙忙碌碌地工作直至晚飯時間，還與一班年輕的同事討論 2003 年 SARS 時醫院的抗疫措施。突然接到電話通知，我們婦產科需要接收一位內地孕婦。

她沒有身份證，長居內地，在內地完成試管嬰兒服務，成功懷孕三胞胎之後，由 2019 年 10 月 26 日起，便一直留在香港。平時她除了到私家醫生處接受產前檢查外，也很少外出，直至她懷孕第 27 週，表示有輕微上呼吸道感染症狀和肚痛，才需要入院接受檢查。

入院時，她有輕微發燒（攝氏 37.8 度），但根據當時醫院的指引，這位內地孕婦的條件並不符合 COVID-19 懷疑個案，所以並沒有為她抽取樣本作化驗。經聽診檢查後，發現肺部是全清的，因此我們沒有為她進行 X 光肺部檢查，我們也不想嬰兒受到不必要的 X 光輻射影響。

雖然大家都認為這位內地孕婦並不是 COVID-19 的懷疑個案，但出於安全起見，也安排她入住 A7 隔離病房，大家照顧她的時候也佩戴外科口罩。

內地孕婦起初向我們表示肚痛，我們於是為她診斷為早產陣痛，決定把她送往產房的負壓室繼續接受隔離，同時，為她處方防止子宮收縮的藥物和嬰兒強肺針。個案接受藥物治療後，再沒有發燒、呼吸困難症狀，而白血球和發炎指數也沒有再升高，情況似乎受控制了。

1 月 26 日（年初二），又是我當值的日子，早上突然收到部門同事通知，知道藥物控制失效，不能再控制個案的子宮收縮，嬰兒快要出世了！怎麼辦呢？

我們嚴陣以待，所有醫護人員參與緊急手術時都要穿上保護裝備。由於今次的手術對象是 28 週未足月的「三胞胎」和孕婦，屬於高風險的產後血崩手術，所以需要動用手術室裏 27 位醫護人員來照顧病人，場面十分「墟冚」，但由於我們訓練有素，手術處理過程井井有條，尚算順利。

最後「三胞胎」順利出世。為了幫「三胞胎」作進一步健康狀況的評估，我們便把他們轉送到兒科深切治療部繼續接受觀察。而內地孕婦，在接受治療後，沒有血崩出現，情況受到控制。

忙了一個早上，終於可休息一下。可是，午餐還沒有吃完，我就接到產後復甦室通知：「剛才誕下三胞胎的內地婦人突然出現呼吸困難、心跳加速並開始出現血崩！」

情況嚴峻，我們需要立即返回崗位，並知會麻醉科和深切治療部，要求支援。這個情況在婦產科非常罕見，於是立即安排她移送到深切治療部接受觀察，同時為她進行子宮氣球填塞止血。

在深切治療部裏，醫生為病人進行心臟超聲波檢查，發現右心室壓力大升，進一步懷疑是肺血栓栓塞症或羊水栓塞症。我們也迅速為病人安排肺部掃描。

當天黃昏 6 時，收到放射部通知，因為看到內地婦人的肺部全花且有肺積水，加上她手術後持續發高燒，因此懷疑她是 COVID-19 個案！

收到懷疑確診通知後，我們全體醫護人員的心情都跌入了谷底，因為我們照顧這位懷疑確診個案時，只戴上了普通的外科口罩，面對 COVID-19 傳染的不確定性，簡單的防護措施並不足夠。我們此刻憂慮著婦產科醫護團隊所有人需要被送往檢疫中心接受隔離，更擔心我們的醫護團隊會有成員被感染，出現死亡個案。

眼見這位內地婦人的情況非常惡劣，呼吸越來越困難，神志不清，血崩的情況也不受控了，血凝固指數更比正常人低 8 倍。縱使我們已經不停為她輸血，但她的血色素指數也只有 5 度左右，情況危殆！

我的心情百感交集，最後決定要再到手術室，為她進行高風險的子宮切除手術，希望能保全她的性命。那一刻我面對生命中前所未有的壓力，不單止是手術難度非常高，而且還得面對 COVID-19 的威脅和不確定性，擔心自己和團隊會被感染。

我是一個天主教徒，在那一刻做了一個簡短的祈禱，把所有事情交託給上主。那時，我通知了代理部門主管（因主管正在休假）。她很支持我們，詢問我是否需要她回來支援團隊一起做手術。我說：「不需要了，因為如果我做完手術之後要接受隔離，她可能要回來醫院指揮當晚部門的緊急運作。如果我們兩人都一起被隔離，部門便沒有人可以負責指揮工作了。」

這個手術進行了約 3 小時，跟早上的情況不一樣。這次手術室裏異常寂靜，大家的心情也十分沉重。不是擔心手術的複雜程度，而是想起當年 SARS，謝婉雯醫生也是因為進行急救，過程中不幸感染 SARS 而殉職。大家懷著沉重的心情進行這次手術。幸好在團隊合作下，手術非常成功。除了成功為個案切除子宮，也成功止血，病人情況終於穩定下來了。

完成手術後，我又回到產房，那情景至今仍然歷歷在目。產房裏的所有醫護同事也非常焦慮，因為大家都擔心自己會感染家人而不敢回家。為了穩定婦產科團隊的軍心，我聯絡了感染控制組的同事，查詢有關防護措施安排，了解到佩戴口罩接觸病人，也能夠保護同事安全，免受感染。

手術後還需要等待內地婦人的 COVID-19 化驗結果，看見同事們無助、驚恐和擔憂的眼神，我十分難過。此時，我們團隊還要與家人交代病情，與兒科和深切治療部同事們交代個案進展。我已經疲倦不堪，心力交瘁，弄至深夜卻連晚飯也沒有心情吃。

就在午夜時，在我們團隊最徬徨無助之際，讓我們婦產科和深切治療部同事們意想不到的是，院長陸醫生竟然親自來找我們，與我們並肩作戰。他跟我說：「已經安排了住宿給當晚想留在醫院過夜的護士同事們了。」他又親自了解個案的詳情，他的身體力行，對我們來說就像打下一支「強心針」一樣，讓我們的士氣起死回生。

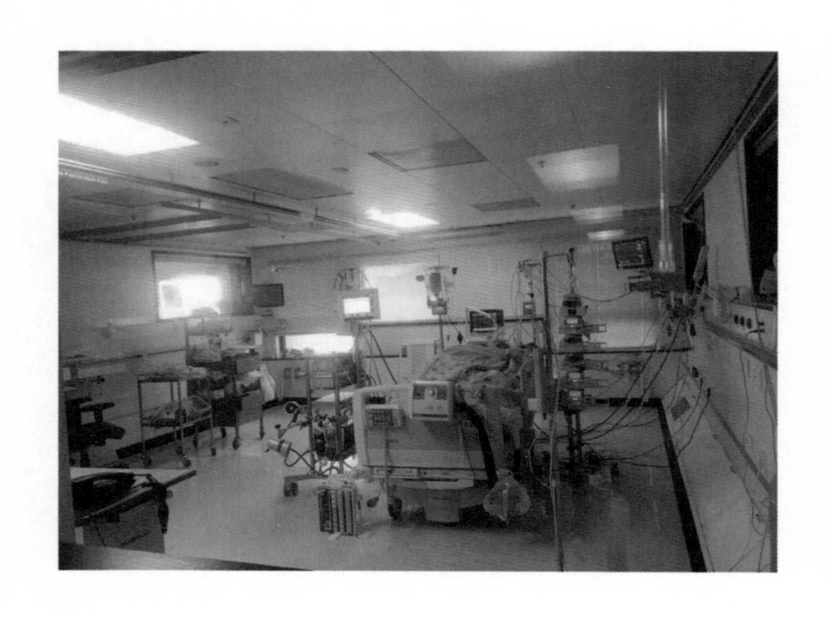

那天晚上我們無法安睡，除了要回覆家人、朋友、舊同事的訊息和疑問，也要為家人講解一下自己的現況，同時亦擔心自己受感染。因為我的家裏有老有幼，真的不知道一旦我受感染後由誰來照顧他們。在禱告中，我默默地過了一夜。

清晨 5 時，收到部門主管的訊息，知道那個案對 COVID-19 測試初步結果呈陰性，我們團隊所有同事才鬆了一口氣。「真是天大的喜訊！我要立刻通知家人！」他們回覆的訊息，給予我無限的支持。後來看電郵，才知道當天晚上院長一直留守醫院，為我們默默工作，擔當幕後支援的角色。他促請瑪麗醫院的化驗同事加快工作，希望盡快收到化驗結果，釋除大家的憂慮。

後記：該個案在我們團隊悉心的照顧下康復迅速，她的心肺功能也回復正常，再也沒有流血，傷口癒合很理想，手術 10 天後就可以回家。

至於她的 3 個嬰兒，雖然現在仍然留在深切治療部觀察，但一直穩定成長。他們一家人也十分感謝我們醫護團隊的照顧。在與家屬溝通的過程中，我們選擇由一位醫生與家屬交代病情，因為內容說法一致，能增加病人和家屬對醫護的信任。

這真是產房裡驚心動魄的一幕，於我而言，是難忘的經歷。

07

難忘的 10 小時

作者：東區尤德夫人那打素醫院深切治療部資深護師**秦苑君**小姐

記得疫情初期，深切治療部仍然未有區分 dirty team 和 clean team，在我擔當深切治療部當值主管的某個晚上，接收了一位嚴重肺炎的女士，她兩天前才在本院誕下三胞胎。

由於患者不是在神志完全清醒的狀態，加上彼此有點言語不通，我們無法辨清她的外遊歷史及接觸史，心裏難免忐忑不安。100 個問號在腦內盤旋：為什麼病人的肺炎情況瞬間變差？她一個月內有沒有回內地探親？縱使她沒有回內地，那她的丈夫呢？她的親朋呢？這一切一切，我沒法即時得到答案。為了同事的安全，我們決定做最好的準備，作最壞的打算。醫生、護士和負責運輸的工作人員，都穿上了全身的保護衣，去迎接這個需要在負壓隔離病房接受治療的病人。

在病人還沒有抵達深切治療部之前，我就向負責照顧該病人的護士叮囑一番：除了進行高危護理程序時要小心之外，在卸除保護衣的時候亦都要格外小心，因為這個時候正是最容易被感染的時候。我絕對不容許同事因照顧病人而染疫，這是一個我許在心裏的承諾。

病人抵達後，除了需要插喉，用正壓呼吸機協助呼吸，還需要打中央靜脈導管，用強心藥去支持血壓，之後更加需要安排

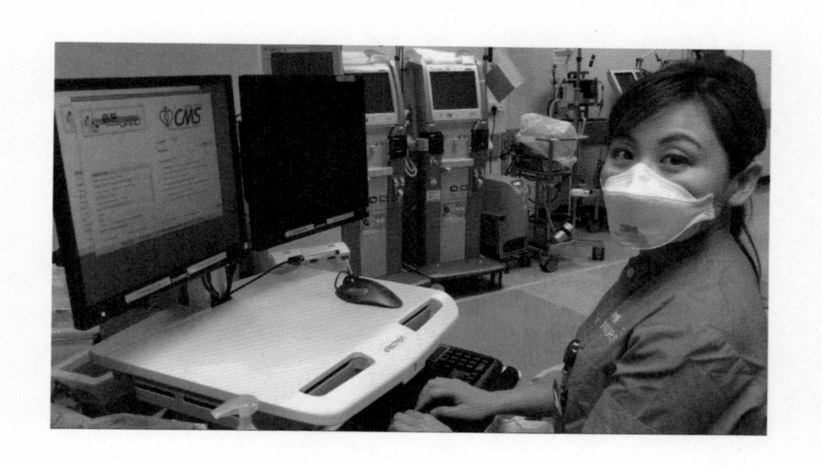

電腦掃描檢查。另一邊廂，深切治療部亦有其他危殆的病人，其中更加包括需要進行心肺復蘇的。但縱使忙，大家都默默耕耘，為的只是希望能夠盡快令病人的情況回復穩定。

臨近深夜時分，沒想到院長陸志聰醫生竟親身來到深切治療部了解情況，為前線同事打氣。深切治療部的部門運作經理關姑娘，也回來幫忙打點處理 COVID-19 測試的安排。兩大「巨頭」的出現，絕對為大家打了一支強心針。

那個晚上，除了照顧該名懷疑確診的女士，亦需要安排她那 3 名新生嬰兒到負壓隔離病房，接受持續觀察。與新生嬰兒加護病房的同事保持溝通並提供協助，以便安排需要接受隔離觀察的新生命來到深切治療部，也是那個晚上必須要完成的任務。

10 個小時過去，前一晚的任務總算逐一完成。各同事上下一心，雖然擔心疫情，但亦義無反顧完成自己的任務。那是一份難能可貴的使命感！作為當值主管，我會提醒戰友時刻保持警覺，照顧病患之餘，亦要保護自己，因為我們一個都不能少。

08

ICU 的「抗疫精神」

作者：東區尤德夫人那打素醫院治療部顧問護師**蘇杏梅**博士

2020 年 1 月初，我對不明病因的 COVID-19 已經感到焦慮不安，心想會不會是 2003 年 SARS 的翻版呢？會否引致大規模的感染爆發呢？

縱使醫管局應變決策迅速，1 月尾已經將醫院提升到緊急應變級別，但無奈適逢連續的社會運動、農曆新年長假期，再加上醫護工業行動和供應緊張的個人防護裝備（PPE），令到我們 ICU 的同事面對嚴峻的挑戰。

為了迎戰，我們同事齊心在短短數日內就為 A11 負壓隔離病房做好運作準備，2 月 8 日當天就可以正式接收懷疑或確診 COVID-19 的病人入住該病房。在抗疫過程中，令我最難忘的經歷就是幫助前線同事做好心理準備及提供防疫資訊；因為最初大家對 COVID-19 的認識較少，前線有很多同事沒有經歷過 SARS，我也理解她們會有一定程度的擔心，加上緊急應變級別猶如「打仗」，心情多少會受到影響，工作難免有壓力。

幸好，醫院每天都有大量 COVID-19 的更新資訊給我們，令同事得以更快捷更準確掌握重點。那時，我就預備了一塊告示牌給團隊，希望大家深信「in sight, in mind」，將重要及必知的醫護防感染措施工作指引海報張貼起來，我亦跟每位 ICU 同

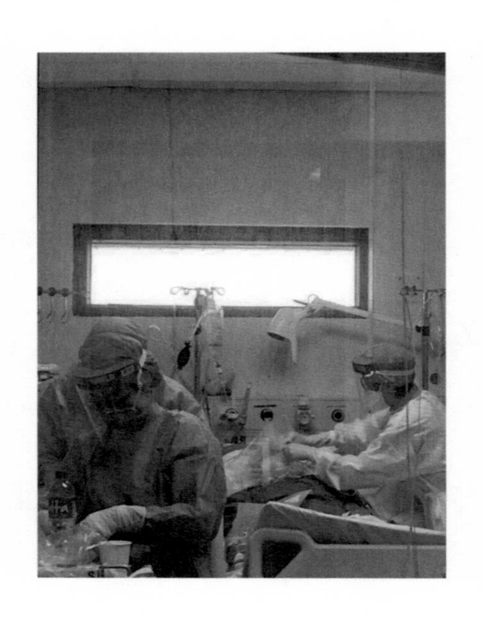

事講解重點及聆聽她們的需要和擔憂。透過不斷和重覆的互動溝通，再加上大家其後對疫症多了認識，掌握了較多的資訊，ICU團隊便有更大信心作出相應的防護措施。

反思今次抗疫行動中，醫院前線醫護人員、高層管理團隊和各支援部門都能夠各展所長。例如：管理層很重視資訊的流通和透明度，所以設立了 PYNEH WhatsApp Group 和防疫快訊，又會定期召開員工大會，講解疫情的最新發展，例如：更新最新的確診和康復人數、防疫措施、個人防護裝備的存量等。其中最令我印象深刻的是行政部門主管親自問候我和一眾護士們工作的情況和下班後休息的安排，以及是否滿意酒店住宿的安排等。那

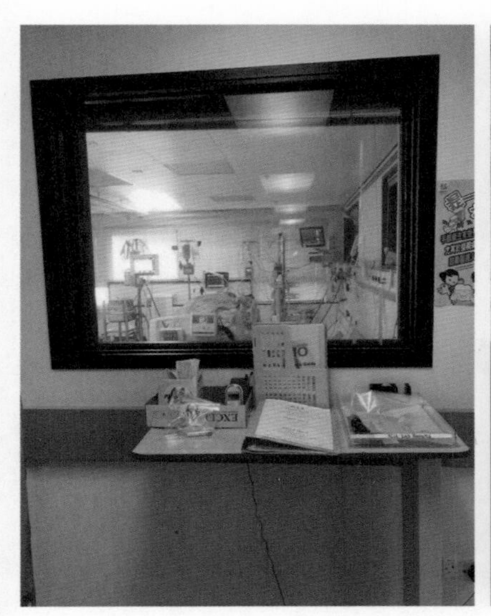

時已經是晚上 10 時，她和我們（隔離病房工作的同事）一起坐專車回到酒店。我心想：「她真是抗疫的幕後英雄，一直默默地支援前線員工。」

最後，這場仗令我明白到上下齊心抗疫的重要性。同時，保持與前線員工溝通及確保資訊透明度也非常重要。正如院長陸志聰醫生所說：「做好醫護的工作，永遠是對的。」現時疫情反覆，我們可能要與疫情同行一段長時間。但願醫院各同事齊心抗疫，總有晴天。大家加油！

09

人人都是抗疫英雄

作者：東區尤德夫人那打素醫院護理部資深護師**梁永珊**小姐

病毒是沒有時間概念的，它要來的時候就會來，哪管你是不是在過春節。

我們港島東醫院聯網於疫情爆發初期接收了很多確診病人，當中有第一波的不同的群組，「邊爐群組」和「佛堂群組」比較為人熟悉，及後也有第二波病人到來，就是從歐美等國家返港的留學生們。面對 COVID-19 疫情，醫院瞬間轉成抗疫模式，由嚴重應變級別提升到緊急應變級別。我們就好像如臨大敵般防衛起來。首要是築起防線，也就是實施全院謝絕探訪及為所有進入醫院的人士量度體溫。

當門神

我是在護理部工作的資深護師，主要處理護理行政工作，經常要面對一些突如其來的狀況；當然今次也不例外，第一項挑戰就是在醫院入口當「門神」。

自從醫管局提升至緊急應變級別後，除了已預約覆診及入院的病人，以及有特別原因例如探望彌留病人外，所有外來人士均不准進入醫院範圍內，獲豁免人士進入醫院前也要量度體溫。

我和幾位同事守在醫院正門入口，為所有進入醫院人士探熱並查核他們進入醫院的原因。起初市民對疫症的了解不深，也覺得醫院是危險的地方，所以沒必要也不會到醫院來；但沒過幾天，似乎大家開始減低了戒心，加上對家人的掛念，不少人會嘗試用千奇百怪的原因嘗試進入醫院；例如：「對唔住，人有三急，想借廁所用一用」、「哎呀，我肚餓想去買飯食」、「哦，冇嘢，我想入七仔增值」、「我入去櫃員機撳完錢就走㗎啦」…… 有時，心裏不禁在想這都是他們為了進入醫院的藉口，但想深一層，他們背後可能另有原因。

上前線

護理部每年都會安排 4 至 8 個星期臨床工作崗位給我們這些行政人員，目的是紓緩前線同事的壓力，同時讓我們溫故知新，以免「離地」。在疫情期間也不例外，本是外科出身的我理應到外科病房幫忙，但因為疫情關係，內科部的人手比較緊張，所以我被安排到那裏工作。我不是個完美的人，面對不是最擅長的工作，憂慮也是在所難免的，尤其是面對保護裝備緊張的情況，在進行一些高風險程序時，以往會毫不吝嗇地使用裝備，現在我已搖身變成精算師、策劃師，會小心安排工作流程，以免浪費資源。幸好醫院每星期也有員工論壇，向我們講解 COVID-19 的最新情況和公佈保護裝備的數字，縱使這數字有時好像恒指般上落不定，但經院方解釋及鼓勵同事們善用資源的策略實施後，我們都能放下心頭的疑慮，工作也更得心應手。

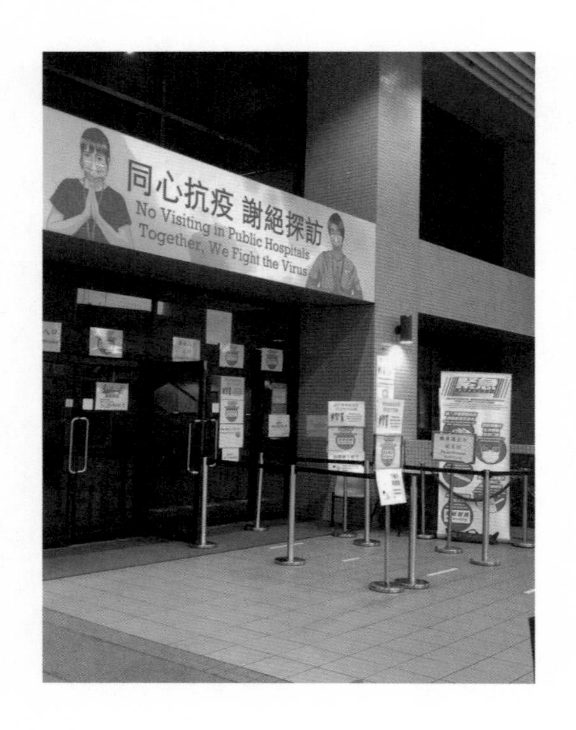

報平安

有時我們會化身成報平安的小天使，由於謝絕探訪的關係，很多病人都彷似與世隔絕，我看著也為他們感到難過，所以我會主動打電話給病人家屬，講解病人的情況。記得有一次，有一位年紀老邁的婆婆，她撐著無力的身軀，用渴求的聲音向我說，想我替她打電話給兒子，起初，我還以為她要吩咐兒子買紙尿片等日用品給他。但原來婆婆是一直盼著兒子來探望她，已經過了多天仍不見他的蹤影，她不是生兒子的氣而是擔心他有危險。我向他解釋因為疫情關係，醫院謝絕所有探訪，婆婆明白後仍然堅持要我幫她打電話給他的兒子，好讓她放心。於是我便完成了婆婆這簡單的心願，一方面向其家人解釋婆婆的病情，一方面也讓婆婆心安一點。婆婆得知她兒子平安後，不停地向我表示感謝，還說「終於有覺好瞓了」。疫情下，病人難免在心理上有所負擔，我們醫護人員定會多走幾步，全面地去照顧病人及他們家人的需要。

疫情期間，我們面對著很多崗位上的轉變；無論是醫生、護士、病人服務助理、文員等都有著很強的適應力，為了抗疫默默付出，迎著逆風，謹守崗位。我們未必要走到最前線，但只要在自己的崗位上做好本分，發揮團隊合作精神，協助病人渡過難關，康復出院，就已經是抗疫英雄。

10

回憶錄

作者：東區尤德夫人那打素醫院耳鼻喉科**黃啟泉**專科醫生

2020 年，COVID-19 在香港開始擴散，世界衛生組織隨後於 2020 年 3 月 11 日宣佈為「全球大流行」。

2020 年 1 月初，面對不知名的新型病毒大規模擴散，香港醫護人員都像在大海中航行的小船般，感到十分徬徨，而醫管局的醫護人員個人防護裝備的庫存，亦在 1 月初迅速下降。在眾多不明朗的因素下，醫院員工士氣顯得異常低落，並對醫院管理層的政策產生不滿。我作為東區醫院醫生會會長，在這段艱難的時期，受港島東聯網總監陸志聰醫生的委託，擔任橋樑的角色，以醫院員工大使的身份，走訪不同部門，了解員工的需要和憂慮，以協調有關個人防護裝備使用事宜，加強前線員工與管理層的溝通，從而制定有效的防疫政策及提升士氣。在妥善使用個人防護裝備的政策實施後若干星期，防護裝備的消耗量逐漸受到控制，員工士氣亦在 2 月下旬得到改善。

隨後，醫院管理層預測到，COVID-19 帶來的將會是一場持久戰。由於擔心感染病例的數量不斷飆升，院方開始籌備由其他部門調配人手協助內科部門。在 2003 年 SARS 的先例中，我們耳鼻喉科的醫生和護士也曾被調配到內科部門工作了數個月。因此，在今次疫情期間，醫護人員在心理上已做好充分的準備，隨時為內科同事作出跨部門支援。

在第二波疫情來臨後，東區醫院的第二線隔離病房開始投入服務，院方頓時需要額外人手。因此，我自 4 月開始亦從耳鼻喉科調派到內科部門幫忙。

我主要被安排到內科急症病房工作。老實說，走出安舒區從來都不容易，尤其是自從我開始了耳鼻喉專科的培訓後，我的內科知識生疏了不少。在耳鼻喉科培訓期間，我接受的訓練是去聆聽不同類型的呼吸雜聲，而不是心臟雜音。然而在此期間，我需要照顧 20 至 30 名各種類型疾病的患者，例如：胸部感染、心律不齊、腎衰竭和血液系統惡性腫瘤等。可想而知，我是何等的徬徨；我從來不曾擔心被 COVID-19 感染，反而是擔心會替患者作出錯誤的治療並影響他們的病情。幸好，我的多位內科上司都十分友善，他們從來沒有介意我不是真正的內科醫生，總是非常耐心地教導我如何診斷及處理一切有關內科的問題。

這段時期，勾起了我 9 年前在威爾斯親王醫院當一名內科實習醫生時的回憶。那時，由於我內科經驗尚淺，會隨身攜帶著被稱為生存指南的《內科實習醫生手冊》，方便自己在有需要時即時查閱。而現在，雖然已經成為了耳鼻喉科專科醫生，但在內科病人面前，我的內科知識實與內科實習醫生無異，這本 9 年前的《內科實習醫生手冊》依然要常伴我左右。我從沒想過，自己會在實習之後重回內科部門工作⋯⋯但是，過去幾週的工作，是我從醫生涯裏一段非常寶貴的經驗。

我沒有直接參與照顧 COVID-19 患者，因為我並沒有專業的傳染病科知識去醫治這些病人。但是，我很榮幸，能夠參與袁國勇教授團隊對確診 COVID-19 患者的嗅覺缺失的研究。因此，在內科工作期間，我也經常到隔離病房向確診患者提供耳鼻喉科檢查。我非常敬佩在隔離病房工作的同事。理論上，他們是感染風險最高的一群人，但是他們的眼中卻沒有一絲恐懼，走在水深火熱中卻如履平地般從容。儘管我不是負責 COVID-19 患者的治療，但他們都主動指導了我很多傳染病知識，並向我介紹了 COVID-19 的病理和治療計劃。

當我與 COVID-19 患者交談時，我發現，他們明顯與我平時接觸的耳鼻喉科患者不同。令我驚訝的是，一些 COVID-19 患者認為自己在全球疫症的關鍵時刻，會成為整個醫療系統的負擔。我想分享一段小故事：我在隔離病房遇上了一位 80 多歲的老人家，他要求我們將醫護資源集中於治療一些年輕和病情較輕的患者身上，而不是他本人。這位老先生在香港生活了 80 多年。他年輕時有一段很成功的事業，家庭亦很美滿。他告訴我：有朝一日，如果香港醫療資源耗盡，他願意把用在自己身上的醫療設備調配給年輕患者，在他眼中年青人的生命比他的更重要。在 2003 年 SARS 爆發期間，我只是一名中學生，我不知道 SARS 患者的感受如何，但當我聆聽了那位伯伯的一番話後，我腦海頓時一片空白。這不是正如新聞所報道：一些國家已下令將醫療設備重新分配，優先留給一些較易痊癒的年輕患者？幸運的是，香港的情況並不像歐美那樣嚴重，我們仍然能夠有足夠的醫療資源去平均分配給所有的感染患者。在聽了老先生的講話後，我深深體會到：即使面對疫症全球大流行，人們無私的大愛仍能得到彰顯。

在執筆之時，COVID-19 仍是一場未見盡頭的持久戰。作為一位耳鼻喉科醫生，我們並不是治療 COVID-19 的主力部隊。但我們所能做的，就是支持我們內科部門的同事並減輕他們的工作量。除了人手問題外，員工的士氣和社會的支持，都是戰勝這場疫情的重要因素。我希望社會上所有人士，包括行內的護士、醫生、管理層、政府相關部門，以及行外的所有香港市民，都能夠共同努力，和衷共濟，擊退病毒，令市民大眾盡快恢復正常生活。

研究證實嗅覺功能障礙為 COVID-19 感染患者常見而重要的病徵

作者：東區尤德夫人那打素醫院耳鼻喉科**黃啟泉**專科醫生
香港大學李嘉誠醫學院微生物學系名譽臨床導師**鍾瑋軒**醫生

香港大學李嘉誠醫學院微生物學系團隊為 COVID-19 患者與健康對照群組進行了臨床檢測和比對分析，就嗅覺功能作出研究。是次研究由瑪麗醫院和東區醫院攜手進行，研究對象為一群於 2020 年 4 月份確診感染 COVID-19 的留醫成年患者。

研究團隊發現，患者群組中有 67% 病人失去嗅覺。當中有兩名患者除了失去嗅覺以外，並沒有出現任何其他病徵。大部分 COVID-19 感染患者並沒有其他可引致喪失嗅覺的耳鼻喉科疾病，例如鼻竇炎、嗅裂阻塞等。研究亦發現，在進行鼻腔活組織檢查時，在患者的鼻黏膜下發現了帶有病毒抗原的巨噬細胞。這研究結果表明：即使在炎症不嚴重的情況下，COVID-19 仍可能導致嗅上皮的感染而引致喪失嗅覺。

在康復期間，大部分患者的嗅覺功能都有所改善，但恢復嗅覺的所需時間並不一致，當中兩名患者恢復嗅覺功能的時間長達逾 20 天。研究團隊亦發現有部分患者因嗅覺功能障礙的問題而感到情緒低落，因而影響進食意欲。由此可見，COVID-19 所導致的嗅覺功能障礙對患者所造成的心理影響絕對不容忽視。

是次研究發現許多 COVID-19 患者都出現嗅覺功能障礙的病徵，甚至是唯一病徵。恢復時間可長達 3 星期。對患者可能會造成嚴重的生理和心理影響。因此從診斷階段開始就應該要對嗅覺功能進行定量檢測，並在日後的跟進過程中進行定量監控。

有關研究報告已於 2020 年 6 月 5 日在國際科學期刊 *Open Forum Infectious Diseases* 在線發佈。[1]

1 Tom Wai-Hin Chung, Siddharth Sridhar, Anna Jinxia Zhang, Kwok-Hung Chan, et al. Olfactory dysfunction in COVID-19 patients: observational cohort study and systematic review. Open Forum Infectious Diseases, Volume 7, Issue 6, June 2020, ofaa199.

11

心路

作者：東區尤德夫人那打素醫院精神科註冊護士**曾麗玲**小姐

每天往返醫院，都要行經一條很長的石階，對於一向保持運動的我，石階不算長。然而在這幾個月的時間，相同的路，卻突然變得漫長。

「事情會有完結的一天嗎？還需要多久？一個月？兩個月？」路很長，我在歇息的時候，呆站在婆娑樹影下問我自己。樹沒有回答，只是沉默地佇立著，恍如一位慈祥的老人，以溫柔的目光去支持著我。一群學生在我面前走過，我不認識他們，他們也不認識我，可是，我卻因為這群陌生人的消失而感到失落。長長的路就只得我一人，我突然感到有些害怕。

返回辦公室，看見文職同事從一個大紙皮箱裏，把一個一個的巨型香橙，逐一分派給每一位同事，原來這是一位已退休同事為我們打氣的一份心意。家裏只剩下 10 個外科手術口罩，網購、醫護人員優先的抽籤，我已經全部嘗試過，卻一次又一次的落空，本身已累積了一些很複雜的情緒，看見退休同事的「送暖行動」，當刻，感性卻又天性倔強的我，激動得要躲進洗手間處理情緒。

家訪個案住在一座住宅密度很高的舊式公屋，走廊比較狹窄，單位與單位之間的距離很近。那一刻，我曾出現瞬間的掙扎與猶豫。甫踏進屋內，看到簡陋的家具、略帶骯髒的雜物、擠逼的居住環境，已經能夠知道個案的生活條件欠佳。家訪完結的時候，個案 70 多歲的年邁母親，熱情地把一包迷你蛋糕硬塞到我手中，說：「你有孩子嗎？你有多少個孩子？拿回去給你的孩子吃啊！」我在婉拒她的好意之際，順便問她家中是否有足夠口罩，她遲疑地告訴我：「有啊⋯⋯有的⋯⋯有的⋯⋯」隨即在她的一個環保袋裏，拿出一個已搓成球狀的口罩給我看。當刻，我也從我的背包裏拿出我身上僅餘的兩個口罩送給她。

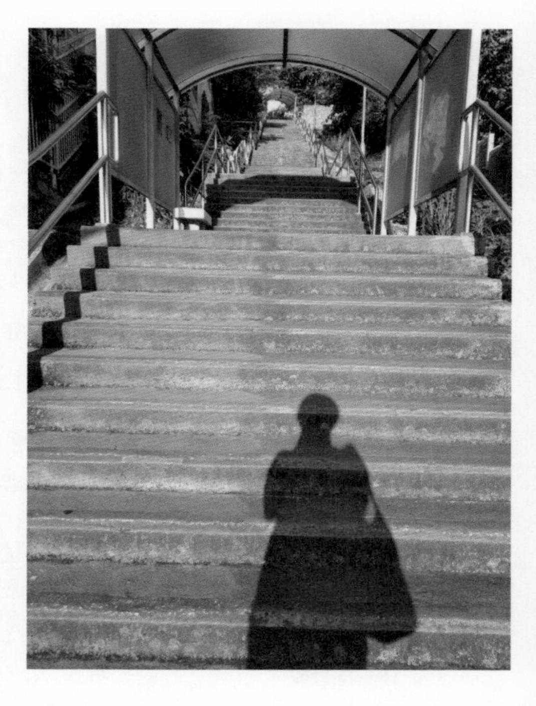

離開的時候，我回望伯母佝僂的身軀⋯⋯在這位婦人身上，我看到了「疫症無情，人間有情」。

12

我是骨科醫生，我也在抗疫

作者：東區尤德夫人那打素醫院骨科**麥仁傑**副顧問醫生

度假回港後，才驚覺變天，第一件事就是找口罩——年過80的母親問我，可不可以拿些口罩給她。啊！我的天呀，我到哪裏去找口罩！她反問，醫院沒口罩嗎？是的，醫院有口罩，那又如何，我卻不能從醫院拿些給妳啊！她說，那麼你幫我買吧……我不得不承認，我在買口罩一事上顯得極不專業，人家去日本、韓國、歐洲等網頁訂貨，我去了阿里巴巴；結果？相信不用我多說。慶幸我的姊姊們比我機智，母親才能得到那珍貴的戰略物資，但數量始終不多。可惜一波未平，一波又起，小兒需於2月份重返澳洲校園，在疫症中坐飛機是一件十分危險的事，作為父親，總要為他預備一些個人保護物品吧！可笑的是「一罩難求」，我又不想加重親友的負擔；每天上班，每當我看見沒有人看管的口罩時，心中總有把聲音對我說：拿幾個回家吧，沒什麼大不了的，不是嗎？不能否認，抵擋魔鬼的「好意」的確需要一點勇氣，還好，我仍有戰勝心魔的能耐。皇天不負苦心人，最後我竟然在醫院的自動售賣機中買了10多個之前被「卡著」的口罩，真的要謝謝維修人員；加上親戚送給我那用剩半支的便攜酒精搓手液！我總算可以放心讓小兒上機回澳。

疫情高峰期間，全香港的保護裝備告急，當然也包括醫院在內，每次員工大會上，其中備受關注的一項便是個人保護物資存量的走勢。每次報告時，大家都必然全神貫注，會場頓時變得鴉雀無聲；坦白說，看著相關同事熱淚盈眶，語重心長地勸喻大家按指引善用資源時，我隱約看得見她肩上那塊沉重的石頭，以及背後插著那千萬枝的箭，誰會不為之動容？

員工大會不時會發放催淚氣，記得有一次大會邀請了被調派到隔離病房工作的護士來分享，看著那剛畢業的小姑娘把她在病房的點滴娓娓道來，沒有絲毫懼意，亦沒有埋怨，神態自若，輕輕鬆鬆，談笑風生地分享著她那充滿張力的經歷和忙碌中的趣事……當我思考她是如何能這麼豁達時，忽然間，眼睛模糊了，相信當天，不少人的眼睛都下了一場雨。

我有幸能在疫情期間訪問了最前線的醫生及物理治療師，發現他們都是無畏無懼的；老實說，起初我也會懷疑他們是否都在誇大其辭，但當你看過他們那堅定的眼神、聽過那平和的語調，誰也會認同，他們真是與眾不同的一群，相信這不是與生俱來的本能，而是用經驗、汗水和很多的愛提煉出來的；他們的動力是來自病人的康復和家人的支持及鼓勵。

是的，我也在抗疫，在疫情中，做好了自己的本分，不埋怨，不推卸責任，謹守崗位，善用資源，保護同事、病人及家人。雖然我跟很多香港人一樣不曾到隔離病房去照顧病人，但每時每刻都掛念著走在最前線的同事及臥病在床的病人，祝願他們平安，祈盼香港早日走出陰霾。

13

與社區抗疫同行

作者：港島東醫院聯網家庭醫學及基層醫療服務部團隊

2020年初，COVID-19戰事宣佈正式開始，戰況激烈，戰事如洪水猛獸般來襲並迅速發展，我們普通科門診是這場戰爭的前哨站，處於最前線的我們，每天都帶著茫然的身軀經歷著嚴峻的考驗和挑戰。

在抗疫期間，相信只有上天才知道每天會有什麼新事情發生，尤其很多「群組」都是在港島東這裏；我們的訪客來自五湖四海，分別有「邊爐群組」、「佛堂群組」、「馬會群組」，還有來自百貨公司、健身中心、酒吧和大量從外地回港、不同國籍的人士。他們三五成群地到訪我們的普通科門診，要求見醫生或進行病毒測試。面對這些突發情況，我們需要用集體智慧作出應變，甚至改變慣常的服務流程去應付，目的當然是要減少病人之間的交叉感染和保障職員的安全，並妥善運用保護裝備。

在這前線上，無論是醫生、護士、病人服務助理、運作助理或文員，每天都要嚴陣以待，我們不斷地提早服務時間，希望盡量減少人群聚集；提供的服務十分多樣化，包括抽血、打針、洗傷口、診症，最重要的當然是處理那些來遞交深喉唾液測試樣本的懷疑個案。

總沒有人希望出現普通科門診群組的爆發，所以我們會盡一切努力去減少病人的逗留時間，整個診所真的好像戰場一樣，分秒必爭。我們又好像變身成為極受歡迎的大明星，大家都如粉絲見偶像般擁著我們；當然不是要我們的簽名相片，而是希望我們盡快為他們提供服務，因為他們總希望立即離開這危險的地方。我們每天都會用兩文三語大聲喊著說：「大家請排好隊，每位入診所的人都要量度體溫和提供旅遊史」；這才發現原來我們的服務助理都是語言天才，真的要給他們 1,000 個讚。每逢遇到懷疑個案時，我們都更加緊張，會在最短時間內向病人解釋並說服他們接受住院監察及隔離治療。真的要感謝聯網感染控制組及隔離病房同事的努力協調，他們從不曾教我們失望，流程都如行雲流水般暢順。

自從 2003 年接管普通科門診以來，我們還是第一次面對如此大型而持久的疫症，大家都是摸著石頭過河，並且用集體智慧，一次又一次把難題解決！我們非常感謝聯網行政部、感染控制組、設施管理組、聯網運輸車隊、化驗室、採購及物料管理中心等各部門對我們的支持。這次疫症證明，只要上下一心，謹守崗位，我們一定可以打勝仗。在這場戰役中，全賴同事們每人都多走一步，並肩作戰，我們才能成功抗疫。現在疫情總算初步受控，診所又恢復原貌。相信在這抗疫戰留下來的點滴痕跡，例如保持社交距離，人流控制，同事們的合作、理解、包容，靈活調配資源及設施……已經為大家積累了寶貴的經驗。無論在什麼時候，我們都會一直守護著香港，與社區同行。

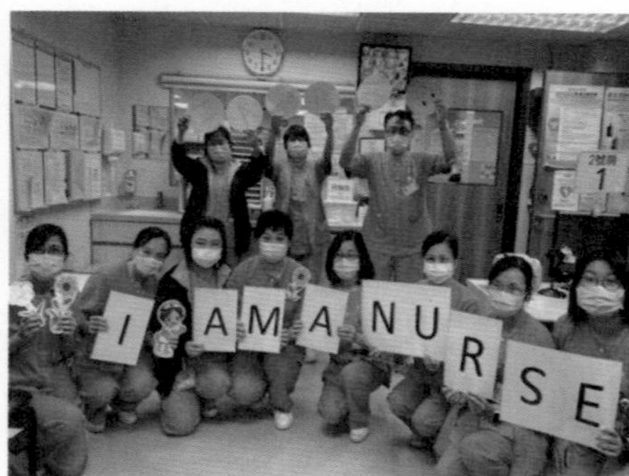
I AM A NURSE

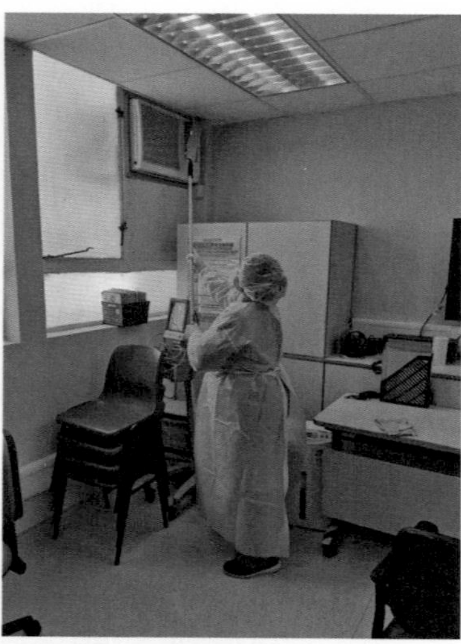

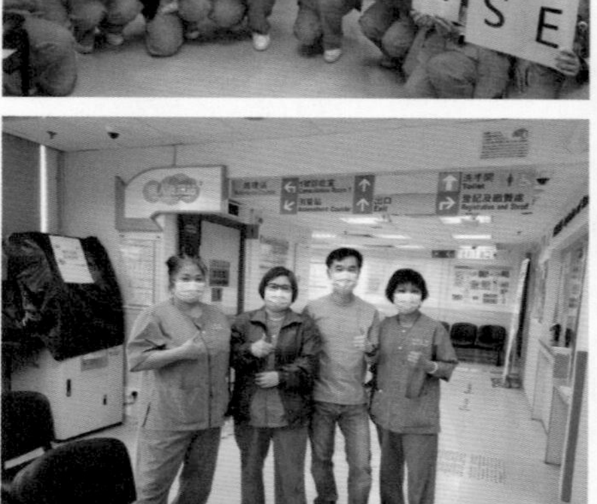

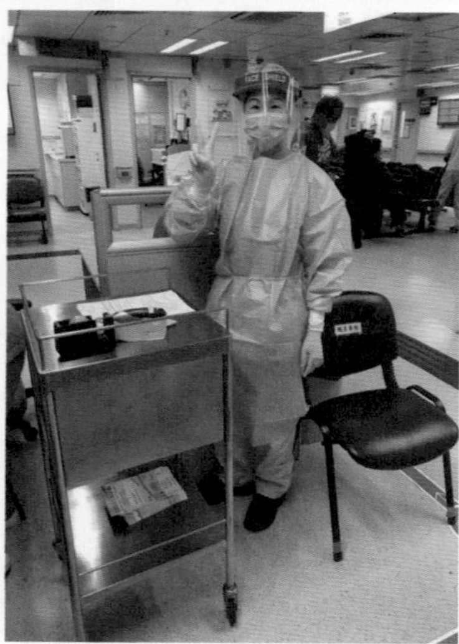

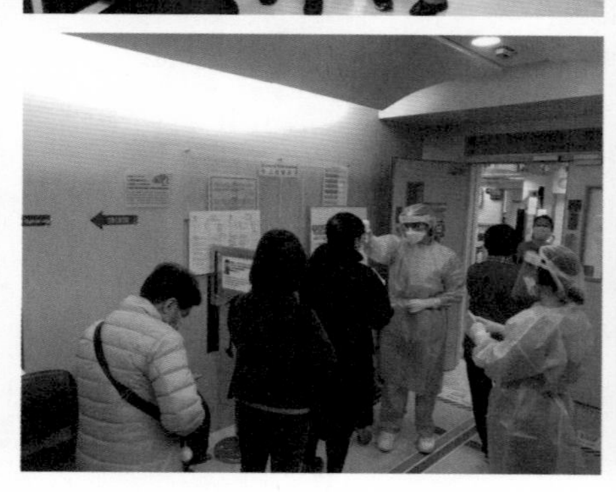

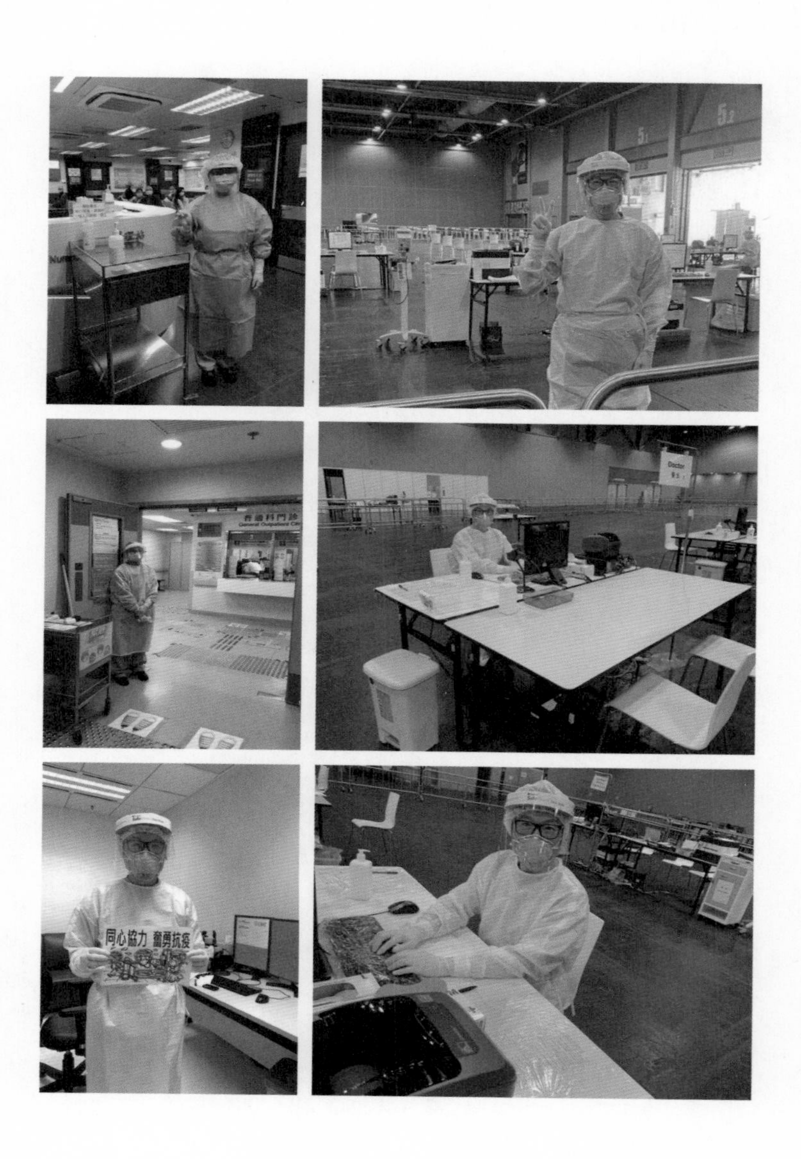
Doctor
同心協力 奮勇抗疫

14

化驗室戰團

作者：港島東醫院聯網臨床病理學部副醫務化驗師**梁靜雯**小姐

COVID-19 在香港爆發不知不覺已將近半年了。2003 年，SARS 在香港爆發時，我才是個小五學生，根本不知道什麼是病毒，只記得當時停課了好一段時間，回歸校園時仍需戴上口罩好一段日子。11 年後，我成為了一位醫務化驗師，在東區醫院的分子病理學化驗室工作，想不到在這裏工作數年後就遇到這場世紀疫症。

疫症初期，醫院的化驗室尚未有 COVID-19 的試劑，全港所有的測試都集中在衛生署的化驗室。而香港確診的第一宗個案竟然與我拉上了關係。

還記得那天是喜氣洋洋的年初二早上，我剛睡醒，同事給我說的不是什麼「恭喜發財」之類的祝福，而是告訴我在年初一上班時所做的測試中有確診人士的標本，我當時真的被嚇了一跳，因為始終是第一次接觸確診個案，雖然已做好了防禦措施，但這也令我擔心了一整天。思前想後，心裏不斷浮現著之前處理標本時的過程，擔心當中有什麼出錯，整個年初二就在陰霾之下過去了。從此以後，在工作上處理標本時，我都會比以往更加小心謹慎。

2 月初，病毒試劑終於登陸我們醫院的化驗室，排山倒海的工作也接踵而來。雖然正值我的假期，我的心卻總是牽掛著化驗室，從同事間的訊息往來和溝通，我也感受到 COVID-19 的威力，相比之下，每年流感高峰期的壓力只是九牛一毛。假期完畢後，我立即加入戰團，5 天工作週的規律只是奢望，自 2 月尾開始，我們團隊進入了每週 7 天 24 小時不分晝夜的輪班工作，隨著確診及懷疑人數不斷上升，病毒測試的化驗時段亦變得越來越緊湊，為求令醫生團隊更快得到化驗結果，在最高峰期我們每天有 7 個化驗時段，真是忙得不可開交。幸而上司跟其他化驗室負責人溝通後，調配了不少人力物力給我們，減輕了我們的負擔。加上經過一段時間的磨合，大家建立了一定的默契，工作也順利得多了。

最近香港的確診個案終於開始減少，每日需要檢測的人數亦見回落，COVID-19 測試的化驗時段亦減少至每天 4 輪。不過如果有需要，我們依然會立即為病人做檢查。

雖然疫情開始有改善，但我們也不應鬆懈，要繼續做好防疫工作，才不會令之前所付出的努力白費。大家一起加油！

15

放射師「照肺」的重任

作者：律敦治及鄧肇堅醫院一級放射師**程梓豪**先生

依稀記得，2020 年 3 月份，我如常在急症室放射部工作，幫忙安排病人進行肺部 X 光檢查。怎料，突然收到一個電話通知，使我的心情瞬間變得不安和焦慮……

「程先生，你好。你剛才幫忙一名發燒的男病人進行肺部 X 光檢查，他雖然報稱沒有外遊紀錄也沒有接觸過 COVID-19 確診病患者，但……」我剛接聽電話。「經急症室醫生看報告，初步發現他的肺部呈花白，該名病人也終於承認他曾經與確診 COVID-19 的邊爐家族有過緊密接觸。」

坦白講，我也會擔心因為自己工作關係，不幸傳染 COVID-19 給家人。

在我心情忐忑不安，驚惶失措之際，幸好，有放射部同事向我分享替疑似 COVID-19 確診個案「照肺」的經驗。溫馨提醒我們要密切留意患有 COVID-19 病徵的病人，若他們出現發燒、咳嗽、氣喘等病徵，要盡量安排「照肺」時減少身體緊密接觸。如果情況許可，便啟動抽風機，保持放射治療房間內空氣流通，照顧病人時並穿上個人保護衣物及勤洗手。

在前線「照肺」工作中，最令我感到稱心滿意的是：醫院為我們放射師安排了住宿，放工便可以直接回宿房休息，準備翌日

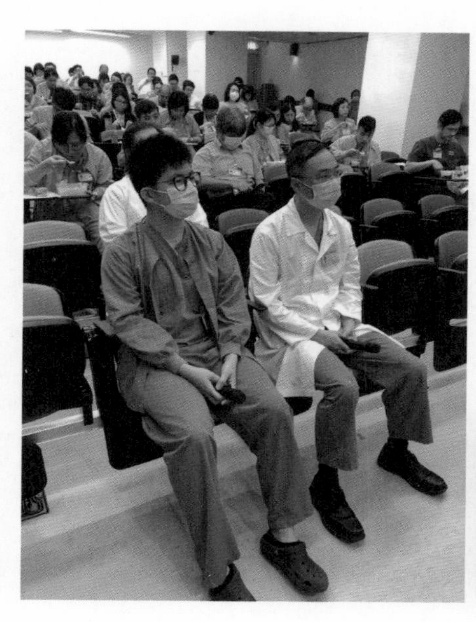

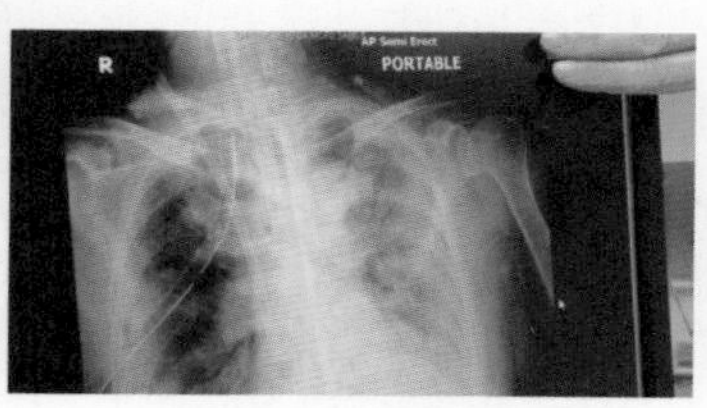

再「打仗」。在抗疫期間，盡量少回家，這樣可以令我減低傳染COVID-19給親愛家人的風險，令我可以更專心為香港市民做好「照肺」的把關抗疫工作。

隨著疫情不斷變化，全靠同事們的有效分工和合作，加上前輩分享經驗和鼓勵，放射部門的運作才能順利維持。

後記：縱然疫症肆虐，每位前線同事在抗疫工作中會感到焦慮緊張，但我們並不是孤身一人，而是有大家一起並肩作戰。今次抗疫也讓我學會調適工作壓力。最後，祝願大家也能平安、健康和順利渡過這場來勢洶洶的疫症。

16

防護面罩 DIY

作者：律敦治及鄧肇堅醫院職業治療部團隊

疫情持續在全球各國擴散，除了供應醫院個人防護裝備（PPE）短缺，其他國家亦禁止對境外輸出 PPE。雖然 PPE 存量不明朗，供應日益緊絀，但這並無阻一眾同事並肩抗疫的決心。

我們職業治療部或許不是站在抗疫的最前線，但亦希望略盡綿力，運用不同物料發揮創意，透過 DIY 為前線醫護同事製作合規格的防護面罩，讓他們能安心在前線抗疫。

製作防護面罩看似容易，其實殊不簡單。面對即將耗盡的存貨，我們團隊為了令大家有防護面罩可以使用，由最初的毫無頭緒，到團隊能生產出第一批受認可的防護面罩，只用了兩三天時間，當中全靠各職業治療師同事和支援同事的踴躍參與。

這是我們不斷改良面罩設計、簡化生產工序，上下通力合作的成果。在時間緊迫、資源有限的情況下，每個步驟都不忘講求精準、熟練，以確保品質。同事們亦不時互授秘技，分享不同的製作竅門，使大家更得心應手。團隊亦有護士參與，提供用家意見，大家你一言我一語，在一片融洽和士氣高昂的氛圍下，一批批的 DIY 防護面罩就此誕生。

我們透過團隊精神和堅定的信心貢獻所能，為前線同事加油打氣！希望抗疫路上，有你有我，並肩同行，一齊抗疫，共同迎接勝利降臨。

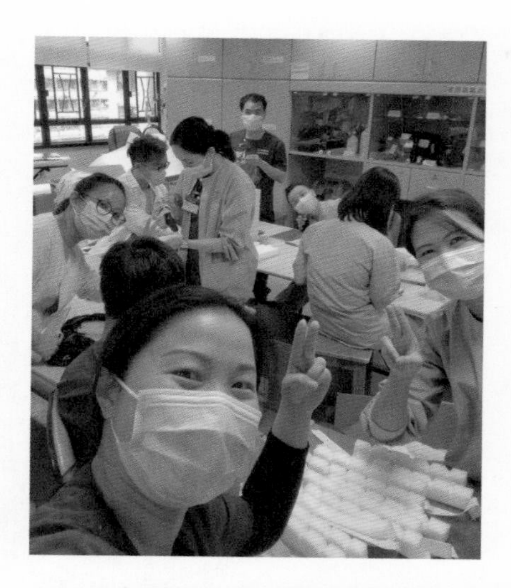

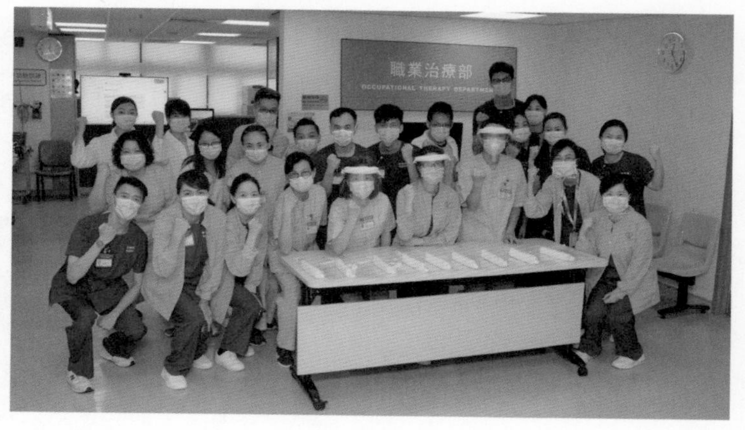

17

醫者的心

受訪者：東區尤德夫人那打素醫院傳染病科**周似珊**醫生

由去年 12 月 8 日，首宗 COVID-19 病例出現後，全世界大部分地區、國家相繼出現病例，香港也不能獨善其身。今年 1 月，第一波 COVID-19 疫情主要發生在港島東，社區相繼出現不同的感染群組，其中最為人熟悉的是「邊爐群組」，「佛堂群組」，以及九龍區的「Party Room 群組」。而最不幸的是，今年 2 月 4 日，香港更出現了首宗 COVID-19 死亡個案。在此艱難的時期，作為擔任重要抗疫角色的其中一位醫生，東區醫院傳染病科醫生周似珊醫生，於一年半前接受傳染病科專科訓練，更於 1 月底第一波疫情發生時，加入抗疫團隊工作。

面對可能大規模爆發的新型疫症，作為傳染病科醫生的周醫生表示：「我們都明白自己肩負的責任與使命。面對日復一日不斷增加的懷疑個案，問診和檢視病歷資料都需要格外審慎，避免遺漏任何一位隱形患者，以致他們出院後導致社區爆發。除了處理每一個懷疑個案需比平時花更多時間外，心理壓力也隨之增加，擔心能否盡好本分，確切找出患者，及早治療。幸好部門當時已迅速制定了人手調配的方案，不少同事也相繼加入隔離病房工作，也有同事分擔了門診和其他非高風險區的工作。這實在是大大減輕了我的壓力，令我可以專心一志應對眼前的疫情。」

工作上，最難能可貴的是體會到大家一致抗疫的團結精神。在工作的隔離病區，不管年資多少，職級高低，所有的同事都會秉持著團隊精神，互相提點，縱然隔著 N95 口罩和防護衣，大家也互相關心，不分彼此，成為這次疫情中一點溫馨的回憶。疫症當前，周醫生每天上班要嚴格遵守感染控制措施。放工後日常的生活和娛樂也要暫停。當東區醫院出現首宗確診個案後，為免一旦受到感染而把病毒帶給家人，亦需要和家人分開，即使相見亦要與他們保持距離。幸好家人和朋友都很清楚周醫生的壓力，給予她最大的支持，令周醫生可以在嚴苛的疫情下保持心境健康，積極抗疫。

雖然疫情現在漸漸紓緩，但周醫生不敢疏忽，繼續心繫病人。她在進入隔離病房面對病人時，需身穿全套防護裝備，隔離病房的病人只可以隱約看出周醫生的外型，並透過防護面罩，看到她模糊的眼神，但聽到周醫生溫暖的關懷與問候，看到她的專業態度，相信病人都能充分感受到她充滿愛的醫者之心。

18

不可或缺的後方戰線

作者：港島東醫院聯網臨床病理部微生物學**胡家倫**顧問醫生

在執筆之際，COVID-19 在本港已蔓延超過 100 天。在這次抗疫的戰線上，我主要負責帶領本院分子病理學化驗室團隊，為病人樣本進行病毒驗測的工作。

回想第一次處理大型疫症爆發，是早在 2003 年的 SARS 一役。當年我正在沙田威爾斯親王醫院接受感染及傳染病科專科培訓，協助分析疑似或確診病人，並參與 dirty team 照顧病人的工作，親身見證醫護同事相繼染病倒下，社區出現爆發，至今依然歷歷在目，感覺相當震撼。亦由於這次經驗，令我意識到病理化驗對於研究和控制傳染病的重要性，於是 2005 年我便轉到東區醫院微生物部門，鑽研臨床微生物及感染學，至今服務本院已有 15 年。

及至 COVID-19 疫症爆發，由於崗位不同，雖然今次不需要親自到前線照顧病人，但仍感覺自己在全力支援前線打仗，在後方戰線和同事源源不絕地運送「子彈」給前線同事——而「子彈」就是一份份精準的病毒化驗報告；無論報告結果是陰是陽，對臨床工作都深具意義。若病人樣本呈陰性，病床便能盡快騰出予其他有需要患者，有助紓緩隔離病床緊絀的情況；而樣本呈陽性的病人，亦可以盡快獲得適切的治療，大大減低出現併發症的風險。另外，從公共衛生角度而言，如能盡快將陽性檢測結果通報衛生防護中心，亦有助展開對病人接觸者的追蹤，有效減低疫症在社區的整體傳播率。

疫症爆發初期，港島東醫院聯網一度成為「重災區」，曾經接收了全港近四分之一的患者，接連要處理多個群組如「邊爐群組」和「佛堂群組」；而緊接的 3 月海外回流潮，更將化驗室的工作量推上高峰，試過每日需要處理超過 300 個標本，是正常數量的 3 倍。為了應付大量的標本，分子病理學化驗室團隊需要改為 24 小時分 3 更輪流工作，每天試過要出 6 至 7 輪化驗報告，同事面對的壓力可想而知；而作為報告最終的「把關人」，這段時間我亦經常要在家中工作至凌晨時分，等所有報告審核完才放心休息。直至 4 月後，本地確診者數字明顯下降，大家才可以稍稍鬆一口氣。

在過去數月間，化驗室已檢測逾 1 萬個 COVID-19 化驗樣本。面對抗疫新常態，即使沒有大爆發，化驗室亦要做好準備，應對可能的下一波疫情撲至。在此，除了感激化驗室同事時刻秉持專業精神以及無私的付出之外，我亦希望借此機會特別向港島東醫院聯網臨床病理部主管鄧偉倫醫生、部門經理鄭玉華女士，以及科學主任（醫務）邱莊儀博士致以最大的謝意，因為你們的支持和幫助，令聯網在此次抗疫上能夠取得階段性勝利。

19

疫境自強：
醫院內的「口罩製造工房」

作者：東區醫院物理學家 Dr. Carrison Tong

「抗疫有如打仗，敵人是 COVID-19 病毒，認識敵人更多，越有能力打勝仗。」可惜我們對於這種新病毒的認識不足，作為醫院的物理學家，希望可以更了解它的物理性質，如它的大小，在空氣中的行走速度，在不同物料中的穿透能力等等。我們知道更多，才有能力保護身邊的同事和家人。

在 1 月 23 日武漢宣佈封城的那刻，當時香港的疫情雖然還未大爆發。但從 2003 年 SARS 的經驗中，也預料 COVID-19 疫情將會進一步嚴重化。為確保抗疫期間的口罩供應充足，於是醫院從國外訂購了一大批 PM2.5 的口罩濾心和材料，目標是製造高質素、可以消毒和重用的布口罩，希望可以幫助有需要的人，同時開始四處找尋義工協助製造口罩。

經義工招募計劃宣傳後，各界人士一呼百應，我們招募了 60 多位熱心的義工朋友。他們來自五湖四海，擁有不同背景，工作的性質包括：化驗、時裝設計、建築、銀行，有家庭主婦、有學生，當中還有一位 82 歲的婆婆。

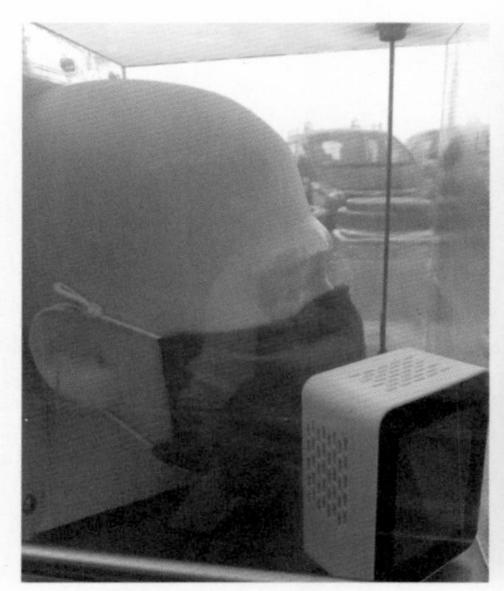

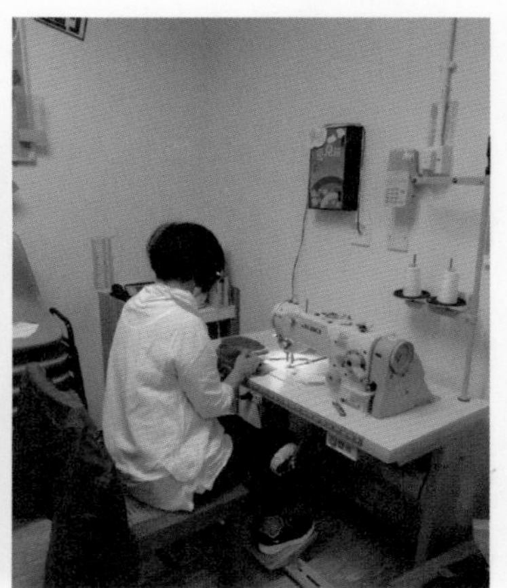

其中一款口罩製作試驗品

大家有錢出錢，有力出力，有衣車的幫手縫製口罩。在品質檢驗方面，有從事化驗所工作的義工幫忙化驗和消毒口罩。有部分熱心但沒有專業技能的義工則幫忙穿橡筋。在過程中雖然曾經失敗，例如買錯材料和發現設計漏洞等，但大家都能從失敗中學習，再接再厲。

大家花了一個多月時間，再次從幾十種布料和幾十個設計中，找出了 3 個大家認為可以接受和嘗試的口罩設計。另外又花了一個多月，進行口罩縫製和消毒工作，終於在 4 月 21 日把 1,449 個符合品質安全檢測的口罩交到醫院非臨床同事使用。

我們團隊能夠完成整個計劃，是義工們與我們同事共同努力的成果。醫院內的「口罩製造工房」更是代表了香港市民義工團隊對東區醫院前線醫護同事的支持和認同。

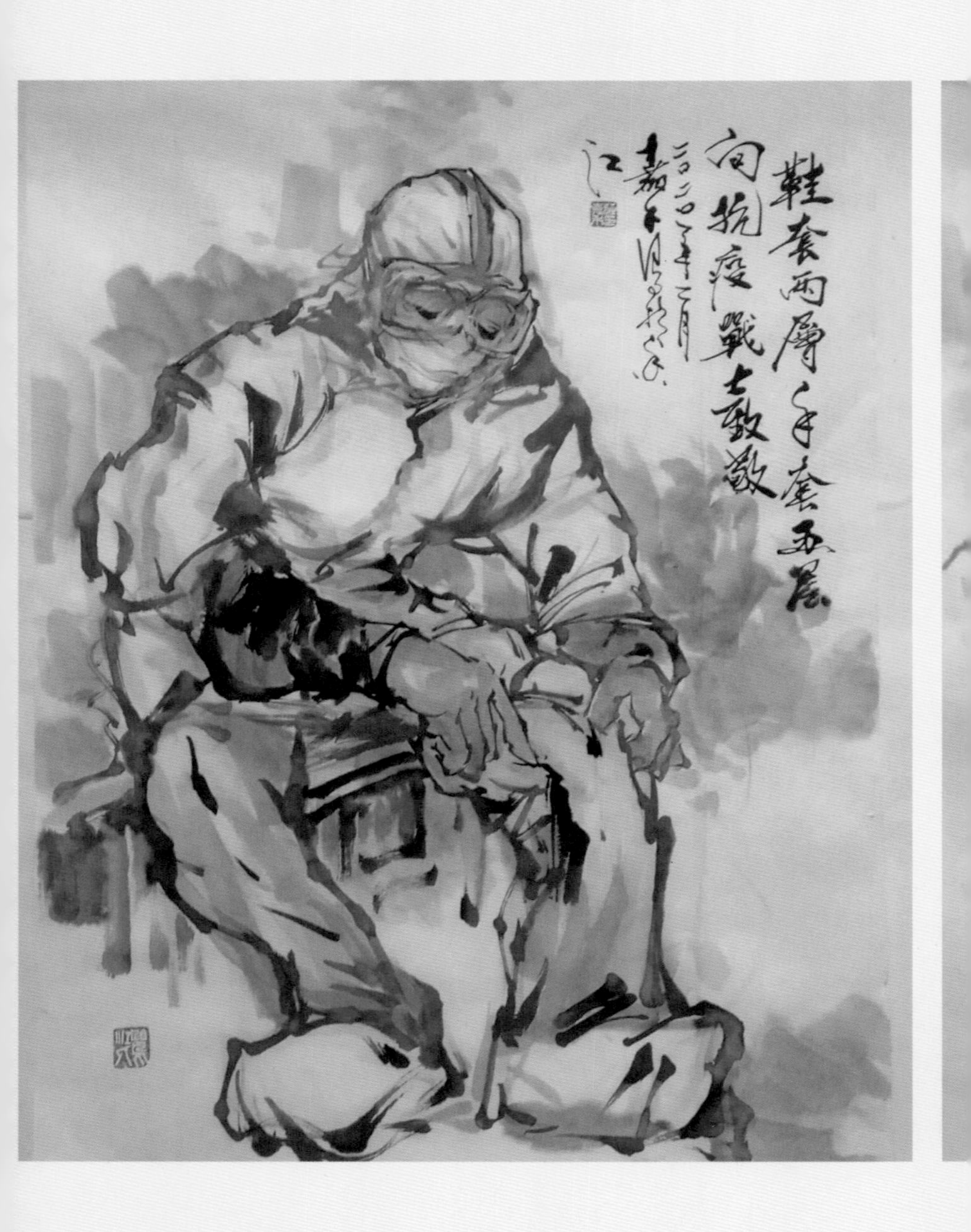
鞋套兩層手套五層
向抗疫戰士致敬
二〇二〇年二月

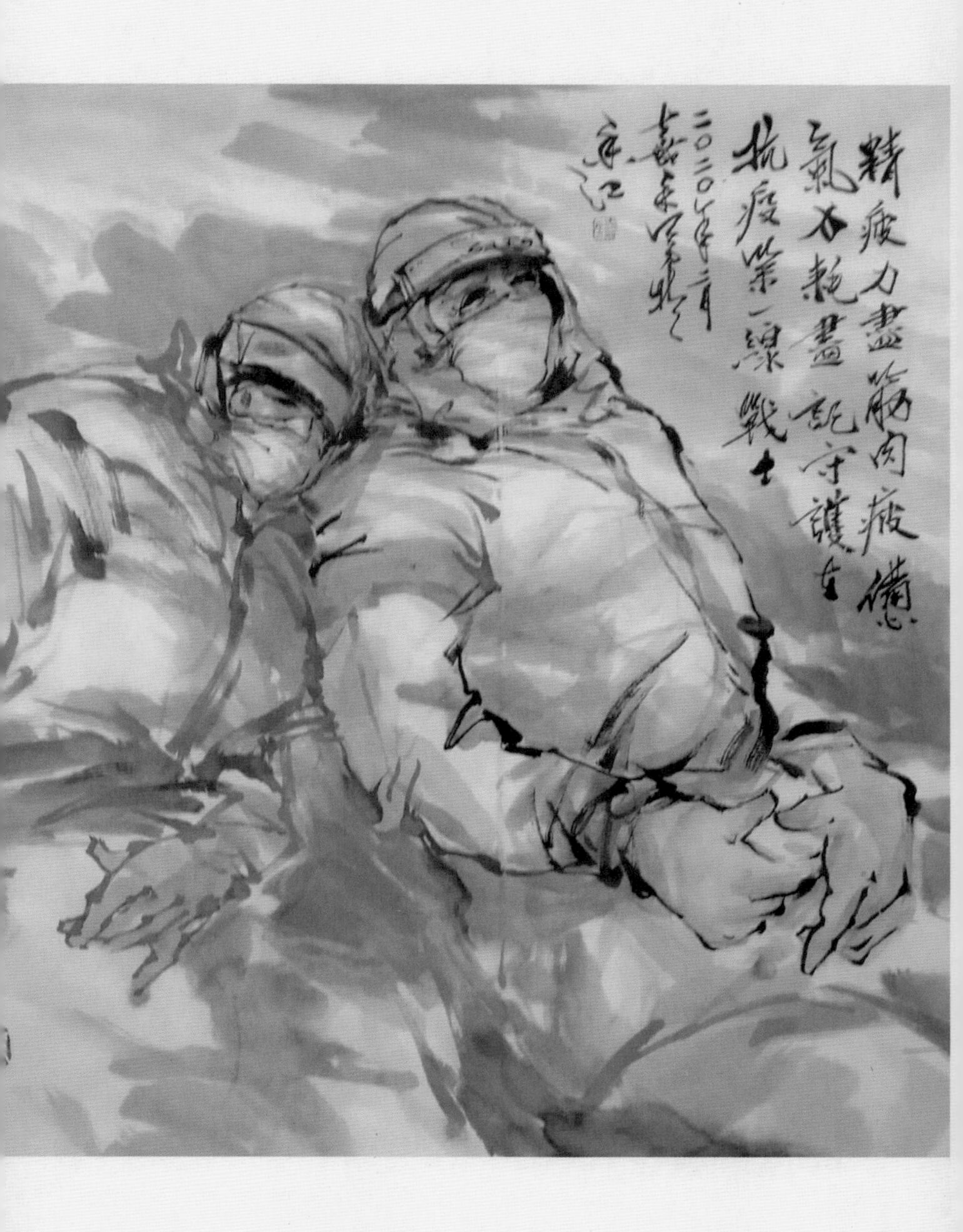
精疲力盡筋肉疲憊
抗疫第一線戰士

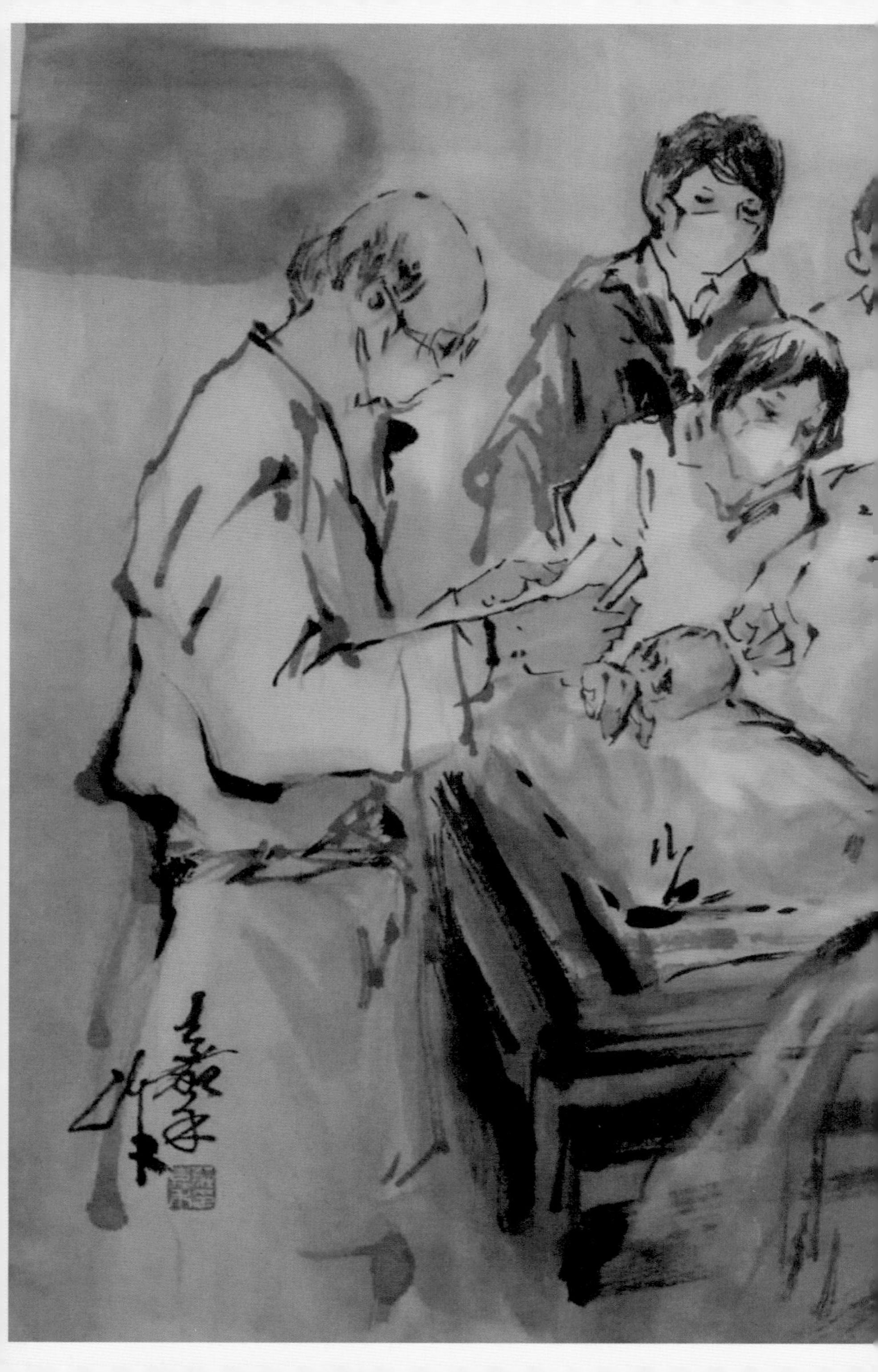

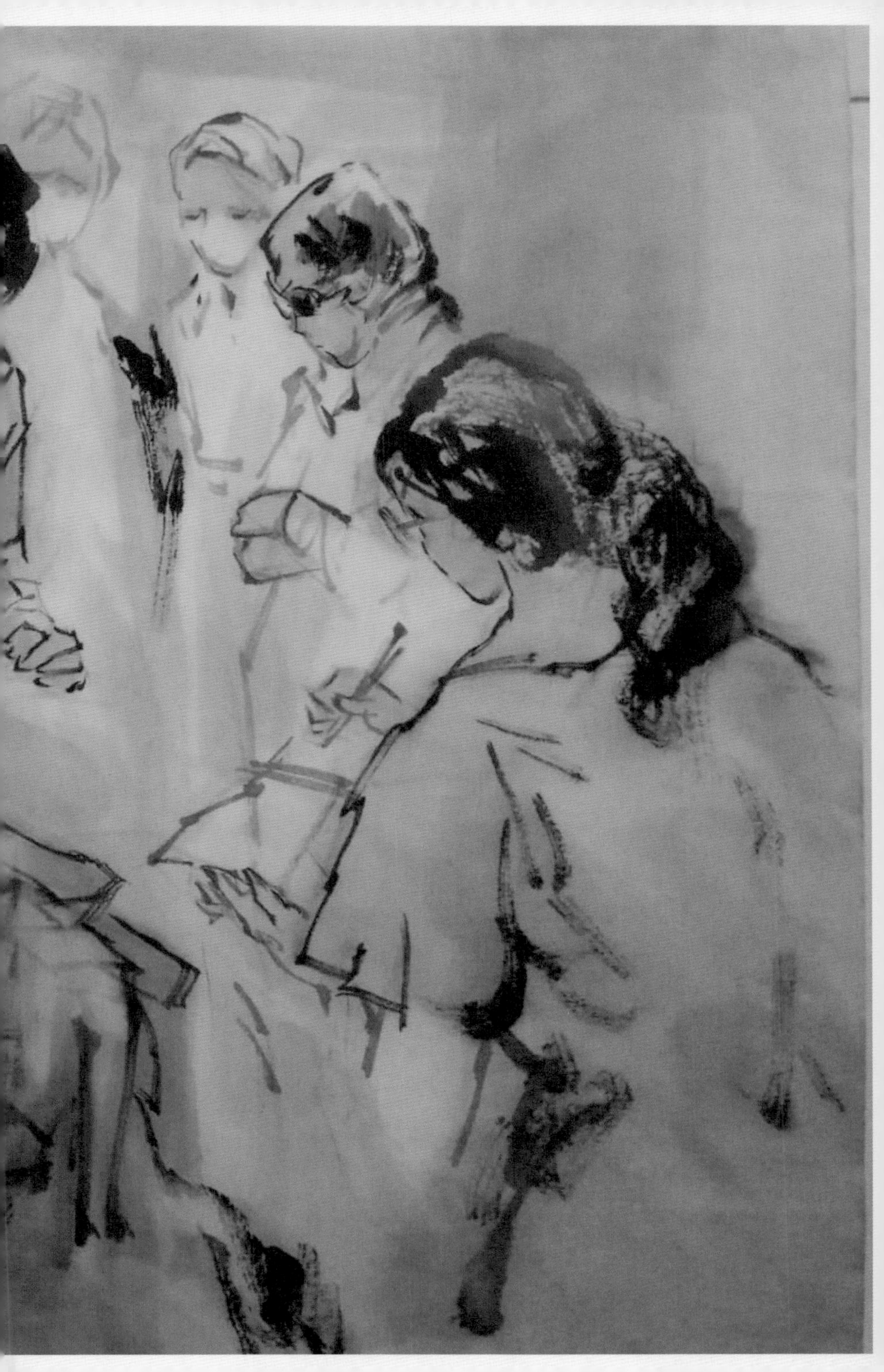

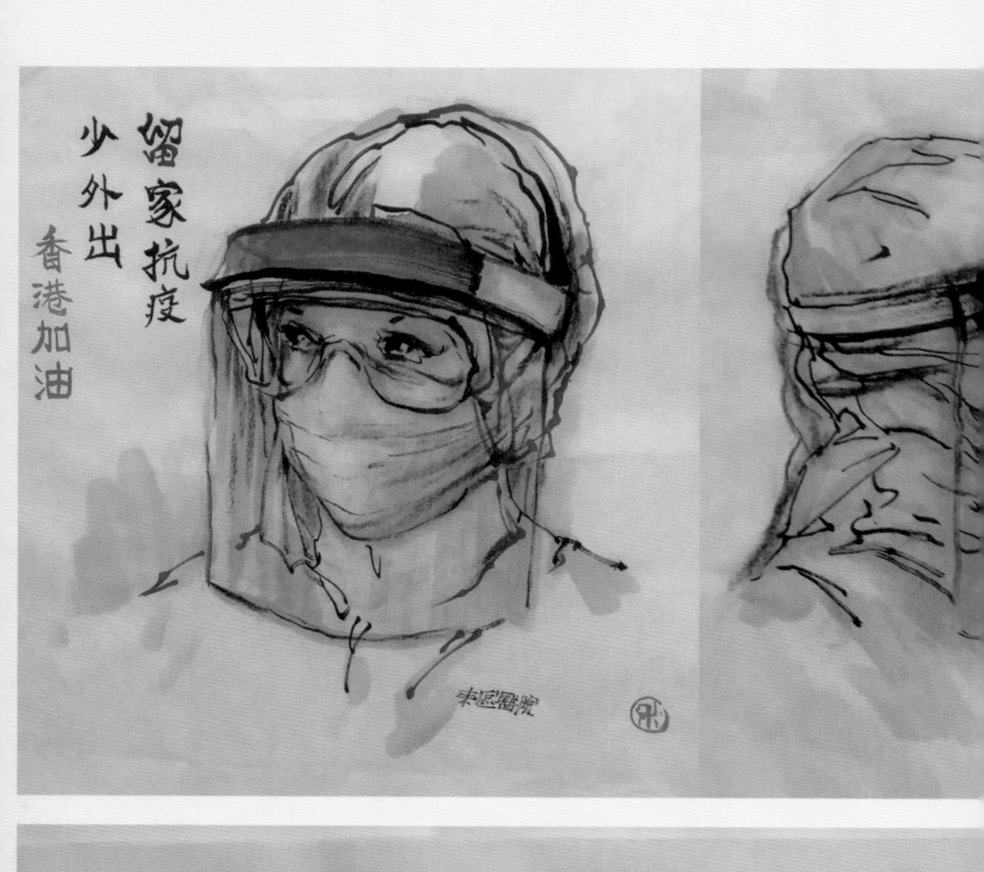

勢迫捲衣袖續
衍預防措舉
戴罩潔手抹火
酒居宅蓋劇灑
永樂終有日決
勝太平山巔
歡聚

抄抗疫詩一首
庚子仲夏書

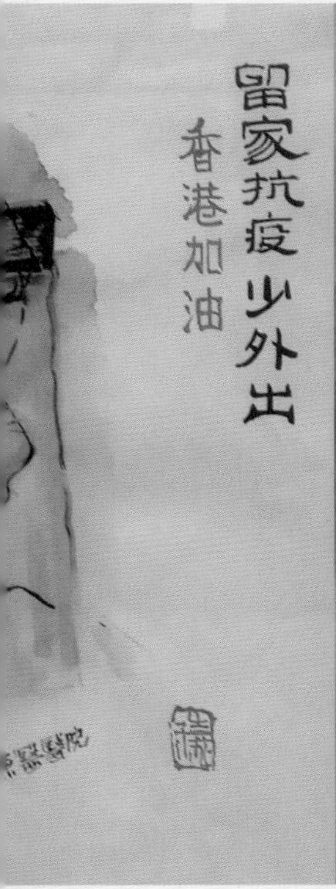

留家抗疫 少外出
香港加油

東區醫院

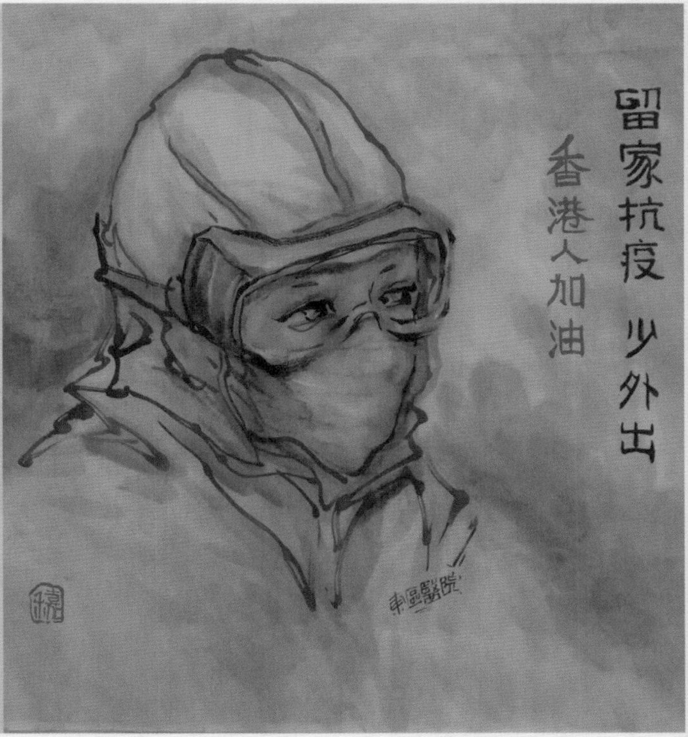

留家抗疫 少外出
香港人加油

東區醫院

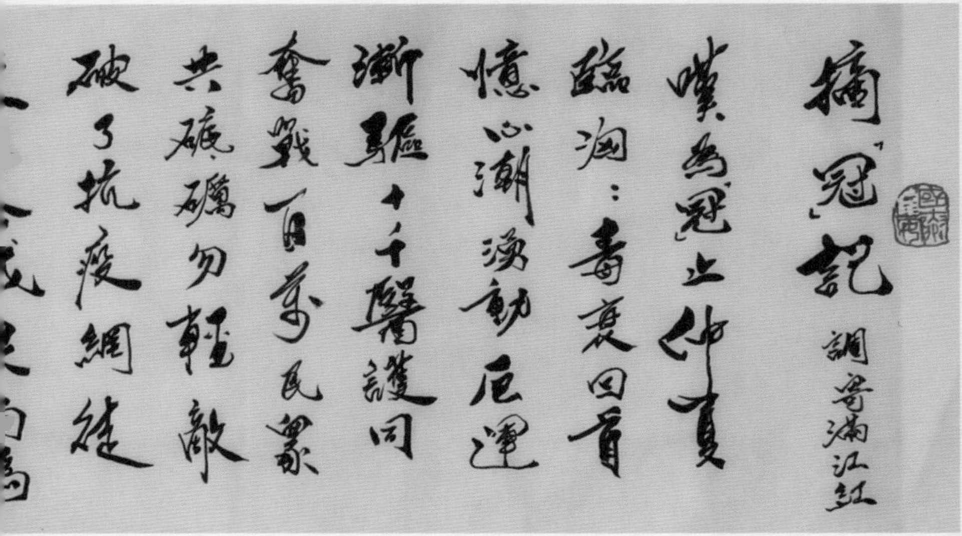

摘「冠」記 調寄滿江紅

嘆為「冠」止
仲負
臨淵：毒衰回首
憶心潮湧動厄運
漸驅十千醫護同
奮戰百萬民眾
共礪磨勿輕敵
破了抗疫網綫

口罩與抗疫

作者：香港理工大學護理學院助理教授**林清**博士
香港理工大學護理學院項目技術助理**陳信**護士
香港理工大學護理學院副教授及雪肌蘭國際感染控制中心總監**孫桂萍**博士

香港抗疫初期，相信大家也不會忘記男女老幼晨早起床到藥房門外排隊買口罩的日子。

口罩已經成為我們普羅大眾的必需品，搜羅口罩已經成為我們日常生活的一部分。但坊間的口罩款式五花八門，有不同顏色的，有不同國家認證的，有不同功能的，有不同口罩層數的。想問一下，大家在購買口罩時會否「停一停，諗一諗」？精打細算考慮購買哪種口罩才最適合自己？

在 COVID-19 抗疫期間，買防花粉的口罩還是買能防菌的口罩比較好呢？相信大家也會選擇購買後者。本知識專欄希望能初步教曉大家如何透過顆粒過濾率（Particle Filtration Efficiency, PFE）去評估口罩質素，讓大家買得安心、用得放心。

COVID-19 爆發後，最初海外學者不認為口罩可抗疫。後來，香港大學醫學院的研究顯示外科口罩可有效減低有病徵患者傳播冠狀病毒和季節性流感。[1] 另一以外科口罩分隔倉鼠的實驗亦證實口罩能降低 COVID-19 感染率及嚴重性。[2] 現時全球大部分權

---

1 Leung, N. H., Chu, D. K., Shiu, E. Y., Chan, K. H., McDevitt, J. J., Hau, B. J., ... & Seto, W. H. (2020). Respiratory virus shedding in exhaled breath and efficacy of face masks. *Nature Medicine, 26* (5), 676-680. doi: 10.1038/s41591-020-0843-2

2 Chan, J. F. W., Yuan, S., Zhang, A. J., Poon, V. K. M., Chan, C. C. S., Lee, A. C. Y., ... & Tang, K. (2020). Surgical mask partition reduces the risk of non-contact transmission in a golden Syrian hamster model for Coronavirus Disease 2019 (COVID-19). *Clinical Infectious Diseases*, doi: 10.1093/cid/ciaa644

威機構皆表示口罩有抗疫作用。

哪種口罩能阻隔飛沫，有效抗疫？市面上的口罩分為兩種，外科口罩和 N95 呼吸器（Respirator）。市民一般認為 N95 呼吸器比外科口罩更有保護力。不過，使用 N95 呼吸器前必須進行面型配合測試（Fit Test）和自我氣密測試（User-seal-check），找出適合自己面型及不漏氣的型號。[1] 如佩戴不合適的型號，效果便會打折扣。長期使用 N95 呼吸器更會使面部易長壓瘡。我們建議在社區佩戴外科口罩，既不會使自己感到透不過氣來，又可把資源留給臨床醫護人員。

口罩質素方面，本院團隊根據美國 ASTM F2299-03 標準，測試共 160 個來自不同地區、各種品牌的外科口罩，以 0.3 及 1.0 微粒顆粒去評估其顆粒過濾率。結果顯示高達 48.8% 的口罩質素欠佳（0.3 微粒 PFE，平均值 =47%；1.0 微粒 PFE，平均值 =69%），有 42.6% 的口罩可能不符合包裝標籤展示的標準（例如 ASTM level 1）。同一品牌口罩的抽樣測試結果也有參差，0.3 微粒 PFE 由 29.90 至 99.99% 不等。[2] 這表示民眾有近五成風險會買到未符合標準的外科口罩。不過，ASTM level 1 的標準是香港公立醫院臨床工作的防護指引，並不是在社區活動的要求。飛沫一般介乎 3 至 10 微米大小，而細菌平均 3 至 5 微米大小，口罩的細菌過濾效率（Bacterial Filtration Efficiency，BFE）或其 2.5 微

---

1 Lam, S. C., Lee, J. K. L., Lee, L. Y. K., Wong, K. F., & Lee, C. N. Y. (2011). Respiratory protection by respirators: The predictive value of user seal check for the fit determination in healthcare settings. *Infection Control & Hospital Epidemiology, 32* (4), 402-403. doi: 10.1086/659151

2 Lam, S. C., Suen, L. K. P., & Cheung, T. C. C. (2020). Global risk to the community and clinical setting: Flocking of fake masks and protective gears during the COVID-19 pandemic. *American Journal of Infection Control*. doi: 10.1016/j.ajic.2020.05.008

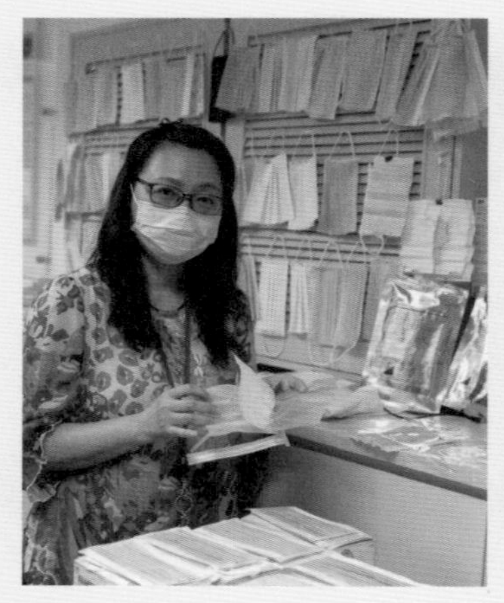

孫桂萍博士監督測試進度

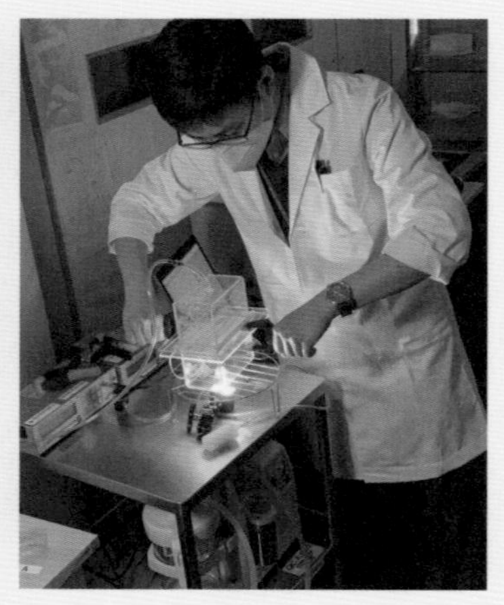

林清博士調整顆粒過濾測試系統

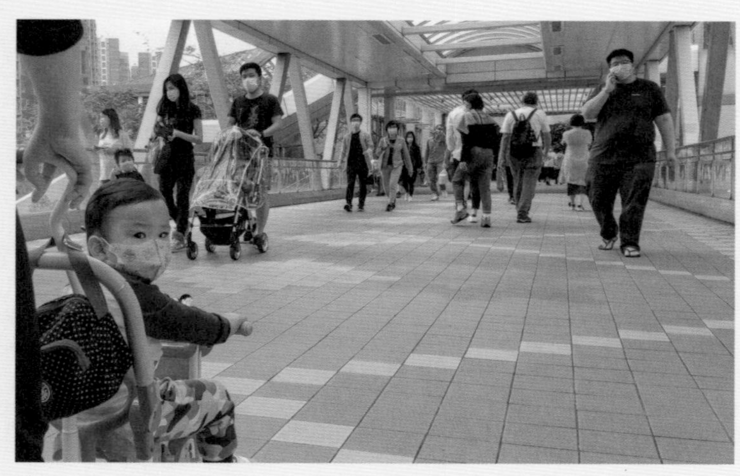

不論男女老少都已主動戴口罩防疫（攝於烏溪沙）

米 PFE 高於 95% 已很理想。在社區佩戴的口罩能阻隔飛沫便足夠，市民不必過分緊張。此外，暫未有證據顯示佩戴質素欠佳的口罩會使社區感染率上升。口罩基本上能阻擋飛沫，始終是有口罩比無口罩好。[1]

口罩難求時，有人建議用布口罩加過濾紙如廚房紙暫代。這方法也可行，因為有些廚房紙已達到 BFE 95%。此外，一次性外科口罩究竟可否重用？這問題早在今年 1 月已有學者討論。高溫消毒（Dry heat）達 70 度 30 分鐘的確可以消毒口罩，而且不會減低其過濾效率。[2] 近期的研究亦再三說明高溫消毒的功效，不過，並沒有探討可消毒和重用次數。

有學者估計英國社區的隱形病人（Asymptomatic/Pre-symptomatic）[3] 高達 40 至 56%，他們感染了 COVID-19 但並無症狀。這意味著身旁任何人都可以是傳播 COVID-19 的媒體。故此，社區防疫十分重要，特別是在人口稠密的地方。香港人多，要做到如外國般保持 1.5 米社交距離並不容易。但在疫病初期直到現在，香港市民不論男女老少，都已主動戴口罩防疫。香港

1 徐穎彤：〈真假口罩：市面充斥高仿劣質口罩〉，《香港經濟日報》。https://topick.hket.com/article/2619186?r=cpsdlc

2 Lam, S. C.（林清）, Huang, E. Y. Z.（黃韻芝）, & Suen L. K. P.（孫桂萍）(2020). Discussion on the feasibility of reuse and disinfection of disposable medical masks in novel coronavirus pneumonia「新型冠狀病毒肺炎疫情中一次性使用醫用口罩重複使用及消毒方法的可行性探討」. *Journal of Nursing Administration*《護理管理雜誌》, 20, online first. http://subject.med.wanfangdata.com.cn/UpLoad/Files/202002/52528e017a72406998167cbfca8f42c4.pdf

3 Arons, M. M., Hatfield, K. M., Reddy, S. C., Kimball, A., James, A., Jacobs, J. R., ... & Tanwar, S. (2020). Presymptomatic SARS-CoV-2 infections and transmission in a skilled nursing facility. *New England Journal of Medicine, 382*, 2081-2090. doi: 10.1056/NEJMoa2008457; Oran, D. P., & Topol, E. J. (2020). Prevalence of asymptomatic SARS-CoV-2 infection: A narrative review. *Annals of Internal Medicine*. doi: 10.7326/M20-3012

學者今年 3 月初亦在權威的國際醫學期刊《刺針》（*The Lancet*）中提出全民戴口罩（Mass masking / Universal masking）的概念。[1] 各國也開始提倡全民戴口罩，但仍需要民眾全力配合。

---

1 Leung, C. C., Lam, T. H., & Cheng, K. K. (2020). Mass masking in the COVID-19 epidemic: People need guidance. *Lancet, 395* (10228), 945. doi: 10.1016/S0140-6736 (20) 30520-1

20

縱使時代不同，抗疫的心不變

作者：東區尤德夫人那打素醫院精神科註冊護士**楊曉輝**先生

我是香港公立醫院的一個精神科註冊護士，在疫情期間，不用在最前線的急症室及 dirty team 工作。但和其他前線同事和香港市民一樣，為急症室及 dirty team 的醫護擔心，為香港的疫情擔心，為全世界的疫情擔心。

仍記得 2003 年，我在普通科深切治療部剛開始對抗 SARS 的初期，我們一般的防護裝備，只是一層紙口罩、即棄膠圍裙或是重用的「紫袍」。當時，不斷出現醫護同袍在工作時不幸感染疫症的報道，對於未知的病毒，未知的不安蔓延在當時身處於前線的我和我的同袍之間，幸好當時全港市民同心抗疫，而且防護裝備的質素、我們對病毒的了解，都在不斷提升。雖然付出了沉重的代價，但最終還是戰勝了當年的疫情。

不幸的是，新的疫情如今再度發生了，這次的病毒名稱是 COVID-19。對於離開了普通科約 15 年的我，雖說我們精神科不是站在疫情的最前方，但很多時候，院友們都會因為各種原因出現反覆的發燒、上呼吸道感染的情況，並需要進行抽痰、咽喉拭子、深喉唾液樣本檢測，甚至施行急救等高風險的程序。由於精神科病房的防疫硬件等級不及隔離病房，同事們本著病人的利益，都小心謹慎地去進行各項護理程序。幸好到現時，都沒有出

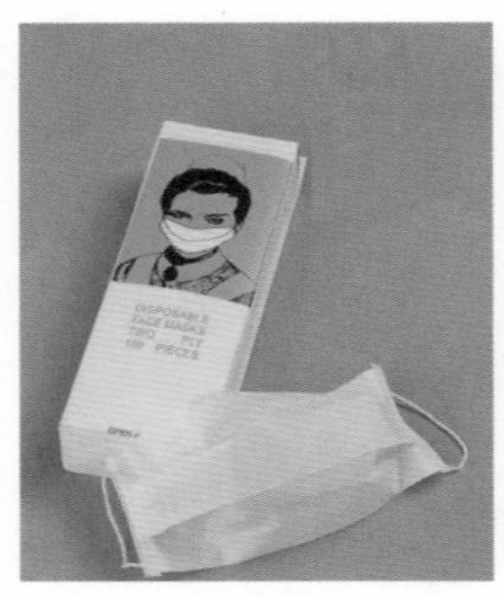

2003 年以前使用的紙口罩

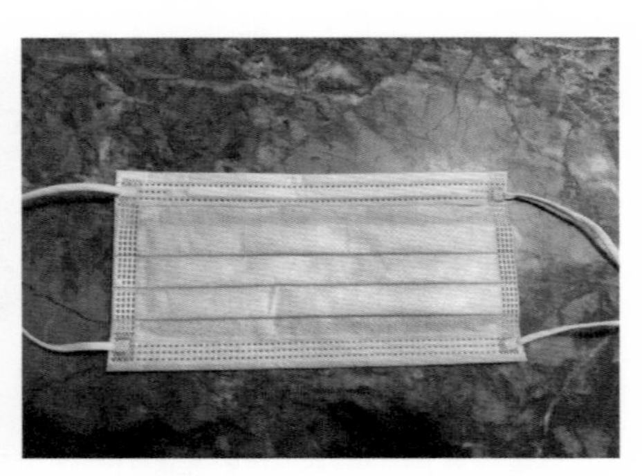

現在臨床使用的三層外科口罩

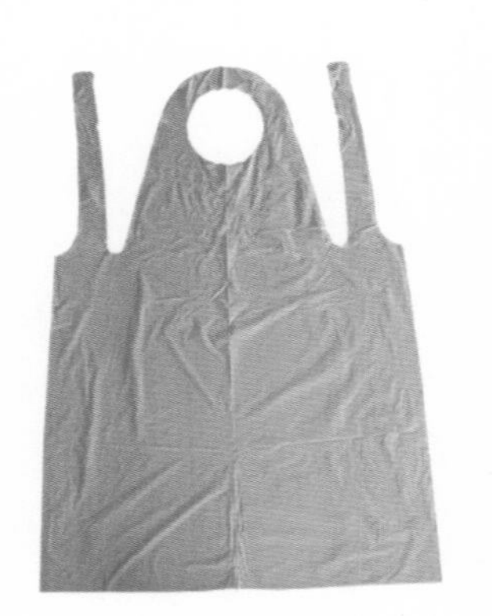

2003 年以前使用的即棄膠圍裙

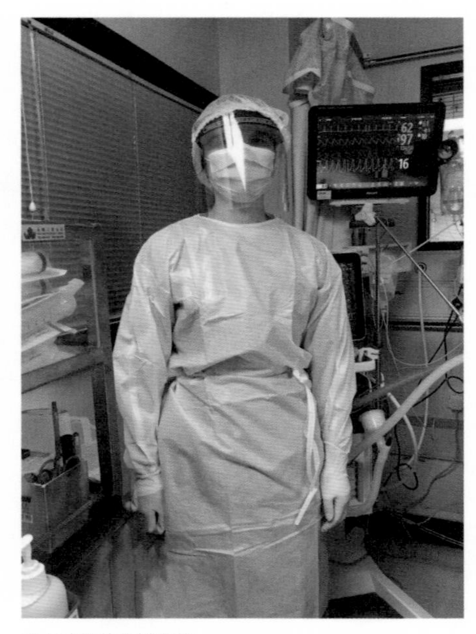

現在使用的保護衣物

現任何陽性的檢測報告。

另一方面，醫院由於要加強防疫，實施了禁止探訪的措施，很多院友因為思念家人，感到被孤立、不安、失落、無助，更出現無原因的煩躁。我們更是每天不斷收到院友的家人們焦慮的電話查詢，詢問院友的健康狀況。其實真正的健康，不單是身體無恙，更包括精神、心理的健康。身、心、社、靈的健全，才構成真正的健康。有見及此，我們應用了視像電話通訊軟件，讓院友的家人們雖然不能親身探訪接觸院友們，但仍能與院友互相問候，家人及院友們都很滿意這個臨時的安排。其中，印象最深刻的，是一位院友，隔著視像通話，與遠方的 6 名海外親友視像「團聚」，看見院友及其親友面上泛起幸福的笑臉，身為外人的我也深深被觸動了。

縱使現階段疫情得以紓緩，但我們切勿掉以輕心，不可以鬆懈。我堅信，2003 年，我們全港市民不分年齡、不分種族、不分崗位，一同齊心戰勝了 SARS；今天，只要我們仍然萬眾一心，齊心抗疫，我們一定可以在這凶險的防疫抗疫路上，得到勝利。

真心祝願香港平安，香港加油。

21

精神科註冊護士的 ICU 抗疫日記

作者：東區尤德夫人那打素醫院精神科註冊護士**楊曉輝**先生

得知昨天新增 106 宗 COVID-19 確診個案，我懷著緊張、不安及充滿使命感的矛盾心情到深切治療部（ICU）上班。經過昨天 ICU 的迎新日，我知道 ICU 現時有 4 個確診個案，正在高規格的隔離病房（即 AIIR 病房）接受治療。

其時累計個案接近 3,000 宗，住院人數約 1,000 名。政府及醫管局均為每日疫情的發展疲於奔命，調配資源以應付香港疫情的需要。由於要加設隔離病房及病床，醫院內很多不同專科的同事都抱著無私的專業態度，前往有需要的前線幫手。

雖然我離開了普通科、離開了 ICU 已有 15 個年頭了。但 ICU 因為疫情的來襲，導致人手需求增加，我在上星期接到臨時調任的安排。為了疫情，為了稍稍紓減前線同事肩上的重擔，我下定最大的決心回到曾經工作了 8 年的 ICU。繼 SARS 後，再一次在 ICU 為對抗疫情，在自己能力的範圍內稍稍作出些微的貢獻。

在正式面對 ICU 病人的今天，我打醒了十二萬分的精神，努力學習各種新型號的維持和監察病人生命表徵的儀器設備。幸好，在一些 ICU 舊戰友的耐心教導下，已算是初步掌握了一些最基本的運作。

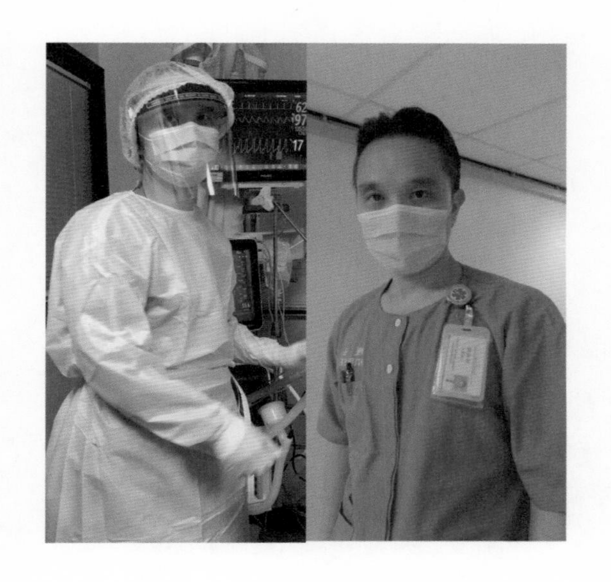

晚上下班後，拖著疲累的身軀，回想起今天在病房內所見同事們的工作壓力和態度。特別是看到他們為了安排有需要的病人轉往 ICU，煩惱著如何騰空病床及人手，及在照顧那些需要各種維生設備的危重病者的壓力下，仍然表現出 ICU 的一貫對病人無微不至的護理服務與態度，使我深感佩服。亦為自己在這兩次香港發生的嚴重肺炎疫情下，都有份在 ICU 這個前線上服務香港，深感自豪。

最後，我想說一句大家都熟悉的話：「聽日一定會好天的，大家加油。」

22

抗疫號火車

作者：港島東醫院聯網臨床病理學部科學主任（醫務）**邱莊儀**小姐

沒想到事隔 17 年後，我們又再一次面對如此嚴峻的抗疫時刻。猶記得 2003 年我仍是一個副醫務化驗師，要處理排山倒海般放在黑色膠袋內的樣本，不安的心情仍然歷歷在目。然而，在 2020 年，不安又再度來訪，雖說現在的醫療科技比起 17 年前的已經進步了不少，資訊流通的狀況和醫療保護裝備都與時並進，但縱使我表面上十分冷靜地帶領我的團隊，但內心其實十分緊張。

在 1 月底，COVID-19 的試劑送達了醫院的化驗室，為香港的抗疫之路掀起了序幕。當時我們部門的同事都不知道究竟茫茫前路將會有多少困難，雖說不安，但正如消防員不能怕火，我作為一個醫護人員也決不能有半點退縮。在日復一日的工作中，我漸漸知曉自己就像在黑暗中前行的火車，從朝九晚六漸漸擴展為每天 24 小時的化驗工作，成為了永不停歇的通宵火車。每一個群組爆發都猶如山洞一般，例如「邊爐群組」、「佛堂群組」、「麻雀群組」及海外回流的留學生等，把黑暗垂降在我們團隊之上，我不禁猶豫：「究竟何時才可以走出黑暗的山洞，迎來盼待已久的黎明？」每日如是的工作甚為辛勞，但不能鬆懈，尤其是每一次的化驗結果都必須快而準，陰性和陽性的結果必須精確無誤，其實陰性檢測結果的重要性是不遜於陽性的。2 月初的時候，律敦治及鄧肇堅醫院的醫護人員疑似感染的個案交由我們化驗室團隊化驗，有關病房封鎖了 3 小時，最終我們檢測出陰性的結果，大家這才鬆了一口氣。

保持著心中的希望和堅韌，我知道自己正緩慢地在黑暗和光明的交替中前進。疫情漸漸緩和，我不得不感謝和我日夜奮鬥的同伴，願香港漸漸健康起來。共勉之。

23

抗疫小記

作者：東區尤德夫人那打素醫院急症科註冊護士**黃沛瑩**小姐

我是在急症室工作了 5 年多的註冊護士，SARS 時還只是一個中學生。回想起 2003 年 SARS 在香港爆發，奪去了 299 條寶貴性命，當中也有包括了在前線工作的醫護人員。2020 年，我作為一位前線醫護人員，也曾猶豫是否應該和家人朋友預先道別。

1 月 23 日，香港出現第一個 COVID-19 確診個案，先後又有「邊爐群組」和「佛堂群組」。當初對這個病毒的認知不多，上班時也會有不少恐懼，怕因為個人防護措施做得不夠好而受到感染，每天上班的壓力都很大。放工後也不敢回家，只好搬到醫院提供的員工自我隔離宿房中，開始一個人的生活。

2 月，聽到醫院的個人保護裝備漸見短缺，院方開始四處尋找貨源，當時心裏只盼著香港能夠順利渡過疫情。

3 月，口罩、酒精搓手液，以及保持社交距離，已成了每日不可缺少的裝備及習慣。放工後的大部分時間也都是獨自返回員工的自我隔離宿房中。沒了社交活動，連日常的醫院員工培訓活動也減少了（例如上課、開會等等），因此多了用 FaceTime 或 Zoom 和朋友聯絡。好多朋友知道我是前線護士，都會主動問我口罩夠不夠用，相當窩心。疫情期間，只能自己獨自照顧自己，廚藝的大躍進是一個意外收穫。

4 月，我加入了亞洲國際博覽館（以下簡稱：亞博）小隊，為懷疑確診的病人做檢驗。對病毒認知多了，也就少了一份恐懼。我也放了這半年內的第一個大假，不能到外地旅行，只能「宅」在家中，十分想念以往輕鬆逛街的日子。

5 月，香港的疫情開始緩和。隨著天氣開始炎熱，個人保護衣也漸漸「被嫌棄」。但我深知前線的我現階段仍然不可鬆懈。

2020 年下半年，希望大家身體健康，每天平安回家。祝大家在疫情下平安。

24

「Support of You」：以心為本，精神健康（SOY）工作小組

作者：東區尤德夫人那打素醫院精神科**鍾沛然**副顧問醫生

在 COVID-19 爆發初期，發生了一件事情，至今還讓我歷歷在目，記憶猶新，總也揮之不去……

我遇到了一位同樣跟我在精神科部門工作的資深護師。她見 COVID-19 於香港疫情嚴重爆發，便向我自薦到隔離病房工作，希望能夠與 COVID-19 隔離病房工作的前線醫護同事並肩作戰。

聽到她的說話，我深深地被感動了。她一方面她深信護士的天職是需要照顧病人，應該無畏無懼；而另一方面她的角色是一位母親，作為一位母親又會擔心自己因為到隔離病房工作，增加感染到家中小朋友的風險。她思前想後，徹夜無眠，面對眼前兩難的抉擇局面，心情十分矛盾。但這並沒有使她放棄初心，最後她還是鼓起勇氣，向部門申請要求調進 COVID-19 隔離病房工作。

此刻我也深切地感受到作為 COVID-19 隔離病房工作的前線醫護人員，正在承受著多麼龐大的心理壓力！於是在 2 月初，有鑑於疫情日趨嚴重，同事的壓力也逐漸浮現。於是我與楊位爽

醫生及一眾精神科同事成立了一個名為 SOY（Support of You）的工作小組，希望能在 COVID-19 抗疫期間向醫院同事推廣精神健康。

受訪醫護近半抑鬱

疫情持續，東區醫院精神科醫生鍾沛然及楊位爽（圖），2月中向港島東聯網逾8,400名醫護及職員等進行調查，了解其精神健康，回覆的69人中，近半有抑鬱徵狀，其中24名職員出現輕微抑鬱，10人更出現中度抑鬱。有45%受訪者擔心個人保護裝備是否足夠，近2成則擔心受感染；有2人需求助，與護士通電話後心情平復。

兩名醫生認為，聯網危機處理小組雖未接到醫護的情緒困擾求助，但應進行廣泛調查，了解疫情爆發對醫護心理影響，內地亦已就醫護精神健康制定全國指引。

我們製作了一份網上情緒問卷，給同事作自我評估。同時，亦製作了一系列抗疫宣傳海報及心意卡，放在醫院餐廳和醫院當眼的地方，希望鼓勵同事集氣抗疫。

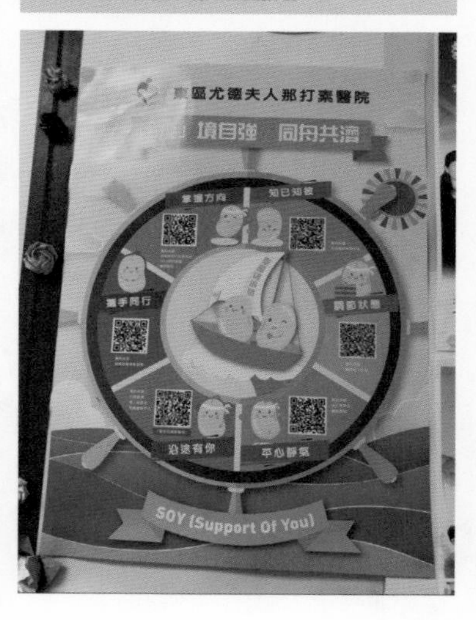

我們後來還製作了一些「生活小貼士」，希望同事能努力抗疫之餘，都不忘照顧自己和家人的心理健康需要。我們分析了精神健康自我評估問卷的調查結果，發現有不少同事原來對突如其來的疫情，心裏都感到焦慮和不知所措。為了讓大家明白精神健康的重要性，我們於 4 月份在港島東醫院聯網的員工論壇舉辦了一個有意義的精神健康講座，跟同事分享如何有效增強自己的抗壓能力和減壓技巧等。得悉同事們都喜歡我們舉辦的精神健康講座，我們也感到高興。

除此之外，我們 SOY 工作小組尚準備了一系列活動，關注同事們在抗疫期間的精神健康。同事們在參與活動後都給予了正面評價。大家以心為本，給予了我們小組成員很多鼓勵！其中最令我們感動的是在籌劃活動的過程中，看到醫院各部門，包括：精神科部門、社區及病人資源部、臨床心理科、中央護理部、職業治療部、心靈綠洲和院牧部，大家各展所長，群策群力，一起為抗疫交換想法，貢獻力量。大家互相合作，一呼百應的精神真的令人鼓舞！

後記：在製作心意卡的過程中，我們集錄了很多院友和 COVID-19 康復者的鼓勵說話，過程中發覺院友和香港市民都非常感激前線醫護人員在抗疫期間的付出和努力。看到這些心意卡，我們明白自己並不是在孤軍作戰的，而是得到了整個社會的支持和鼓勵，希望大家繼續努力，亦要好好照顧自己的「身心靈」健康。隨著疫情緩和，相信香港終有一天會雨過天晴！

面對疫症放鬆心情：療癒系放鬆法

作者：東區尤德夫人那打素醫院精神科護士**吳冬媛**小姐

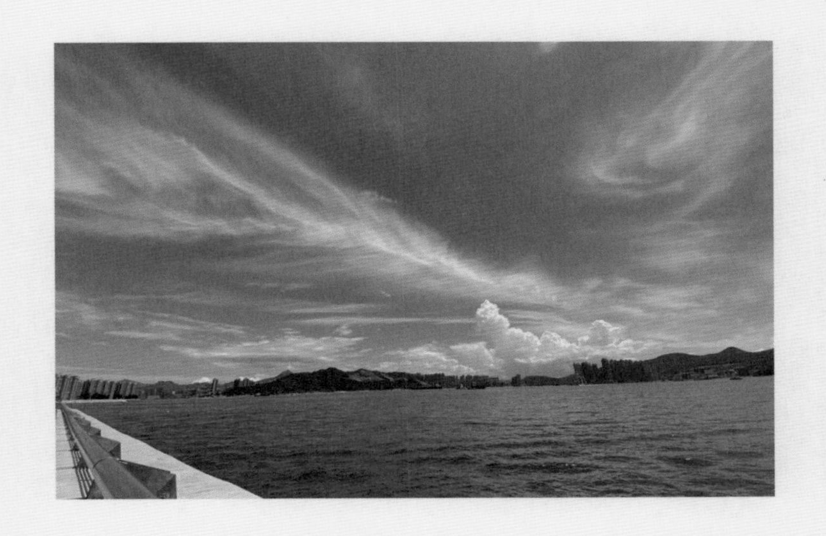

2020 年 7 月 12 日，對於我來説是畢生難忘的日子……

我工作的精神科收症病房正如常交更，突然聽到主管説：「我們病房接收了一個疑似 COVID-19 個案，她現正發高燒至 38.9 度，她的家人來自高風險感染城市。」

聽到消息後，當時我和其他同事都愣住了！「怎麼？精神科沒有正規的 AIIR 雙層門隔離房，如果病人真的確診 COVID-19，我們病房便會大爆發了……」當值醫生評估了病人的傳染風險後，決定聯絡 11 樓隔離病房職員，希望可以盡快安排將疑似個案轉送到合適的隔離病房接受進一步 COVID-19 檢查和治療。

於是按照醫囑，我們立刻為病人準備調房。支援員工 Peggy 姐姐立即為病人執拾個人物品，我們在護送疑似 COVID-19 個案的過程中，全程穿上保護裝備及戴上 N95 口罩，嚴陣以待，希望用最少的時間、最低的人手安排去護送病人調房，盡量減低傳染其他病人的風險。

由於護送的是 COVID-19 疑似個案，管事部安排了我們使用通往 11 樓隔離病房的專用升降機護送個案，我們途經及使用過的任何設施用品，包括：輪椅、升降機內外等都嚴格消毒，除了我們之外，謝絕其他人使用這部升降機。

我們護送疑似 COVID-19 個案的過程中，途經冷冷的長走廊，看見別人以奇異的目光看著我們，心裡不禁有些難過……想著想著，很快便到達了 11 樓的隔離病房。我們按門鈴很久，可是隔離病房的同事卻忙得不可交加，還未有時間接收我們的個案，我們唯有耐心等待……

過了一會兒，隔離病房終於開門接收我們的新症。我和 Peggy 姐姐立即推輪椅全速前進！我們進入了接收確診 COVID-19 個案的隔離病房，映入眼簾的是同事們奔波勞碌照顧確診個案的景象，氣氛十分緊張。同事安排我們路經一間間獨立的「確診個案獨立小屋」，一直行一直行……終於行到了盡頭剛清潔好的一間新的「獨立小屋」，也就是我們精神科個案即將入住的 AIIR 雙層門隔離房。

我們把行李送到 AIIR 房，與隔離病房同事交接更後即為病人過床，一切安頓下來後，便前往該病房的負壓區，脱下保護衣物及清潔雙手。

由於我倆剛到 COVID-19 確診個案的病房工作，雖然在過程中已經穿妥保護衣物，但心中仍然害怕自己返回精神科病房工作時會有機會感染其他同事和病人。為了安全起見，還是前往職員更衣室洗澡及更換新制服，才返回精神科病房崗位工作。

人們常說，洗澡的時間最珍貴，是身心靈最放鬆的時候……而我也不例外，聽著外面的風聲、雨聲、泣喊聲、人們搶購口罩和廁紙的哀鳴聲，社會抗疫疲勞的現象、剛才護送 COVID-19 疑似個案的情景一幕幕烙印在我的腦海……這時，唯有自我催眠，令心情放鬆……我閉上眼睛，深呼吸進入了靜觀狀態（mindfulness）……

【心靈健康篇】療癒系色彩能量球放鬆法步驟

1. 在一個安靜的地方，以一個舒服的姿勢躺下或坐著，手腳不要交叉，盡量讓背部和頸部得到承托，然後輕輕地閉上眼睛。

2. 想像一個美麗而溫暖的顏色球在你的頭上盤旋（任何你喜歡的顏色）。它帶著放鬆的能量，讓壓力和緊張緩緩消散。你只需想像它會緊靠你的身體部分，慢慢移動。

3. 集中想像頭部的能量球，感受著那溫暖的感覺，額頭開始全然放鬆。

4. 能量球在你面前緩緩下降。當雙眼感受到那溫暖的能量球，眼部開始全然放鬆。然後是雙頰、下巴、頸部，慢慢放鬆、放鬆（1、2、3，放鬆、放鬆再放鬆，1、2、3，relax, relax, relax）。

療癒系色彩能量球放鬆法

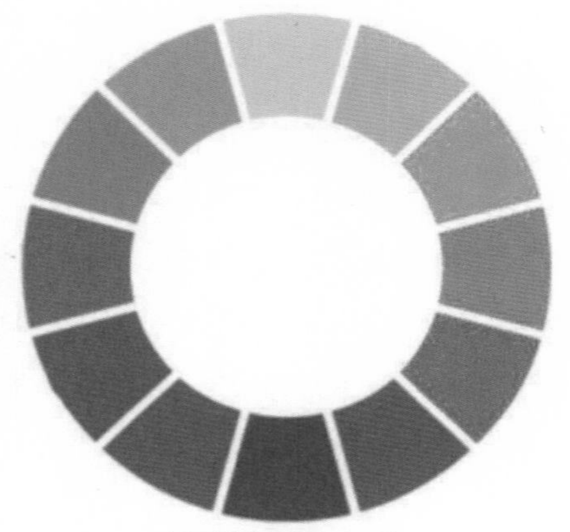

望著相片5秒
揀選自己喜愛的顏色

5. 當你感覺整個頭部都已經全然放鬆，讓能量球繼續緩緩向下移。讓頭部繼續感受放鬆後溫暖柔和的感覺。同時把放鬆的感覺帶到你的臂膀、胸口、手臂、背部、腹部、前臂。（1、2、3，放鬆、放鬆再放鬆，1、2、3，relax, relax, relax）

6. 當你感覺整個上半身都已經全然放鬆，讓能量球繼續緩緩向下移，讓上半身繼續感受放鬆後溫暖柔和的感覺。同時把放鬆的感覺帶到你的臀部、手掌手指、大腿、小腿、腳掌腳趾。（1、2、3，放鬆、放鬆再放鬆，1、2、3，relax, relax, relax）

7. 沉浸在全身都放鬆下來的狀態，感受那份寧靜、溫暖與放鬆。如果身體有任何部分仍然是緊綳的，就讓能量球移動到那個位置，直至那個部位也放鬆下來。

8. 你越來越放鬆。

而家隨著你每一下呼吸，令你更加放鬆。

聽住我把聲，你會更加放鬆。

周圍的聲音，只會令你更加放鬆。

放鬆，放鬆，放鬆。

下次再進入這個放鬆的狀態，你會記起睡醒的你，只會過得更好、更真、更開心，每日都會過得更好、更真、更開心。

我會由 1 數到 5，數到 5 的時候，你會打開眼睛，完全清醒：

1. 清醒的感覺開始慢慢回到你身邊
2. 你的雙手雙腳開始感覺到周圍的環境
3. 你感覺到越來越清醒，清醒的感覺已經回到你身邊。當我數到 5 的時候，你會完全清醒。
4. 你已經開始完全清醒。
5. 你已經完全清醒，打開眼睛，完全清醒。
6. 嘗試深呼吸，身體動一動，你已經完全清醒。

備註：

* 有些人覺得能量球從雙腿慢慢向上移到頭部的感覺更舒服。如果你也有這種感覺，只需將能量球的移動路徑由從上而下改為從下而上便可以了。
* 如果你有失眠的困擾，可以在睡前進行這個練習，讓自己能更易入睡。
* 當你沉浸在全身都放鬆下來的感覺裏，嘗試告訴自己隨時都可以回想起這種感覺，以便在日常生活中心情不佳或感到有壓力的時候，能迅速找回這種感覺。

【強身健體篇】醫護同你一齊做運動

花 fit 活動：「花」多啲時間去 keep，身心都會「fit」。

嘟一嘟 QR code，收看片段做運動齊減壓。

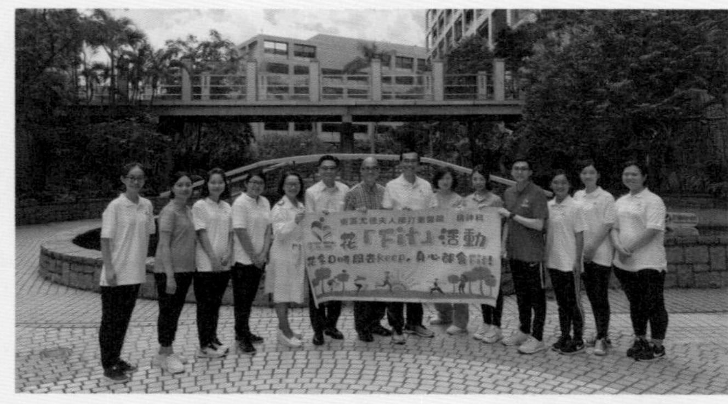

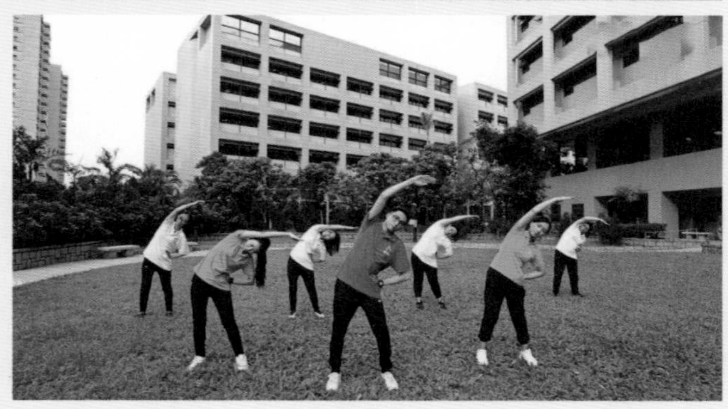

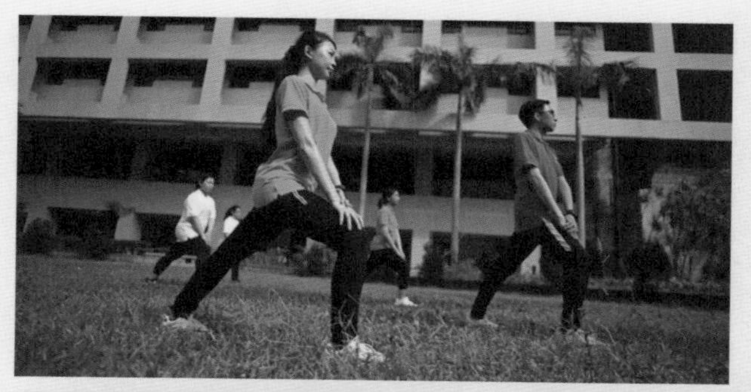

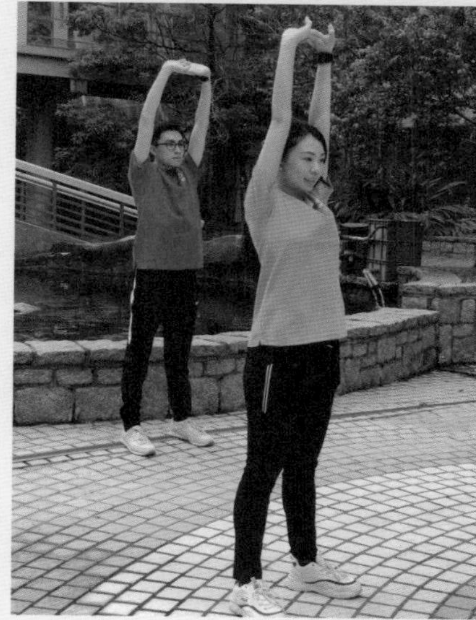

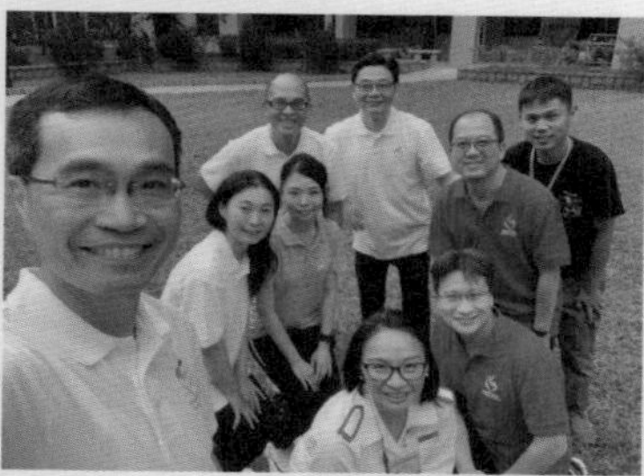

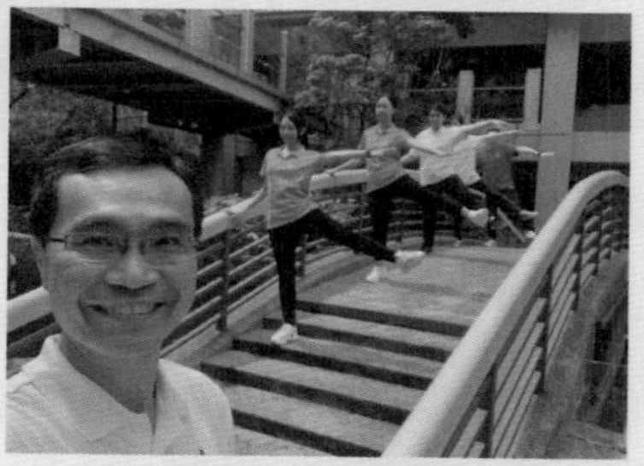

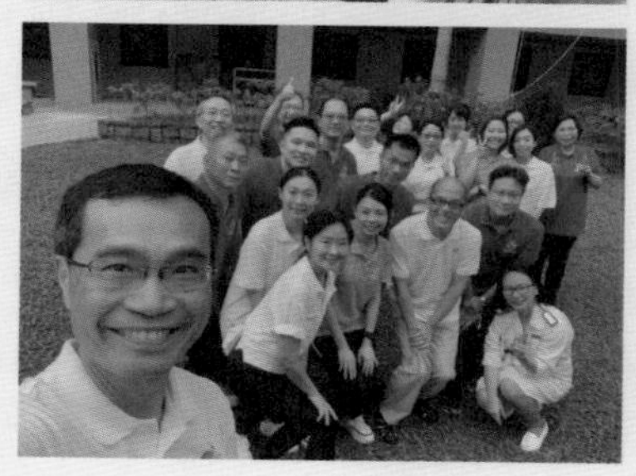

25

正向抗疫

作者：東區尤德夫人那打素醫院急症科**周卓威**副顧問醫生

現在是 2020 年 6 月，昨天又有一個新的 COVID-19 群組爆發了，作為一位醫生，實在會為香港抗疫的前景有一些憂慮，雖然當我穿上醫生袍就要努力去幫助我的病人，但我一樣怕中招，一樣怕影響家人，一樣怕受感染。不過，這不應成為恐懼的原因，反而是勇往直前的動力。

我本來是一名急症室的前線醫生，也是主理東區醫院高壓氧服務的副顧問醫生。除了要隨時準備去醫治確診的病人之外，還要管理中心的感染控制問題，使病人得到安全和適當的治療，同時為員工帶來一個安全的工作環境。同時我也參與醫管局在機場設置的亞博病毒檢測中心，為入境旅客作病毒檢測及給予相關的醫學意見。這一次的經歷十分深刻，在亞博與一群不認識的同事工作，他們每一位都滿腔熱誠，希望為香港努力防疫。去到亞博檢測的人士也是抱著一顆共同抗疫的心，因為他們的檢測一般要等 8 至 10 個小時才會有報告，而他們剛剛坐完長途機本已十分勞累，但他們在等待的過程，沒有半句埋怨，反而鼓勵我們醫護人員努力加油，實在令我非常感動。

而在抗疫期間，我的家人都非常支持我，父母雖然年紀不輕，但他們也會定時為我煲湯及送上水果，使我有健康的身體去抗疫。太太亦把家裏整理得乾乾淨淨，整整齊齊，確保家人和孩子們有健康的身體，不受感染。每天放工回家，孩子們也喊著要抱抱我，奈何我一定得先把自己全身清潔乾淨才敢與他們親近。

在疫情的初期，其實大家都十分徬徨，因為大家都不知道這會不會是 SARS 翻版，所以心理壓力十分大，也不確定其嚴重性。很多同事情緒不穩，再加上多次傳出保護衣不足的消息，確實是令人人心惶惶。但事實上醫管局已準備了足夠的保護衣給高危的前線人員，而且負壓設施也比 2003 年 SARS 時先進得多，所以到現在也沒有醫護人員因工作而受感染，這可以證明醫管局確實做到了適當的調配，也是我們繼續努力幫助病人的動力。

經歷這段抗疫時期，我相信大部分人已經非常疲憊，要每天戴口罩又要非常注重個人衛生，甚至希望約朋友外出食飯或娛樂都非常困難。不過，我希望香港人可以繼續齊心抗疫，繼續積極面對挑戰，撐起香港！

抗疫中的精神狀態

作者：香港理工大學護理學院助理教授**林清**博士
香港理工大學護理學院研究技術助理**陳信**護士
香港理工大學護理學院副研究員**黃韻芝**博士
香港理工大學護理學院研究助理教授**張緯芝**博士
英國牛津大學納菲爾德人口健康學系[1]副教授**林建邦**博士
加拿大約克大學心理學系**何思穎**博士
香港理工大學護理學院副教授**楊穎輝**博士
律敦治及鄧肇堅醫院隔離病房**韓正玉**護士
香港理工大學護理學院副教授及雪肌蘭國際感染控制中心總監**孫桂萍**博士
澳門大學健康科學學院**項玉濤**教授

香港於 2020 年 1 月 23 日，出現首宗 COVID-19 確診個案。各方各司其職，專家都忙於研究病毒的病理及症狀傳播途徑。早在 2 月初，精神科醫生項玉濤教授及學者張緯芝博士在世界著名的學術雜誌 *The Lancet Psychiatry* 已撰文提醒，心理精神健康在 COVID-19 疫情下同樣值得關注。[2]

香港理工大學（以下簡稱：理大）的研究團隊和 10 多位海外學者，在首輪疫症爆發時，以網上問卷調查收集了 10 個國

---

1 沒有官方的中文名稱，英文名稱則是 Nuffield Department of Population Health, University of Oxford, United Kingdom。

2 Xiang, Y. T., Yang, Y., Li, W., Zhang, L., Zhang, Q., Cheung, T., & Ng, C. H. (2020). Timely mental health care for the 2019 novel coronavirus outbreak is urgently needed. The Lancet Psychiatry, 7(3), 228-229.

家，共 2 萬多個當地市民研究樣本。[1] 結果發現，北美洲的樣本中有 46.7% 出現抑鬱症狀（Depressive Symptoms，以 PHQ-9 測量），亞洲、南美洲和歐洲分別為 42.2%、31.8% 和 21.5% ，相比起疫症前各地區的抑鬱數值上升約 4 至 6 倍。而抑鬱症狀與自殺念頭有關，勝算比（Odds Ratio）為 4.20 至 46.41，情況令人憂慮。

在香港，理大的研究團隊與此同時亦收集了 1 萬多個香港成年人的數據（年齡由 18 至 59 歲），研究發現市民出現抑鬱的情況是 46.5%。當中重用口罩、使用口罩作自我保護、自覺 COVID-19 易感性高（Perceived susceptibility）和嚴重性高（Perceived severity），都較易引起抑鬱症狀（以 PHQ-9 測量）。但若果市民有較高的行動線索（Cues to action）、對 COVID-19 的知識高、自覺能力評值高（Self-efficacy），便會相對較少出現抑鬱症狀。[2] 針對老年人的精神健康，有更深入的研究指出，重用口罩，只會在自覺嚴重性高和行動線索低的群組中產生調節作用（Moderation effect），引至抑鬱症狀。[3] 我們將研究團隊所有與

---

1 Lam, S. C. (2020). Understanding the phenomena of suicidal ideation in the COVID-19 Era for suicidal prevention strategy. [comment on October 21, 2020]. In Moutier, C. (Eds). Suicide Prevention in the COVID-19 Era: Transforming Threat Into Opportunity. JAMA Psychiatry. Published online October 16, 2020. doi:10.1001/jamapsychiatry.2020.3746.

2 Bressington, D., Cheung, T. C. C., Lam, S. C., Suen, L. K. P., Fong, T. K. H., Ho, H. S. W., & Xiang, Y. T. (2020). Association between depression, health beliefs and face mask use during the COVID-19 pandemic. Frontiers in Psychiatry, 11, 1075. doi: 10.3389/fpsyt.2020.571179.

3 Kwan, R. Y. C., Lee, P. H., Cheung, D. S. K. & Lam, S. C. (2020). Facemask wearing behaviours, depressive symptoms, and health belief in older people during the pandemic of COVID-19. Frontiers in Medicine. (Under review).

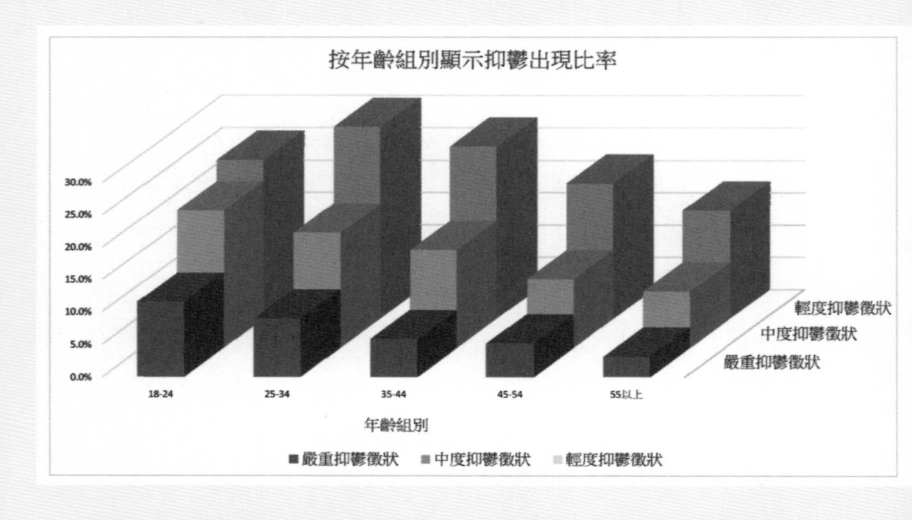

本港抑鬱研究有關的數據匯集及計算，結果發現抑鬱症狀隨年齡增長而減少，年齡介乎 18 至 34 歲的抑鬱症狀出現率較高（56.0 至 57.0%）而且嚴重（嚴重抑鬱高達 8.8 至 11.4%）。

另外一個在 4 月初的研究中，理大的研究團隊收集了 1,000 多個成人關於睡眠情況的數據。不理想的睡眠質素、睡眠時間不足、入睡困難，分別介乎於 29.1 至 38.3%，而失眠（Insomnia）的出現率約 30%。結果首次發現，家中口罩存貨不足的市民會較大機會有失眠問題。[1] 無獨有偶，香港大學也進行了類似的研究，在 4 月尾以隨機電話訪談形式收集了 500 個香港市民在疫情下的心理精神狀態，出現抑鬱和焦慮（Anxiety）症狀的分別

1 Yu, B. Y. M., Yeung, W. F., Lam, J. C. S., Yuen, S. C. S., Lam, S. C., Chung, V. C. H., ... & Ho, J. Y. S. (2020). Prevalence of Sleep Disturbances during COVID-19 Outbreak in an Urban Chinese Population: A Cross-Sectional Study. Sleep Medicine Sleep Medicine, 74, 18-24. doi:10.1016/j.sleep.2020.07.009.

有 19% 和 14%。當中，不足夠的外科口罩也是引至精神問題的其中一項因素 。[1]

醫護人員同樣出現這個情況。在香港首輪疫症爆發下的精神狀態研究中，理大的研究團隊分別收集了湖北省、廣東省和香港三地的醫護人員資料，研究發現香港醫護人員有 50.4% 出現抑鬱症狀（以 PHQ-9 測量），而自覺工作地方的防護裝備不足亦是構成抑鬱症狀的原因。該研究團隊提醒，特別在全球疫情之下，足夠的防護裝備對醫護人員的心理健康非常重要。[2] 本港在 9 月初時，香港政府推行全民檢測計劃（Universal Community Testing Programme），當時防護裝備的供應充足，參與計劃的醫護人員縱然工作辛勞，但仍然保持專業且心情愉快 。由此觀之，在疫情早期時，防護裝備的不足不但對防疫有影響，[3] 而且也令人產生心理精神問題。

在本港第三輪疫情，即 9 月後期時，「香港整體開心指數 2020 調查」亦有探討抑鬱症狀，研究結果被媒體廣泛報道。在網上收集近 2,000 份有效問卷中，有逾四成半受訪者呈輕度至嚴

---

1 Choi, E.P.H.; Hui, B.P.H.; Wan, E.Y.F. (2020). Depression and Anxiety in Hong Kong during COVID-19. Int. J. Environ. Res. Public Health, 17, 3740. doi:10.3390/ijerph17103740.

2 Lam, S. C., Arora, T., Grey, I., Suen, L. K. P., Huang, E. Y. Z., Li, D., & Lam, K. B. H. (2020). Perceived risk and protection from infection and depressive symptoms among healthcare workers in mainland China and Hong Kong during COVID-19. Frontiers in Psychiatry, 11, 686. doi:10.3389/fpsyt.2020.00686.

3 Lam, S. C., Suen, L. K. P., & Cheung, T. C. C. (2020). Global risk to the community and clinical setting: Flocking of fake masks and protective gears during the COVID-19 pandemic. American Journal of Infection Control 48, 964-965. doi: 10.1016/j.ajic.2020.05.008.

重抑鬱症狀（以 PHQ-9 測量），雖然成因可能已經不同，但是這個現象和以上提及過的數值仍然相約，可見由 3 月至今，出現心理精神問題的情況持續且未有改善。[1] [2]

疫情何時才能否極泰來，港人何時才能真正快樂呢？疫情未來的走向仍然存在很多變數，但由上述數據可見，香港及世界各地的人在抗疫中的精神狀態持續變差，出現抑鬱症狀的佔二至五成。然而大家不需要對疫情過度恐慌，採取合適抗疫措施便可，也不需要盲目追求高階的防護裝備或消毒儀器，如日常情況使用普通外科口罩便可，不需要使用 N95 呼吸器，以免讓自己在水中撈月，去做根本做不到的事情。另外，我們也可以善用網上問卷（例如情緒探熱站：https://wecare.csrp.hku.hk/selfassessment/），監測自己和身邊朋友有否出現心理精神問題。以 PHQ-9 為例，高於 9 分便是有輕度抑鬱症狀，若是到達 15 分以上，便應該找專業人士，尋求專業協助。希望港人可以盡快走出陰霾，免受精神問題困擾；「預防勝於治療」，及早處理方為上策。

---

1 Yeo R. (26 Oct 2020). Grounded by Covid-19, children and teens are the unhappiest people in Hong Kong, survey finds. SCMP. https://www.scmp.com/news/hong-kong/society/article/3107106/grounded-covid-19-children-and-teens-are-unhappiest-people

2 〈港人開心指數僅 6.16 分與去年相若　45% 現抑鬱情緒〉，《頭條日報》。https://hd.stheadline.com/news/realtime/hk/1906787/%E5%8D%B3%E6%99%82-%E6%B8%AF%E8%81%9E-%E6%B8%AF%E4%BA%BA%E9%96%8B%E5%BF%83%E6%8C%87%E6%95%B8%E5%83%856-16%E5%88%86%E8%88%87%E5%8E%BB%E-5%B9%B4%E7%9B%B8%E8%8B%A5-45-%E7%8F%BE%E6%8A%91%E9%AC%B1%E6%83%85%E7%B7%92

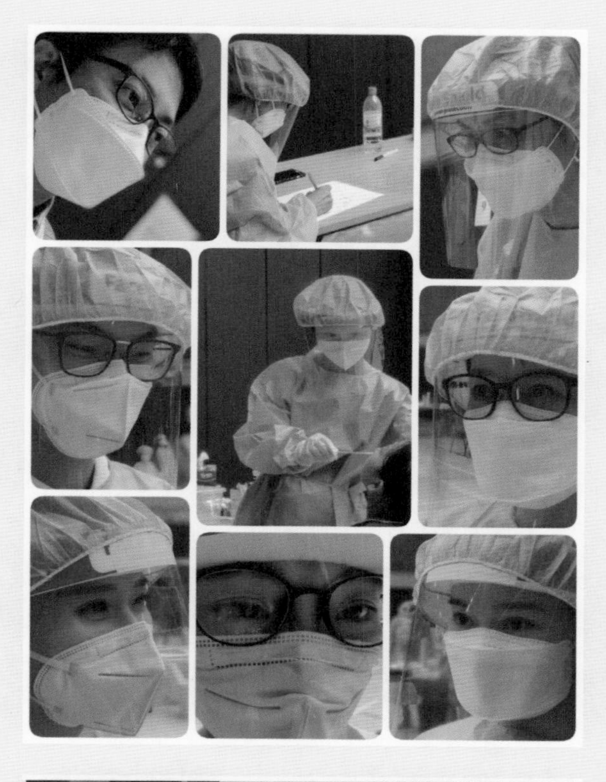

攝於全民檢測計劃時，理工大學護理學院在北角渣華道體育館的檢測小組（檢討量全港第五高）

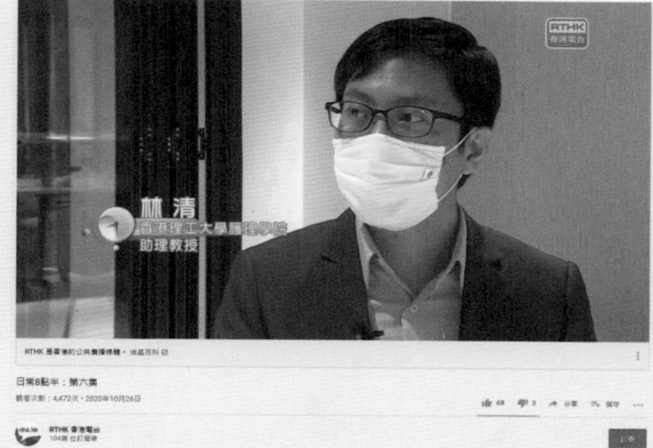

「香港整體開心指數 2020 調查」獲得 4 個電視媒體及 33 個傳媒於報章或網絡報道

26

疫情下的愛與關懷

作者：律敦治及鄧肇堅醫院醫務社工**鄭穎洋**小姐

平日人來人往的醫院大堂及充滿探訪家屬的病房，在公立醫院因應 COVID-19 情況而啟動了「緊急應變級別」後，醫院上下都瀰漫著一片冷清但緊張的氣氛。醫院周圍掛上「禁止探訪」的標示，進出醫院也必須出示職員證件，心急如焚的家屬無法進入病房探望至親，眼神充滿著無助及擔憂。

「鄭姑娘，我非常擔心年邁體弱的媽媽，可否幫我向病房護士反映一下，讓我們進入病房探訪媽媽一次？」疫症期間，平日簡單的探訪變成了一個沉重的請求，令我們深深感受到大家的恐懼和不安。

面對 COVID-19，市民每天努力地取得最新資訊以求安心，但又會為確診數字的升幅而感到害怕，到處人心惶惶。尤其是懷疑確診和確診的病人，更擔憂自己會有如 2003 年 SARS 時的醫護人員般喪失生命，更害怕把病毒傳染給身邊的家屬、朋友或同事。

因此，醫務社工的使命就是在這個艱難時期去安撫病人及家屬的焦慮，讓他們能互相聯繫，協助病人更積極及有力量地去抵抗疫症！

在這段期間，最令我印象深刻的是病人和家屬的愛與關懷。曾經有一名確診病人，因情緒不穩而被轉介至醫務社工，經了解後，明白到她除了擔心自身的健康狀況，亦極度擔憂會否已將病毒傳染給同住的親人。

我們透過耐心聆聽她的不安和恐懼，鼓勵她積極面對疾病，肯定家人的支持，讚賞她對家人的關懷，陪伴她面對疫症，紓解她的惶恐。我們亦鼓勵她透過聆聽音樂、呼吸練習、上網觀看輕鬆短片以放鬆心情。她接納我們的提議，亦表示以上方法確能助她更有動力打敗疫症。此外，我們鼓勵她與醫護人員表達對疾病的焦慮，與他們保持良好及緊密的溝通，讓她更了解自己病情的進展。

最令我感動的是，以往她與家人的關係只是一般，沒有太多的溝通，但在她確診後，家人每天風雨不改地到醫院提供日常用品，亦預備了她喜愛的食物為她打氣，希望她能夠早日回來。她表示經過今次的經歷，深深感受到了家人之間的關愛，亦明白應該多愛惜家人，放下平日對生活瑣碎事情的執著。

她出院後，家人不但沒有嫌棄她，反而一起努力做好家居清潔，迎接她回來，令她感受到家人之間的愛是無價且不計較付出的。她表示今次能夠康復對她生命來說是一個警醒，學會放下工作，與家人保持良好的溝通，亦令她明白健康和家人的關愛不是必然的，應該好好珍惜。

最後她亦感激病房同事和我們醫務社工，這段時間以來的支持及耐心解答她的疑慮，令她在恐懼中得到關心和尋得希望，成為推動她面對疫症的精神支柱。

作為醫務社工，我們雖然無能力醫治疾病，但我們以耐心聆聽及愛與關懷，陪伴病人面對疾病。作為家屬和醫護團隊的橋樑，我們拉起各人的手，使他們連成一線，互相支持。面對疾病，除了恐懼和擔憂外，亦讓病人找尋到身邊的愛及希望。繁忙的生活中，我們或許會忘卻家人對自己的支持；忙碌，或許令我們未能及時表達自己對家人的情意。疾病，或許是一個中轉站，讓我們停下來好好照顧自己的身體，好好回望家人對我們的關懷。我們希望我們的工作能像澆水一樣，讓愛的種子發芽，開花結果，連繫家人共同面對未來的困難。

我們相信愛是最大的力量，使我們一起步向未來，面對最嚴峻的挑戰。

27

疫情亦有情，「職」出正能量

作者：東區尤德夫人那打素醫院職業治療部團隊

猶記得 2003 年 SARS 的時候，我們還是初小學生，沒有 Zoom、沒有 Facebook，放假就是享受玩樂的時光。到了 2020 年，身份一變，我已是醫療體系內的一員、服務於精神科的職業治療師。相比前線醫護同事與 COVID-19 確確切切的搏鬥，我們相對上是後勤的支援，但，還是感受甚深……

疫情來勢洶洶，從 1 月初開始內地有確診者的消息，到 1 月底香港出現首宗確診個案，公立醫院適時宣佈進入緊急級別。事情來得太快，面對疫情，大家都感到緊張，一時間難以適應，實乃人之常情。

職業治療的服務宗旨是幫助病人過獨立、有意義及正面的生活。我們感到精神科的其中一項挑戰，是病人對疫情的過分反應：有些病人會感到非常焦慮及擔心，他們是緊張大師，花不少精神和時間去搜尋及購買各種防護裝備；有些一步都不敢踏出家門，憂慮出門就會惹上病毒，隨時會被隔離，受到感染，甚至會傳染家人。面對過於憂慮及緊張的病人，我們會鼓勵他們正視及適當地紓解情緒，與他們分析資訊，制定應變方案，並介紹生活重整的概念，一起探索一個較平衡的生活模式，維持生活作息及工作；會介紹他們練習放鬆的技巧，減少焦慮，保持健康、平安的心境；會建議他們善用資源，好好裝備自己及照顧家人，駕御疫情帶來的影響。說實在的，面對瞬息萬變的疫情挑戰，助人自助，治療過程中，也讓我們更懂得珍惜和感恩。

除了臨床工作，我們一眾職業治療部同事都殷切希望能多盡一分力。於疫症初期，眼見保護裝備的需求大增，東聯網存貨緊張，我們同事集思廣益，運用平日為病人設計輔助用具的創意和經驗，設計及生產了合乎規格的防護面罩。從小試牛刀，到馬上「埋位」；從慢工出細貨，到「快狠準」；從靜靜細作、窘迫無奈，到互相交流、從容問好。過程中，意想不到的是遇到了很多有心人，在此我們非常感激各專職醫療部門：言語治療、足病治療、臨床心理、營養部以及病人資源中心的同事們，大家義不容辭，搜羅原材料，盡量協調人手加入生產線，且熱誠投入，跨部門之間攜手同心，眾志成城，互助互勉，實是艱難日子裏的靈丹妙藥。

我們暫未知道疫情何時完結，但肯定的是我們不論最前線或後勤，都會堅守自己的崗位，盡展所長。這一段經歷，必是治療師生涯中的重要點滴。

28

最重要的「多少人」

作者：港島東醫院聯網臨床病理學部部門經理**鄭玉華**女士

在 COVID-19 疫情將退未退的今天，我懷著戰戰兢兢的心情寫抗疫回憶，是希望記錄部門同事共同參與這次抗疫的工作點滴。

回想起 2019 年末，我心情忐忑地希望世紀疫症不要重臨香江，2003 年 SARS 一役仍然歷歷在目，哪會想到我會在職業生涯裏，面臨第二次世紀疫症？

當年面對未知的病毒，我們在化驗室小心翼翼做測試，只有一個信念：「會過去的」。而事實亦證明，全賴各方的努力，情況縱使艱難，但真的過去了。

17 年後的今天，我的崗位轉變了，作為病理部部門經理，我深刻體會到這句「會過去的」背靠著「多少人」的努力成果。

首先，第一個「多少人」當然是本院及不同分部加入戰線的同事。他們本著初心，無懼疫情，謹守崗位，為每一個快而準的化驗報告努力。因為我們知道急症室、隔離病房裏有病人在憂心忡忡地等候。陽性報告固然重要，醫護可藉此得以迅速斷症用藥；陰性報告亦相當重要，不單止解除病人憂慮，也可以紓緩醫護壓力和使病床輪轉。

第二個「多少人」是科學。在疫情初期，很快就能知悉病毒的基因排序、傳播途徑，這對化驗醫學尤其重要。相應的試劑得以生產供應，我們才能提供最準確的報告。傳播途徑的確認，令同事們可在安全的環境下工作，尤其在防護裝備供應緊張的情況，也能理解只要謹慎使用，不必擔心安全問題。

第三個「多少人」是採購部及財務部。縱使全球供應緊張，甚至供應斷絕，他們也竭力搜羅試劑，簡化其程序，並確保保護裝備能夠在極短時間內送到化驗室，從而在聯網內進行測試。

第四個「多少人」是運輸團隊。隨著疫情日趨嚴峻，化驗數目增多，團隊每天穿梭來往聯網多間醫院及診所十數個收發點，全天候不同時段將化驗樣本送到化驗室，更不時處理突發運送需要，實在非常專業。

最後，亦是最重要的「多少人」，就是大家。不同部門的團隊在這幾個月，即使要保持社交距離，但為了抗疫，之間的協作是前所未有的「親密」，亦認識了很多兩脇插刀、有卓越才華如唱歌、畫畫和跳舞的戰友。

現在，疫情開始緩和，醫院服務慢慢回復正常，但是我們不會鬆懈，反而會謹守戰線，因我們確信 COVID-19「會過去的」。

29

疫境下的兄妹情

作者：律敦治及鄧肇堅醫院暨春磡角慈氏護養院醫務社工
陳栢熙先生、**鄭穎洋**小姐、**溫惠影**小姐、**卓美德**小姐、**鄭溢詩**小姐

「你好！我是律敦治及鄧肇堅醫院醫務社工陳先生，我與你們屋苑的住客陳婆婆已有多天聯絡不上，現在很掛心她的情況，想請你上樓拍一拍她的門，了解一下可以嗎？」這一句向保安員的簡單請求，不單拯救了陳婆婆的性命，也開展了我們與陳婆婆及她的至親在疫境下「有愛同行」的旅程。

一切從拯救生命開始

疫情在港爆發前不久，年屆 80、有聽力問題的陳伯因跌倒而入院治療，醫護團隊轉介予醫務社工跟進他的離院照顧安排。與陳伯同住的妹妹（陳婆婆）患有認知障礙症，平日倚靠陳伯照顧，只有疏堂親戚間中探訪，兩人多年來相依為命。在陳伯入院後，年邁的妹妹一直獨留在家，雖然自理能力有限，吃口飯也甚費力，但也曾千辛萬苦撐著拐杖到病房探望哥哥。然而，醫務社工多日未見她前來的蹤影，亦未能與她聯絡上，心裏擔心不已，遂決定致電他們居住樓宇的保安員，請求他們協助查探陳婆婆的現況。最後，他們發現陳婆婆跌倒在家中的地上，動彈不得，幸及時發現送院治療。

疫情下的遠距離

在病房裏的陳婆婆，瑟縮在病床的被窩裏，眼神閃縮，看似十分恐懼，而且不願進食，也不多說話，她既忘記了自己為何身在醫院，也不太知道曾經在家跌倒後不能行動自如，只是不停緊張地向我詢問哥哥（陳伯）在哪兒，並表示她很憂心和掛念哥哥。然而，在陳婆婆入院前，陳伯已被送往另一間醫院繼續接受治療，再加上疫情關係，兩兄妹被分隔在兩間醫院，一直未能相見。為了安撫她的情緒，我定時到病房探訪她，拖著她的手，拍拍她的肩膀，安慰她，讓她慢慢信任我們。

除了情緒支援外，我們亦關注她的實際生活需要。陳婆婆身無分文，她的私人物品包括身份證、銀包、電話等全都沒有攜帶在身，我們嘗試從不同渠道尋找他們的親人，卻找不到任何聯絡資料。兄妹倆分別在不同的醫院裏接受治療，在他們住院期間，我和負責陳伯個案的醫務社工持續溝通，以了解和評估他們的自我照顧能力，並與醫護團隊共同商討和協助制定出院照顧安排。

然而，他們的意願是我們所重視的，鑑於他倆因為住院關係，已經超過一個月沒有見面和溝通，加上陳婆婆的認知和記憶問題，讓她更為惶恐不安，種種的掛念之情和擔憂也成為她退縮的原因。而那邊廂，陳伯也有聽覺問題，加上本身性格剛烈，不輕易相信別人，起初醫務社工亦花了不少心思和時間才能得到他的信任，讓他願意開懷溝通。為了安撫陳婆婆的情緒，也讓陳伯安心，我們決定安排視像會議，並邀請陳婆婆的主診醫生參與其中，讓陳伯更了解妹妹的狀況，並商討有關出院後的照顧安排。

零距離的真情對話

「阿哥，我好掛住你呀！」陳婆婆一直摸著屏幕裏的哥哥，一直笑眯眯地說著，這是陳婆婆在視像會議中的第一句，也是說得最多次的說話，雖然陳婆婆不太明白自己和哥哥的狀況和處境，然而，陳婆婆不斷地鼓勵哥哥努力振作，並期待著大家再次相見。當陳伯在視像會議中親眼見到妹妹一切安好，他也即時舒懷了。醫務社工們努力地通過書寫，鼓勵陳伯講出自己的擔心及想法，而主診醫生亦很有耐性地以文字向他解說妹妹的身體情況，解答他的疑問，讓他有足夠的資訊掌握妹妹的狀況，進而願意商討她的照顧安排。

陳伯特意在視像會議中鼓勵妹妹進食和努力復康，陳婆婆就像一位乖巧的小女孩，一直甜絲絲地聽著，一直回答「好」。經過這個視像會議之後，陳伯對整個醫護團隊的信任漸漸提升，在取得其同意的情況下，放心讓醫務社工為陳婆婆安排離院照顧計劃。

陳婆婆透過視像會議與哥哥見面後，臉上亦時常展露燦爛的笑容，十分滿足，與之前瑟縮在被窩裏的狀態完全判若兩人。有見及此，我們其後亦為他們安排多次視像會議，無論陳婆婆是在醫院病房裏，還是出院後在護老院裏，我們都盡力讓他們繼續保持溝通和互相支持關顧。不單如此，我們亦暫時充當陳婆婆的家人，在她離院前為她張羅一切所需的衣物和日常用品，並為她申請臨時身份證以安排她的福利事宜，包括經濟援助以及院舍安排等等，讓她能夠安心在護老院得到妥善的照顧。此外，我們亦多次到護老院探訪她，以確保她能夠順利適應院舍的生活，並讓陳伯安心留院接受治療，數星期後，陳伯終於能夠出院，並與妹妹入住同一間安老院舍，一家團聚。

以心連繫，疫境傳情

醫務社工的工作就像是一條「線」，把不同的「點」連繫上，而那些「點」就是病人、家屬、醫護團隊、社會服務單位及政府部門等等，為著病人的福祉，我們以愛、包容和尊重，細心分析和評估，成為各單位的溝通橋樑，每次的「點」都不同，我們的「線」也按著病人的需要而作出調節。這些點、線的連結成為了一幅生命圖畫的草稿，讓病人在他們生命的過程中留下一些痕跡——讓他們生活得更美好的痕跡，直至他們把圖畫填上色彩。當病人和他的家人能夠重新享受他們充滿色彩的生活，這些痕跡便告功成身退。一幅幅美麗圖畫的呈現，就是我們整個醫務社會工作團隊最大的動力和存在意義。

30

沒有最好，只有更好

作者：東區尤德夫人那打素醫院精神科資深護師**吳美心**小姐

某天，我們病房的電話如常響起，但感覺這次好像響得特別大聲。「早晨，精神科會診……」我和團隊原本穿梭於醫院各單位中，負責評估和支援有情緒或精神困擾的病人，在一個平凡的早上忽然收到一通緊急電話，隨之而來便是沉重的數個月。

危機準備

自瑪嘉烈醫院傳染病房接收到第一個外地傳入個案後，我和律敦治及鄧肇堅醫院的負責同事馬上與精神科管理層召開緊急會議，盡快落實各單位工作上的應變措施。我們團隊兵分兩路，部分留守東區醫院，另一隊連私人行裝都來不及收拾，便急急前往律敦治及鄧肇堅醫院，以減低交叉感染的風險。而恆常的教學、調配和會議將暫時停止。在 SARS 的傷痛經驗下，各同事在面對疫情時都有迅速和敏銳的反應，前線人員在面見懷疑個案時會穿上保護衣，杜絕衣物和鞋履成為病毒載體。而支援同事亦在一夜之間分配到醫院各個出入口，協助檢測和加強清潔。行政部門亦立刻疏理非緊急臨床的工作，以調配人手和資源。可惜我們沒有水晶球，假如能預知 COVID-19 的到來，大家便能預備更充足的抗疫物資了。

快速和透明的溝通

不少有較高傳染風險的患者陸續由急症室轉過來，不少資深同事自發輪流當值，承擔照顧患者的工作，讓年資較淺的同事可在非高危病房中工作。面對 COVID-19 的種種未知，我們曾經感到無助。但是，醫院第一時間開設員工防疫群組，感染控制組亦每星期舉行員工發佈會，向全部同事提供抗疫的重要資訊。當聽到院長公佈醫院緊絀的保護裝備存量時，反而安撫員工「應用則用」，就猶如黑暗中的曙光。另外，上司主動到前線體察，關心同事面對的困難，不但提高了士氣，亦加強了彼此之間的凝聚力。

限聚之中的小發現

在限聚令之下，員工餐廳平日擠滿有說有笑的各部同事，現在變得冷冷清清，只有幾個人在用餐。我在天台空地獨自一人，心中不禁掛念在急症室和隔離病房工作的同事，戴上 N95 長時間問症，感受到他們在工作中的艱苦，更對他們心生尊敬。此時，慶幸有天空中的陽光和每天長大的花草成為我的慰藉。

關注世界消息

醫院上下一心，共同抗疫，期望疫情於一兩月內完結，可惜事與願違。歐美的爆發，死亡率令人咋舌心寒，香港接二連三的確診個案，讓本院 11 樓從此沒有停歇地開新病房，接收 COVID-19 新症。一些康復科病房於一日之間連同職員和儀器合併成急症病房，不同的專科護士調配到內科病房幫忙，部門間互相協調，確保不會對其他樓層的病人造成影響。

積極面對

香港正面對史無前例的長時間社交隔離，不少人都漸現負面情緒，如焦慮、抑鬱、憤怒等，在這個緊張的環境下，我積極地以不同的方法為自己「叉叉電」，例如到郊外行山和透過網上課程學習靜觀等。在此非常感謝社會人士響應「為醫護人員鼓掌」活動，拍攝勵志短片；感謝市民留在家中，減輕醫護的壓力；感謝醫院團隊的愛，透過藝術畫作、音樂和牆上的短句，以不同方式展現關懷和支持。大家繼續各盡其力，齊心一致，相信很快會雨過天晴，我們將會跨過這個考驗。香港人加油！

31

信心是變通的基石

作者：律敦治及鄧肇堅醫院二級物理治療師**林愷宜**小姐

抗疫工作全面開始，在物理治療部工作才一年半的我收到工作調配的通知，到前線抗疫團隊（Dedicated Team）工作，這讓我感到有些焦慮和擔憂。幸好，物理治療部門同事和上司給予我無限支持，令我頓覺安心。

記得疫情初期，大部分的物理治療轉介個案都是來自監察病房（Extended Surveillance Ward），有一位病人情況較為嚴重，有痰塞情況，並且需要 100% 氧氣治療。但當病人接受了胸肺物理治療及抽痰程序，並得到醫生和護士的悉心照料後，隔天病情便有好轉。此事令我體會到醫療團隊中每一個角色的重要性，只要大家能相互配合，各司其職，便能發揮到醫療團隊的最大作用，幫助拯救病人生命。

雖然疫情來勢洶洶，但醫院各部門都能迅速作出相關的應對措施。例如在防護裝備資源供應緊張一事上，物理治療部為了更有效善用資源，每天指定 3 至 4 位物理治療同事佩戴 N95 口罩，藉此減少 N95 口罩的使用量。同時，又鼓勵已經佩戴 N95 口罩的同事盡量安排在同一時段為病人進行抽痰程序等的胸肺物理治療，把 N95 口罩使用量減到最低，減低消耗，珍惜資源。

在部門實施的應變措施下，各位同事都能貫徹執行和盡力配合，同事之間的團結合作精神實在令我感動。

在全球抗疫保護裝備供應緊張下，我們的部門迅速作出善用資源的決策。《易經》有云：「窮則變，變則通，通則久。」希望在大家努力下，疫情早日完結。在此也要衷心感激一班在隔離病房工作的前線抗疫同事們！

32

特工的特訓工作

作者：東區尤德夫人那打素醫院財務部**莉安娜**小姐
處理物資捐贈工作小組

抗疫時間，醫院接收到各項特務工作，除了前線醫護特工，後勤同事亦受命接受社會抗疫物資的捐贈。後勤「小特工」準備了多種「武器」武裝起來了，其中手推車是我們的最強「武器」。

當你在今年 2 至 4 月走進綜合大樓 10 樓，你聽到的除了計算機和電腦鍵盤的敲打聲外，可能還有這些：「推車仔去收貨（捐贈物資）」、「點貨驗貨後可以入倉」、「唔該開倉門」、「有新貨到要影相」、「呢批貨有 300 個口罩，可以入紀錄」、「將兩批貨分別推去人力資源部和培訓中心」、「培訓中心果批貨睇咗未」、「今日下午去人力資源部幫手包裝批貨」……

在捐贈物資的高峰時期，「特務」部門非常繁忙，小特工們東奔西走，協力處理捐贈物資。辦公室走廊也一樣不平靜，手推車來來往往的。那間沒有任何會議日程的會議室，裏面放滿了大大小小裝有捐贈物資的箱子。之前坐在電腦前面整理會計賬目的同事，如今捲起衣袖，密實的衣裝也變得「性感」起來，濕透的衣服隱隱約約露出那麼一點背肌。這時面對財務年度的年結和預算，小特工們多麼想要幻化出幾個分身，把所有工作做好。有人說辛苦也不打緊，因為這個工作特別有意義，也有人說今次有機會體驗倉庫管理的經驗實在難得。

由 10 樓走到地下，你可能會見到培訓中心的小特工謹慎的神情。他們知道市面口罩供應緊張，在處理將分派給各同事日常使用的口罩時，都顯得格外小心。存貨房間的環境和保安、口罩的點收，以及包裝時個人的手部衛生，各方面都仔細安排部署，以確保每個口罩都可以在同事手中安心使用。

走到旁邊的 C 座樓，你可能會碰上拿著一疊疊綠色紙的小特工。在每星期的「特務」會議後，她們都會按會議的決定密鑼緊鼓地開展新一個星期的集運安排。這幾位「臨時集運中心」的女將要確保貨如輪轉，在有限的臨時儲存空間接收成千上萬件的捐贈物品，並以最快的速度把捐贈物品包裝好並交由支援服務部的同事送走，才能令「常滿」的臨時貨倉可以於翌日迎接送來的新捐贈。每次收貨、開箱點貨、拍照記錄、按過百個病房及部門名單入箱包裝、貼上告示、安排運輸、處理壞貨和補貨的後續跟進，過程絕不輕鬆。部分的捐贈物品更因使用或食用期有限，需要在幾天內送到聯網各醫院和普通科門診診所的 9,000 多位同事手上，幸得職員培訓及發展組和財務部的同事拔刀相助，才能完成這些艱巨的任務。

而過程中最大的挑戰，就是要準確地把捐贈物品送到隔離病房和監察病房的同事手中。隨著疫情的反覆和病人數字的增減，該等病房的更表經常出現大變動，6 位女將因此每天都要與時間競賽，一邊極速更新分派名單，一邊趕緊包裝和運輸，忙個不停。加上臨時場地曾經是沒有冷氣的貨倉，她們只好換上短袖

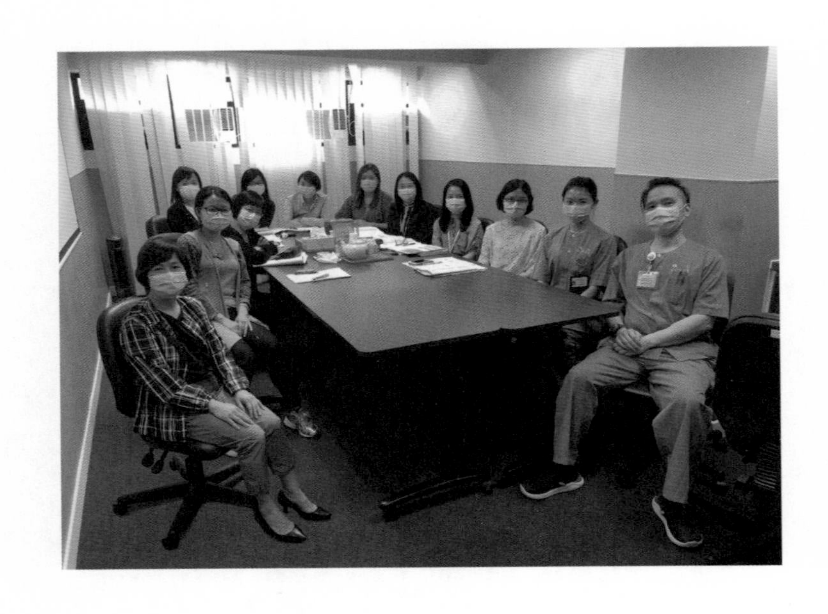

裝束去處理幾百箱貨品的包裝工作，每天進行猶如 7 小時的健身負重訓練，汗流浹背是家常便飯，怪不得幾個月下來，每人都瘦了一圈，連「老鼠仔」亦跑出來了，唯有笑笑說著這是「特務」工作的副產品吧！但能夠在疫情當中擔當後勤的角色，為前線同事打氣，幾位女將也會繼續努力，支援著這個臨時集運中心的運作。

小特工們以笑面對今次的特訓工作，苦了，吃一粒糖果就覺得甜了。

33

「物理」同行，活力再生

作者：東區尤德夫人那打素醫院物理治療部

大家還記得 1 月 23 日嗎？這天是香港第一次有 COVID-19 確診個案的日子。它對於我們物理治療部門來說也是一個充滿變數和未知的日子。

為了準備好迎戰 COVID-19，我們物理治療部門已經早於 2 月初，啟動了緊急應變工作模式，成立了一個特別任務小組（Special duty team）。而 2 月 26 日便是我們小組第一次執行「特別任務」的日子，究竟「特別任務」是什麼呢？

「特別任務」是指我們除了為病人提供日常的胸肺物理治療，如抽痰一類的高風險治療外，還會為 COVID-19 隔離房病人提供康復治療。因為當病人在隔離房臥床太久，起床時便會四肢無力、身體虛弱，因此我們認為多引導和陪伴他們在病房內做運動，能有效提升四肢活動能力及身體抵抗力，加強肺部功能，有助抗疫。

每次展開「特別任務」時，都是我們物理治療師發揮角色的好時機。在進行康復治療時，我們難免要做一些「擡、抬、托」的工作，加上需要穿上厚厚的保護衣物，過程中總會使我們大汗淋漓。不過，每當我們看見病人的活動能力逐漸進步時，就算過程有多辛苦也是值得的。

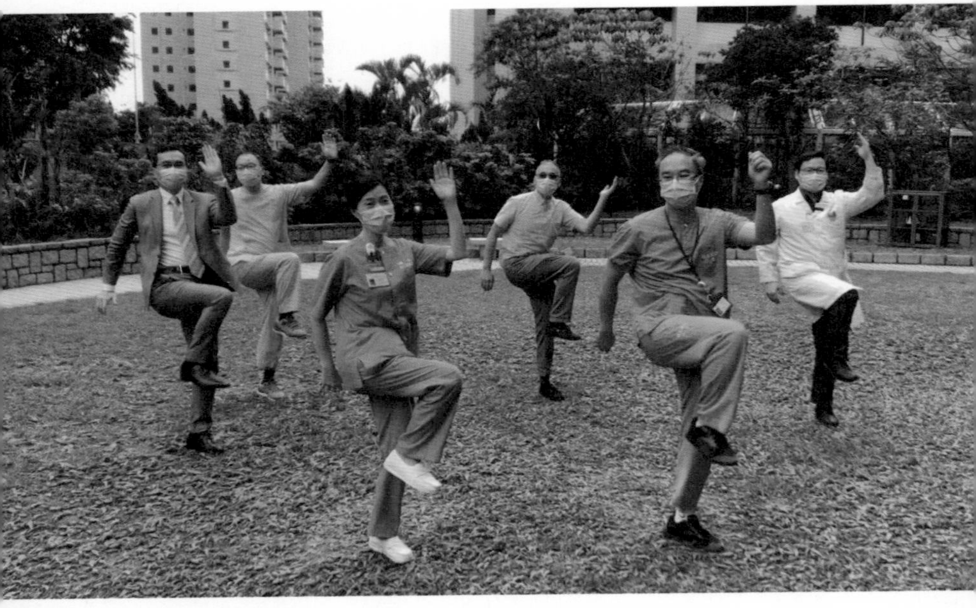

「來運動，齊抗疫，PYNEH Fight As One」

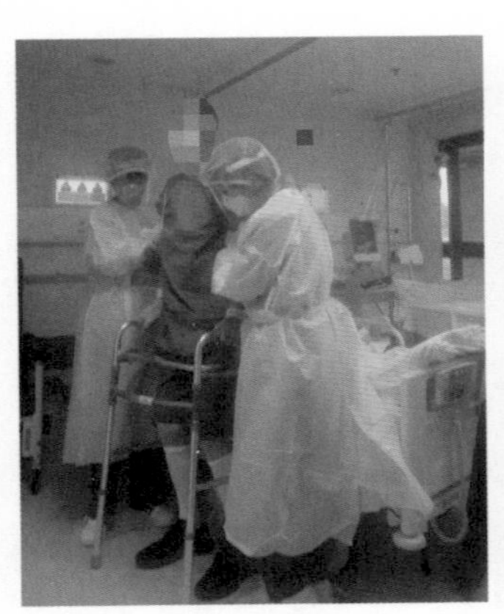

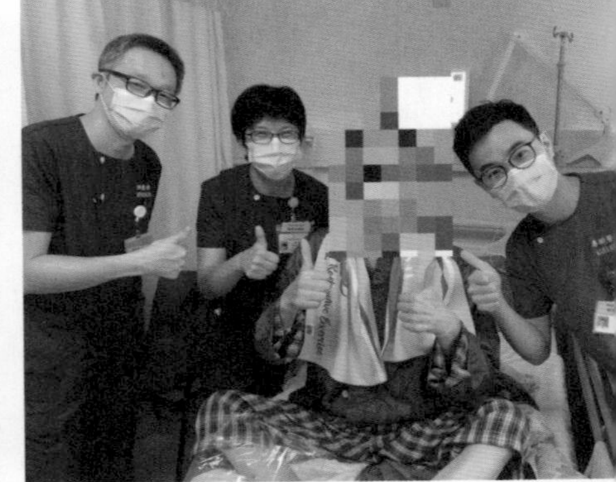

「物理」同行，活力再生

我們團隊衷心感激 COVID-19 隔離病房和內科部門所有同事的幫忙與合作，使我們能攜手幫助 COVID-19 確診病人，令其艱巨的復康之路變得順利和平坦。我們物理治療部也希望為 COVID-19 病人帶來盼望和力量，成為一道康復的彩虹，戰勝病魔！

「來運動，齊抗疫，PYNEH Fight As One」，是我們物理治療團隊聯同 HKEC 文宣抗炎運動操小組為醫院同事們準備的小心意。我們團隊除了鼓勵 COVID-19 復康病人於隔離病房做運動外，還鼓勵東區醫院全體同事們進行「全民運動」。因為我們知道同事們只有先照顧好自己的身體健康，才能好好照顧病人，一起打勝仗。希望透過我們製作的運動短片，為同事們在抗疫的沉重工作壓力中，帶來一點輕鬆的時光。但願我們一起「物理」同行，活力再生吧！

34

「鑊鑊新鮮」：疫情下的感染控制組

受訪者：港島東醫院聯網感染控制組

撰文：**陳衍雯**小姐

惡夢的開始

「2 月頭一天的下班時分，有消息指一位確診 COVID-19 的年長婆婆曾入住本院普通內科病房⋯⋯」一位感染控制護士（Infection Control Nurse, ICN）憶述。她心知不妙。當時普通病房的職員並沒有穿著全套保護裝備，當然那位女士亦沒有被隔離。萬一那位女士是 COVID-19 患者，便有機會在醫院內傳播病毒，醫院職員和病人亦有機會被列為密切接觸者。ICN 一想起這位女士有一瓶樣本在醫院，就拔足狂奔到醫院的微生物實驗室，請求技術員盡快作 COVID-19 化驗。由於化驗需時，她只好先去吃晚飯，但心中亦牽掛這個案，暗地祈求陰性的化驗結果⋯⋯可惜，天未能從人願，及後社區的確診個案接二連三，而惡夢也正式開始：香港的第一個感染群組——「邊爐群組」出現。

註：「邊爐群組」，是香港第一個感染 COVID-19 的社區群組。19 位成員於大年初二集體「打邊爐」，當中 11 位集體感染，大部分留住港島東醫院聯網的東區醫院和律敦治及鄧肇堅醫

院。及後有多個感染群組爆發，不少都關係到港島東醫院聯網，包括「佛堂群組」、「酒吧群組」、「馬莎唱K群組」，以及「埃及食環團」等。

冰山之下

由於那位確診的婆婆入住普通病房時未有適當地隔離，病房內的「老友記」都被列為密切接觸者，需要留在醫院內進行隔離檢疫。可是，這回又遇到難題了。「有一位媳婦總不願意送婆婆到隔離病房去……」於是，負責安排檢疫的衞生署徵求院方協助，另一方面亦準備報警，在需要時破門而入！當時當值的ICN恰巧是唯一的男護士，情急之下，他出盡渾身解數，再加點魅力，剛柔並重地勸喻媳婦和婆婆。花了約一小時，口水也乾了，最終成功得到家人同意，送婆婆到醫院隔離。試想想，如果當時就破門而入，強行把婆婆帶到隔離病房去，最終不論婆婆、家人，甚至病房職員也得受罪了。原來ICN身負這麼重要的協調工作。

有另一位ICN也分享了難忘的體會：「那天上班遇見了一位年近百歲的婆婆不幸確診。我就想，那麼高齡的老人家該是bed-bound（臥床的）或chair-bound（坐輪椅的）吧。何以染疫？」然後她仔細地向婆婆了解行蹤和背景資料。「她說福建話，每天清早攜杖去晨運，每天亦總要去佛堂拜一拜……」問到的資料似乎不重要又瑣細，該記錄下來不？「我在想，病菌不會因為你待在這裏而自己走過來的。一定有接觸點。」正因如此，即使有掙扎，她還是把資料一一記錄下來。後來，又有另一位確診的長者，詳細詢問之下得知他每天都會念經，而地點是同一所佛堂！ICN 把資料報告給衞生署和醫管局總部後，當晚立刻就有政府人員拉隊到佛堂，揭發了「佛堂群組」⋯⋯ICN 像偵探一樣，仔細觀察、記錄和鑽研病人提供的資料，追尋感染源頭，「感覺就像破了一單大毒梟案！」

此外，相信經歷過 COVID-19 疫情的市民都對「430 記者會」（即衞生署夥拍醫管局舉行的「2019 冠狀病毒病個案最新情況簡報會」）毫不陌生。原來這是 ICN 在背後努力整合及更新每個個案的詳細資料以及康復狀況，每天趕在「死線」前把最新的資料呈報給醫管局及衞生署。

因應疫情爆發嚴重，醫院要重開隔離病房和設立檢測設施，並為職員提供更多的更衣和淋浴設備。ICN 要到醫院內每一處有機會受感染的地方評估環境安全，為同事的工作地點劃定乾淨區（clean zone）和受污染區（dirty zone），包括穿著（gown up）和卸除裝備（de-gown）的地方，以及規劃工作間和更衣室的路線，以減低交叉感染的風險。此外，為了確保同事有合適的保護裝備以及有足夠人手應付高危區的工作量，他們都加班為同事作 N95 呼吸器的面型配合測試（Fit Test），又為同事重溫感染控制的知識和技巧。即使如此，ICN 仍未放心，「我們很擔心同事急於為病人提供適切的治療，而未有保護好自己，因而受感染！尤其疫情嚴重時，醫院接收很多確診和懷疑個案，病人的 turnover rate（流轉率）很大。」所以他們會再三提醒並督促同事要正確穿除 PPE，裝備好自己才照顧病人。

其實，ICN 所負責的工作五花八門，而候命的 ICN 更是全天候 24 小時無間斷接聽電話，處理同事的疑問。「有同事半夜三四點鐘打電話來，我們都很樂意解答他的問題。只是有時半夜剛醒來免不了用了很瞓的聲音說：『喂……』」

ICN 的工作看似一個後勤的小隊去支援前線同事，其實他們亦要走上前線接觸病人。而每一位感染 COVID-19 的病人出院時，他們更要逐一去提醒每一位康復者在社區如何注意個人及環境衞生，為公共衞生把關。

部門之中，有一位護士剛好在疫情前加入感染控制組（Infection Control Team, ICT），有另一位則於香港疫情爆發最嚴重的 3 月份加入。這兩位「幸運兒」苦笑著表示，ICT 的工作比起他們所想像的多得很，在病房工作時看到的原來只是冰山一角。

ICN 的後盾

「最記得那一天我如常上班，發現辦公室空無一人，原來所有 ICN 都一早上了病房。」一位感染控制組的文員憶述道。「電話響個不停，感覺上我們比醫院的電話總機還要忙碌，同事們面對數之不盡的各色各樣問題，真是什麼問題也有！」正當文員忙著處理無盡的電話查詢，另一邊廂，他們也要為即將到隔離病房及高危區的同事預約做 N95 呼吸器 Fit Test，並整理由 SARS 至今 10 多年的紀錄，還有突如其來的大批同事要求重做 Fit Test，他們每一位都表示緊急，需要盡快完成。面對非常混亂的場面，加上前線同事的擔憂，文員也承受了不少的壓力和同事們的情緒。即使如此，他們從沒想過要後退。「因為我們是 ICN 的後盾」。那位文員誠懇的眼神和充滿活力的聲線彷彿為這個部門帶來曙光。這段時候，就連文員也免不了星期一至日加班。她握著拳頭，向 ICN 說：「頂住，我們一齊面對，一齊加油」。

直到 4 月，全院同事差不多都已完成 Fit Test，正當大家以為可稍為喘息，但一波未平一波又起，因應美國疫情日趨嚴重，美國實施出口禁運，以致原本的保護裝備供應商未能出口 N95 呼吸器到香港。幸好醫院採購到另一牌子的 N95 呼吸器，但這也意味著所有同事的 Fit Test 都要重頭做起！

痲目、失望、心痛、堅持、學習

ICT 平日的工作鮮為人知。但疫情殺到時，他們的「曝光率」突然急升，為的都是保護職員的安全。但原來不少人只看到他們最表面的工作。多個月來，整個部門為了這場疫症所付出的不計其數，當別人以為 ICN 都在辦公室擔當後勤工作時，其實他們需要穿梭於各個病房之間，就連文員都幾乎無休地工作，每天奔波忙碌，「簡直做到痲木」。而他們也像其他同事一樣，家中有老有幼要照顧，筆者曾見到其中一位 ICN 腹大便便，看上來已懷孕最少 7 個月。疫情開始至今，ICT 為同事、為病人勞碌數個月，他們有何感受？

「感到非常失望……」一位護士禁不住淚水，聲音抖震地說。「竟然有人說『從來沒有見過 ICN』，這樣一句就抹走了我們多個月來努力。」大家面對疫症難免有所擔憂，可是 ICN 不時成為他人情緒的箭靶，每一箭都狠狠地插進他們捨己為人的心。「有人激動得踢枱踢凳」、「有人威脅『做不到 Fit Test 就罷工』」。作為前線工作的其中一員，他們要與病毒正面交鋒，同時更要承受別人的情緒以及各方的抨擊。可是，正當社會各界多謝前線醫護，送上物資與關心時，有多少人會想起 ICT？有多少人理解和欣賞他們的付出？

「我們付出這麼多都是為了保護同事，換來的卻連最基本的尊重都沒有。」作為主管的黎姑娘每次見到同事勞碌一天返回辦公室後都雙眼通紅，她心痛得很，卻又對這處境感到萬分無力。「畢竟，ICT 同事所說、所做的都是我所教導的，而且一切都根據醫管局總部訂立的指引去執行，是以科學為本的。當保護裝備嚴重不足，供應鏈被截斷的時候，在醫院執行總部所修改的指示實為 ICT 職責所在。」他們盡力憂同事所憂，就連同事不憂的也憂。「可惜，無理的指責和侮辱總是不斷衝著而來，一切的功夫都被看作是理所當然的。」

聽著他們的分享，筆者的心神就好像被抽離了肉身，看到他們的心路歷程，正在經歷他們曾經經歷的。在好奇心驅使下，筆者斗膽一問：「你們曾否想過放棄？有否後悔當上 ICN？」這是沉重的問題。他們內心可能曾經痛苦掙扎，可能聽過身邊人有不同意見，可能在疫情時好時壞的日子有過反覆的想法。尤其主管在場的情況下，大家心裏似乎已有答案，但保持緘默，靜待某一位同事道出大家的心聲。「曾 1 萬次想過要放棄！」有一位 ICN 打破沉默。「真是很『難頂』，我希望可以回到病房照顧病人。」ICN 本身也接受過護士的專業訓練，都曾在病房工作。本是同根生，ICN 卻受盡白眼，大家所面對的處境截然不同。可是，即使前路再艱難，仍有 ICN 堅定地回應：「我不後悔，這是我的選擇」。

「希望 ICT 解散」

有一位護士合上雙手，閉上眼睛，徐徐地說：「我有個願望，希望 ICT 解散」。

頓時時間就像靜止了，所有人連同筆者都屏息，戰戰兢兢地靜待她的下一句說話。「因為這是每人的責任！如果每人都懂得做好感染控制，那根本不需要 ICT 這個部門。」回顧歷史，感染控制組於 SARS 疫症前已經成立，但當時只得兩三人而已。經歷過 SARS 的慘痛教訓，有醫護受感染而殉職，市民及醫管局都了解到感染控制的重要性，發展至今天有 10 多人的感染控制組。雖說希望解散，希望人人都做好感染控制，他們也可回歸病房做護理工作，但這次經歷告訴他們「唔緊張唔得」。那位護士苦笑道：「不少同事示範如何卸下保護裝備的時候，他們都貪快，一手便脫下來」，其他護士紛紛點頭。可見 ICT 有其存在的意義。

默默付出的「神秘天使」

訪問過後，筆者的心情有點沉重，畢竟自己也是疫情初期一位感到擔心而事無大小也找 ICT 幫忙的其中一員，也曾因為使用口罩的指引被更改而感到徬徨和不滿。筆者深刻感受到他們默默地付出血、汗、精神和時間去對抗 COVID-19 的同時，要投放更多的心力去調節心態。在這個艱難的時候，他們堅持當初加入 ICT 的信念，就像「神秘天使」一樣，盡力去保護同事的安全。其實，在抗疫期間，醫院的每個部門都有著自己的角色，發揮重要的功能，就像齒輪一樣去支援整個醫療系統，缺少了任何一個都足以令這台名為「醫院」的機器不能正常運作了。

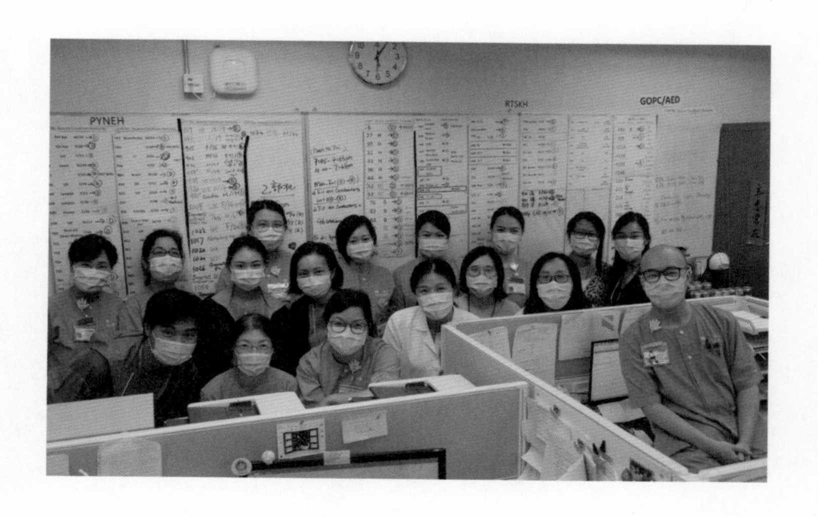

35

幕後功臣（不同崗位的短篇訪問）

抗疫路上，除了大家所熟悉的醫生、護士，以及專職醫療的醫護人員外，其實醫院上下還有多個無名英雄式的部門。它們各自擔當著重要的角色，同時又與其他單位緊密合作、互相影響。他們不但是醫護人員的後盾，更使整個醫療系統有效地運行。說到這兒，讀者們能猜到抗疫的幕後功臣嗎？

醫院部門眾多，此篇只收納數個崗位的短篇訪問，未能盡錄每個部門的抗疫事跡。

醫院大內總管

受訪者：東區尤德夫人那打素醫院總醫院管事**梁洪寬**先生及律敦治及鄧肇堅醫院高級醫院管事**吳家輝**先生

疫情來勢洶洶，在農曆大年初一，香港因 COVID-19 而啟動「緊急」級別。轉瞬間，我們就要編好一眾支援服務的同事到高危區工作的更表。可是，並不是所有同事都做好了心理準備，他們大部分都沒有應對大型疫情爆發的經驗。即使經歷過 17 年前的 SARS 一役，但面對現時 COVID-19 疫情的不明朗，加上來自各方不同的資訊，以致部分同事對醫院的政策產生疑慮。所以這場仗並沒有比當年 SARS 一役來得輕鬆，甚至更棘手！

進退兩難之下，疫情發展之快根本不容我們慢慢思索。雖然情況極之混亂和迫切，我們的大原則還是以職員的安全為先，所以要特別為同事安排培訓，並提供足夠的個人保護裝備，但亦無奈地要抽籤調配同事到隔離病房工作。我們主要負責統籌醫院的保安、清潔和運輸等的支援服務，每天走在最前線與醫護人員一同抗疫，也少不免要派同事到高危區工作。為了穩定軍心，我們也會身先士卒。此外，我們還支援院內的大小事務，包括醫院出入口人流管制，以及探熱安排，亦提供其他服務如運送標本和物資、安排住宿等。

這是一場難打的仗，我們作為主管亦時時刻刻為同事的安全提心吊膽。我們很感謝支援部各組別的前線同事，於這困難的時候，仍緊守崗位。但求疫情盡快完結，讓大家的工作和生活都能回復正常。

嚴密把關，同心抗疫

受訪者：東區尤德夫人那打素醫院三 A 級運作助理（醫院保安）**許兆華**先生

疫情在香港爆發，醫院實施通道管制措施，我被編排在醫院的主要出入口站崗。每一位訪客都要經我們識別才能進入醫院範圍。面對未知的病毒，而且還要走到醫院的第一站，不害怕才怪呢。每天早上繁忙時段是最大的挑戰，除了上班的同事，還有許多前來覆診的病人，加上因各種原因前來的公眾人士，人流非常頻繁。門外的排隊長龍都等得不耐煩，有些訪客對於醫院的措施表示不滿，特意不合作，甚至吵鬧。雖然戰戰兢兢，但我們絕對沒有鬆懈，因為我們正在把守著醫院的一道防線！憑著專業的訓練和積累的保安經驗，我和一眾保安員保持克制，化解了不少爭拗呢。

此外，我也要駐守急症室的「發燒區」，以防正在發燒但還在等候醫生診症的病人隨意走動，甚至擅自離開。萬一他們帶病走回社區，對患者甚至廣大市民將構成極大危險。此外，因應外國的疫情嚴峻，趁著香港政府仍未實施回港後強制檢疫 14 天的安排，3 月份開始有極多外國回港人士到醫院求醫，令多國語言充斥急症室，形同小小的聯合國。再者，香港急症室等候時間長實乃常態，現在加上疫情，以致患者被困在小小的「發燒區」多個小時，誰也會感到煩躁吧。對於他們的不諒解，我會想，其實患者都很辛苦，他們不幸患病，沒有人想拿著行李去醫院的，而且等待 COVID-19 的檢測結果亦是一種折磨。所以，我耐心地向他們解釋醫院的情況及他們即將會接受的醫療程序，以紓解他們對未知前路的無力感。我不懂多國語言，但仍盡能力用英文解說，所以自覺英語會話的能力有所提升！

另一件深刻的事，是遇到一位老伯伯。他從外地旅遊回港後，收到導遊通知其中一名團友確診 COVID-19。作為緊密接觸者，他需要入院進行檢測。我看到他帶著沉重的腳步，拖著行李，一臉倦容又愁眉不展，實在為他感到擔心。直至等到檢測結果完成，是陰性呢！伯伯放下心頭大石，看到他皺紋間綻放燦爛的笑容，我頓時感受到「平淡是福」。回想農曆新年時因為是次疫情爆發，自己未曾與家中的長輩吃一頓團年飯。疫情過後，我一定會多陪伴他們。

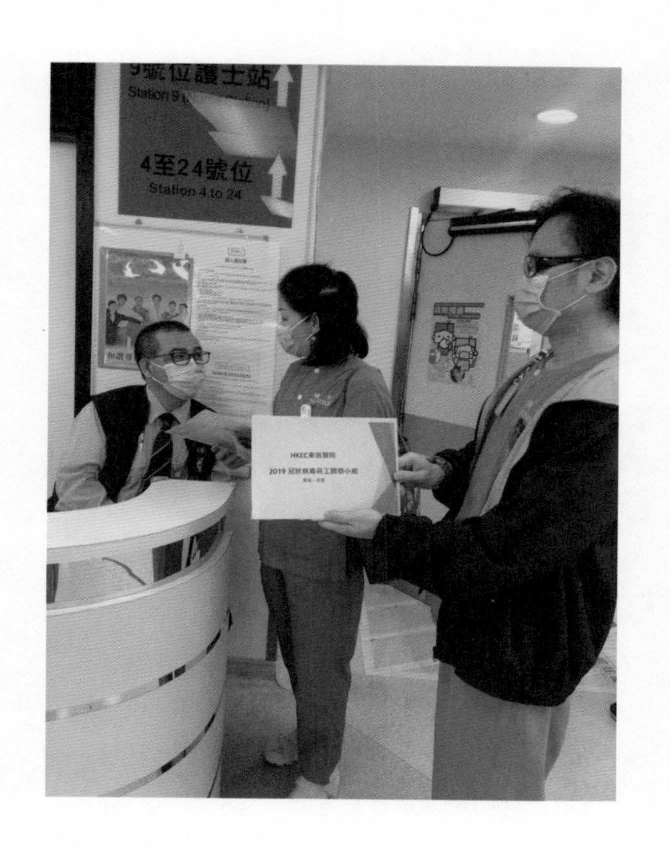

面對疫情迅速變化，醫院能正常運作實在不容易，當中有賴各部門的緊密合作。很幸運，我能成為醫院運轉中的一顆小螺絲，或許毫不起眼，但仍能發揮作用，為正在前線打仗的醫護同事及病人作出貢獻，一同抗疫。

醫院的「姐姐」

受訪者：東區尤德夫人那打素醫院支援人員（臨床病人服務）**陳小姐**及**林女士**

疫症期間，臨床的支援人員都會從本來工作的地方臨時調派到不同的崗位協助抗疫，當中包括高危區和隔離病房。而我的工作就是在醫院的大門口站崗，與保安及行政部合作，盡早辨識高危的訪客並作出適當處理，以減低傳播風險。

記得有一天早上，我接待幾名講福建話的人士，由於語言不通，費了不少時間才辨識到他們的身份及目的。原來他們都表示曾到過北角佛堂，所以前來醫院求助。我立刻想到，昨晚看新聞得知，有一個「佛堂群組」爆發，多人染疫！當時我非常憂慮，擔心他們是隱形患者而會感染自己，進而感染身邊的同事和家人，我感到不安，又不知道該如何處理這種情況。後來得到主管和同事的協助，亦了解自己工作的感染風險，明白到注意衛生、戴口罩和勤洗手可以有效保護自己，立刻就放心了許多。

我們知道自己正在肩負著重要的角色，為防疫出一分力，即使要與病菌正面交鋒，我們都不會後退。加上得到大家的支持，令我們的工作更具意義呢。我們的心願都很簡單，就是希望疫情盡快過去，大家身體健康。齊心抗疫，加油！

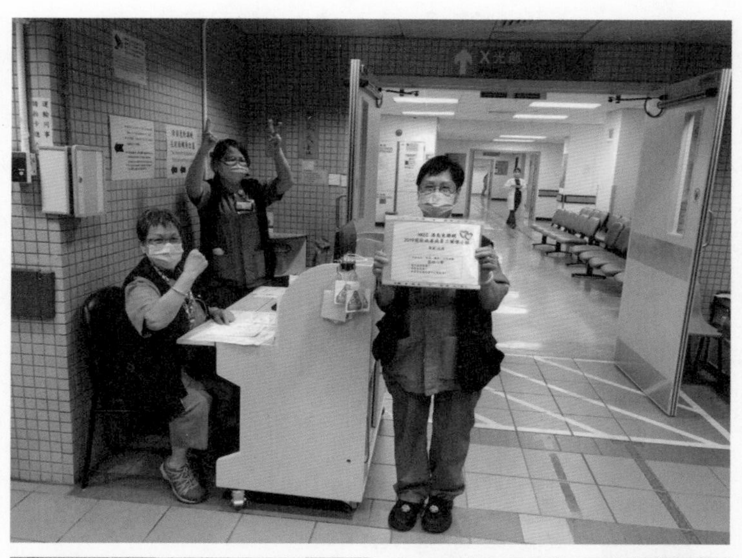

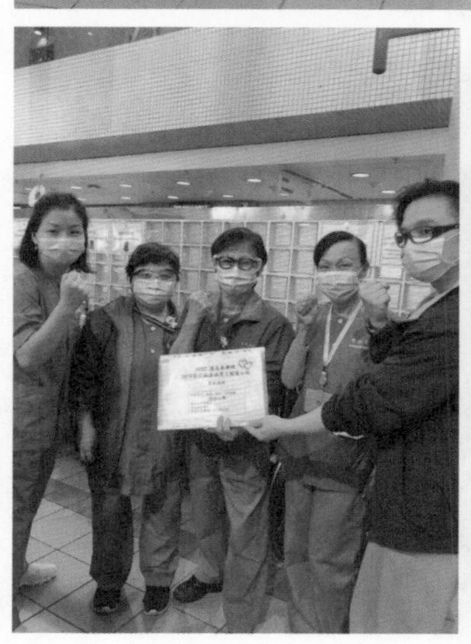

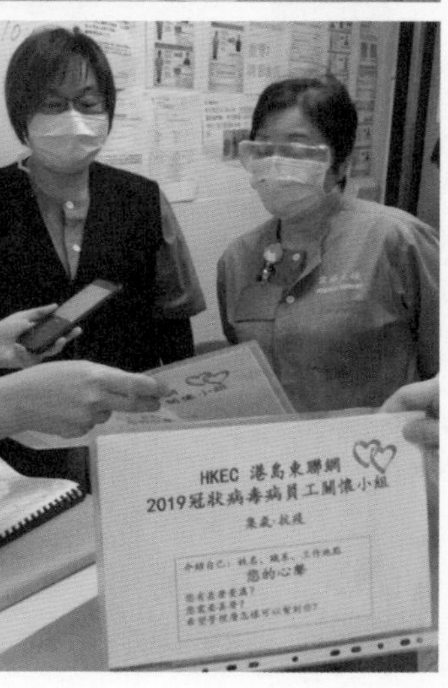

第一章 抗疫抒「情」

受訪者：東區尤德夫人那打素醫院三 A 級運作助理（清潔）**黃艷**女士及（運輸）**劉洪英**女士

還未有心理準備之下，我就收到通知要到隔離病房工作，負責清潔整個病房的環境。我實在感到害怕，因為我是第一批被調派到隔離病房的職員，沒有前人的經驗，一切都來得非常突然。直至踏進病房的前一刻，我仍未敢相信我將要接受這項任務，但也只好硬著頭皮應付。過了兩三天，我開始了解到病毒的傳播和感染途徑，以及如何以有效的方法保護自己，所以慢慢安心下來了。

此外，醫院的支援服務少不了運輸的隊伍。每天運送大量的標本到醫院實險室，再加上要移送病人到不同的部門，有時也要出入高危區。在抗疫期間，同事間的關係也起了微妙的變化，當我們看見有同事佩戴了 N95 呼吸器的時候，會暗地猜疑他們有否跟足醫院指引善用資源。平日的好同事也會因裝備的問題而起磨擦。問我怕不怕？少不免會感到擔憂，亦有難過的時候——尤其在看到他人缺乏公民意識的時候。但每個人都會害怕吧！那唯有調節心態，盡自己本分，期望疫情早日完結。

馬拉松式的短跑

受訪者：港島東醫院聯網保護裝備採購及倉務管理統籌**李博偉**先生

在這場抗疫仗中，個人保護裝備乃是重要的戰略物資。而我的團隊正擔當著前線同事重要的後盾，為他們提供打抗疫仗的必需品。

農曆新年前後正值抗疫初期，部門對個人保護裝備的需求倍增，貨倉同事日以繼夜不停送貨。當時市場缺乏保護裝備，供應鏈亦受到嚴重干擾，貨源供應緊張，保護裝備供不應求，我們非常擔心個人保護裝備會被耗盡，因為不夠裝備就等於要醫護赤手空拳上陣打仗！這時，醫院很快就行使「中央處理」和「審批」程序，務求令裝備得到適當分發和謹慎使用。但我們都明白，這措施令前線部門著急得很。當時的醫院充滿著焦急又擔憂的情緒，而同事之間也難免發生磨擦。不得不承認，採購部以及貨倉的同事都承受著沉重的壓力。

面對未看到終點的疫情，我會盡量跑步紓壓。疫情的發展瞬息萬變，我感覺就好似平時習慣了跑馬拉松，現在突然要改跑100 米，因為一切發生得很趕急很快。但疫情久未見終點，又好似像馬拉松式的作戰，使人身心非常疲累。我很感謝我的團隊，即使面對巨大的壓力，仍然忍耐而且不計較多走一步，用所有可行的方法在全球市場採購。這團隊精神是支持大家一同拚搏下去的動力，希望大家迎難而上，全力支援前線打勝仗。

小細節大貼心，管理設施「著緊點」

受訪者：東區尤德夫人那打素醫院屋宇裝備督察**王志超**先生

隨著社區爆發，懷疑與確診個案節節上升，醫療系統面臨重大危機。為接收這些病人，醫院要在短期內不斷加開隔離設施。於是，醫院的設施管理部忙於改裝病房和加裝設備，檢查並確保隔離病房的抽風及換氣規格，又為急症室臨時等候區加裝照明設備等等。忙亂之中，我們有序地協調各前線部門、機電工程署、維修部、判頭等等。同時，我們亦理解前線同事正面對性命攸關的壓力，所以作為後勤支援，我們在抗疫工作上都會「著緊點」，「行多幾步」，盡量解決他們的疑慮。記得有同事擔心監察病房內的抽氣設備是否運作正常，於是我們在抽風位加了皺紙，如果抽風正常，皺紙會被吸向抽風口，從而讓同事放心。

雖說是後勤人員，我和各工作單位仍要進出高危地區。曾經有一位供應商的工人對於要進入隔離病房進行維修工程感到特別不安，所以我給他信心說：「我和你一起進去，我和你穿一樣規格的保護裝備，我帶你入去，我帶你出來」，最終成功與工人進入隔離病房並完成維修。對於進出高危地區，我不會鬆懈，但亦不會害怕，除了因為做妥保護措施及保持個人衞生，同事之間亦會互相提點，而且我對我們部門管理的設施很有信心呢！

同心抗疫

受訪者：東區尤德夫人那打素醫院財務部**莉安娜**小姐

新聞每天報道 COVID-19 的疫情，看著醫護人員奮力抗疫，握緊拳頭，深感著緊，我的淚珠在眼框打滾。雖然我不是站在抗疫的前線，但也可以做些什麼鼓勵和感謝辛勞的前線同事吧。忽然一股熱血湧上大腦，在腦海出現了「同心抗疫」的藏頭詩，於是我立即用手機落實此意念，為所有勇敢無私的醫護同事打氣。

你在醫院某處默默地救治和照顧病人，也許身心早已累透，但仍然在那裏屹立不倒，堅守崗位，守護香港這個家。作為一家人，我們在這場抗疫戰爭中怎會不全力支援你呢？如果你餓了，我們在職員餐廳準備了食物；如果你睏了，我們在宿舍鋪了床；如果你的保護裝備用完了，我們在倉庫運來了新的；如果你的制服弄污了，我們在洗衣房洗好了制服；如果你……無論怎樣，我們在不同的崗位，全力支援你，同心抗疫。

36

東區尤德夫人那打素醫院內科部部門主管陳國強醫生專訪

撰文：資深護師**吳石光**先生

2020 年 1 月，心臟科顧問醫生陳國強醫生剛接任東區醫院內科部部門主管的職位，同一時間，香港公營醫療系統面臨突如其來的考驗——COVID-19 的衝擊。在接受訪問當天，「第三波疫情」漸趨穩定。回望年初疫情，面對的挑戰很多……

東區醫院的 11 樓設有 5 個負壓病房，由內科部管理。它們是在 2003 年 SARS 一役後建成的感染監控分流病房，2009 年曾接收大量疑似及確診甲型 H1N1 流感病人。在一般情況下，東區醫院 11 樓只會開放一兩個病房，接收具空氣傳染性如肺結核的病人。

2020 年農曆新年後，「佛堂群組」及「邊爐群組」為香港 COVID-19 一役揭開序幕，無獨有偶，他們都是來自東區，因此 11 樓在短時間內就有很多病人入住。面對病人數量突如其來的大幅增加，陳醫生及其團隊要在短時間內作出部署及制定應急計劃，包括醫生的調動、病房的安排、病人的分配等。為了應付新增的大量病人，醫院不得不暫緩非緊急服務，集中資源應付挑戰。

問及在過程中最難忘的事，陳醫生坦言是在疫症初期，當時受感染的人數不斷上升，而醫院內個人防護裝備的數量卻急速下降，市場上可供購買的亦未必足夠應付需求。他認為最讓人害怕的並不是疾病本身，而是同事們的安全問題。萬一同事們安全都不能保障，就很容易出現骨牌效應，情況只會更為惡劣。可幸的是，透過感染控制組向前線同事解釋個人保護裝備的使用方法，及在採購部的努力下，個人防護裝備的存量逐漸回復穩定，讓陳醫生鬆了一口氣。

陳醫生並非一個人獨自戰鬥，他特別提及護士團隊有強大的機動性，在很短的時間內能夠開放所有 5 個隔離病房，又能將內科急症病房變為監察病房及第二線隔離病房等。除了籌備開設特別病房外，護士們更要適應不同的工作環境。在疫情的影響

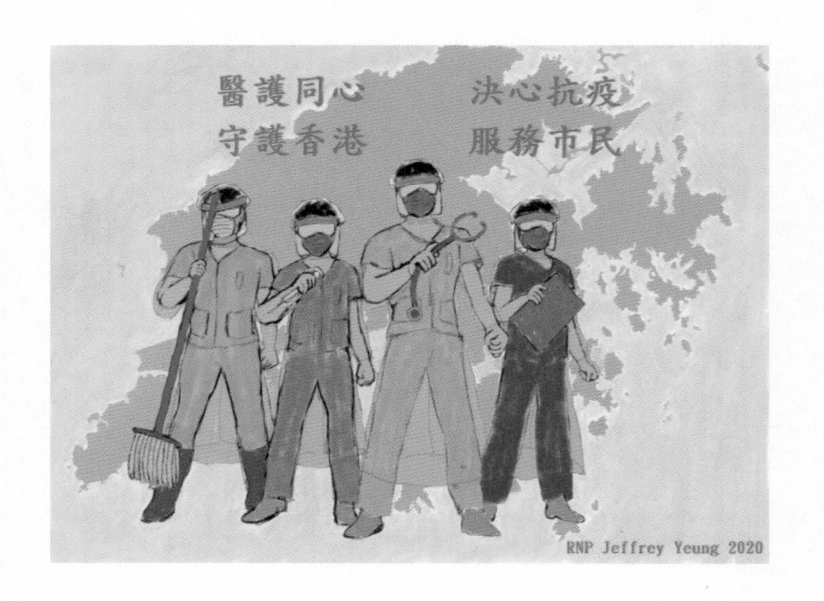

下，對護士的需求大增，故此要調配不同專科的護士到內科病房工作，他們所表現的適應能力真是無庸置疑。

在傳染病爆發的時期，鏡頭必定聚焦於疾病的防控，呼吸系統科及傳染病科自然是關鍵。但事實上，前線醫療團隊背後有著強大的隊伍作為後盾。身為內科部的領導者，陳醫生需要與不同身份的人溝通。訪談中，陳醫生不斷感謝不同部門的協調及幫忙，包括管理層在決策上提供支持、採購部為同事在各方搜購個人防護裝備、院務管理的同事協助處理同事日常需要及回應媒體的查詢、病理部及微生物科為病人進行檢測等等。在過去幾個月的時間裏，為了應付疫情，陳醫生承認不論是臨床工作，還是與家人相處的時間都有所減少，有賴於同事們的支持及家人的鼓勵，他才能夠專注帶領部門上下面對這次考驗。

最後，陳醫生衷心祝願同事們及其家人平安，請大家做好防護工作，繼續這一場未完的戰役。

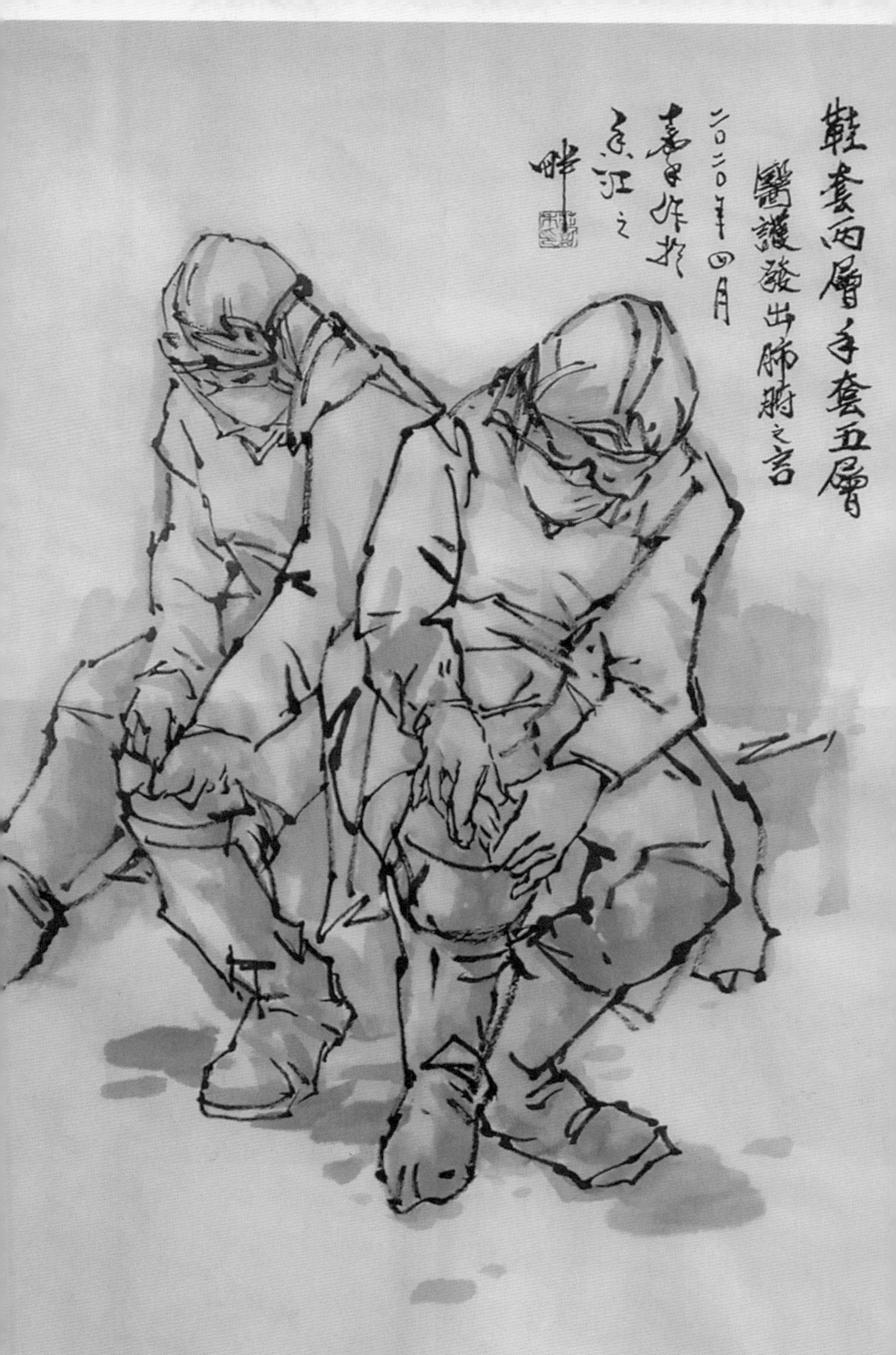
鞋套兩層手套五層
醫護發出肺腑之言
二〇二〇年四月

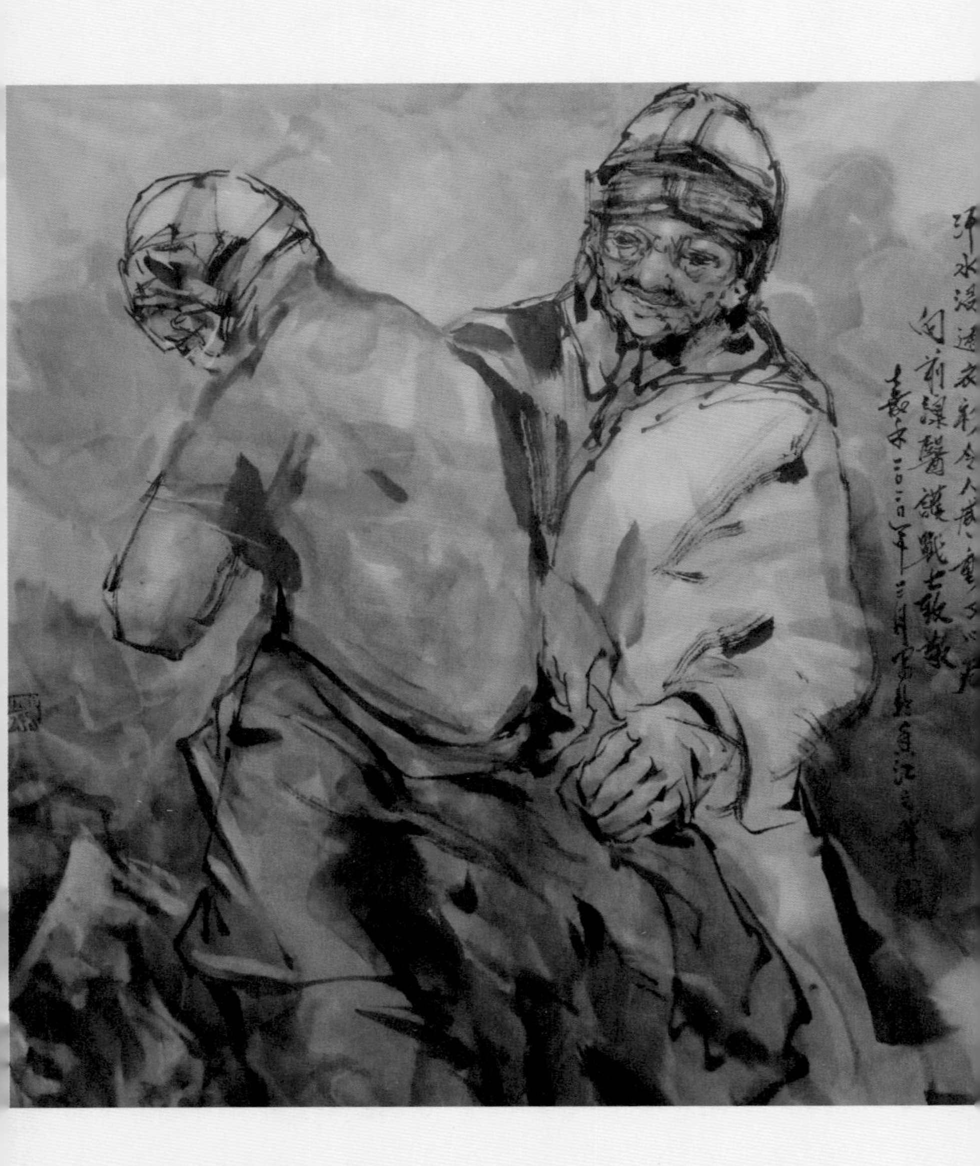
向前線醫護戰士致敬

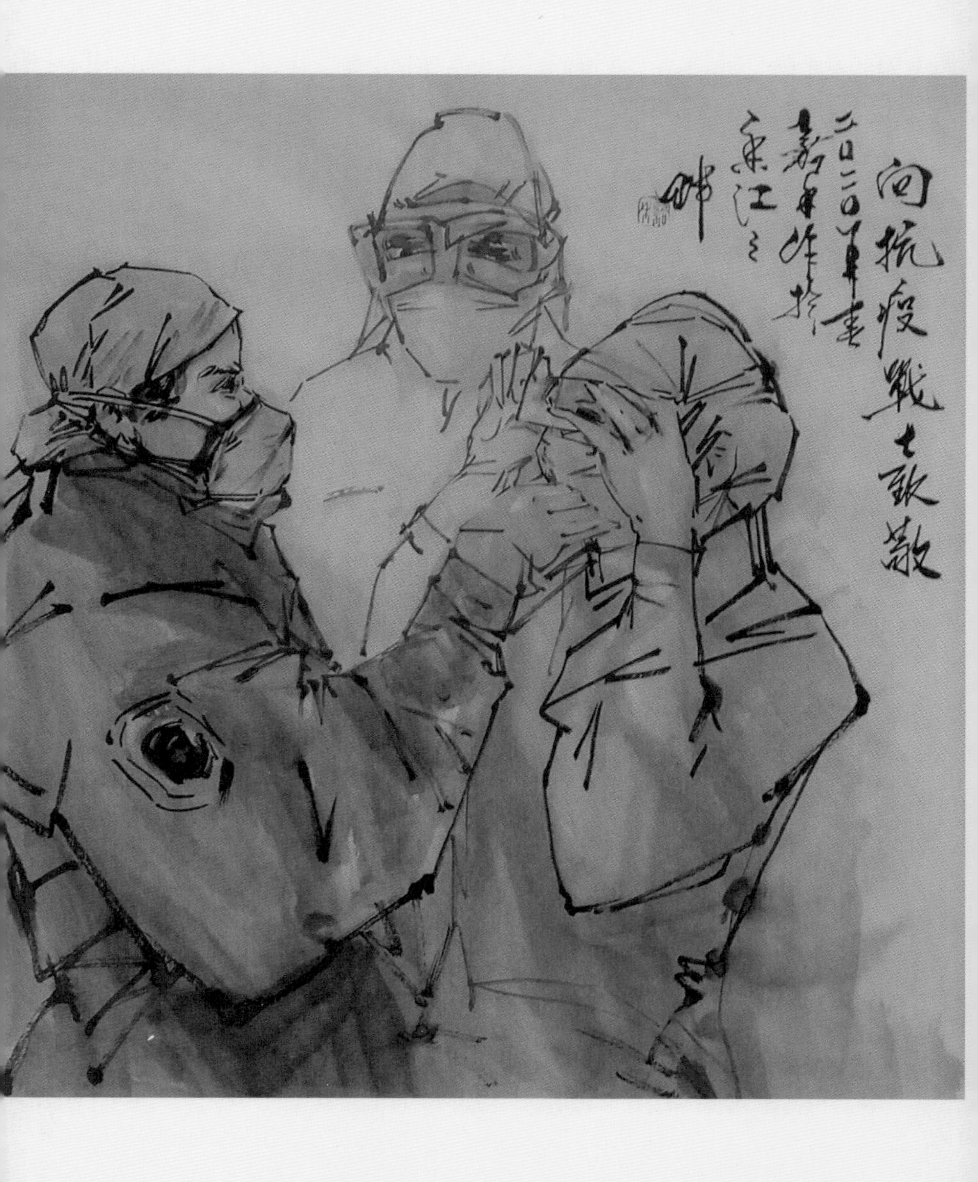
向抗疫戰士致敬
二〇二〇年春

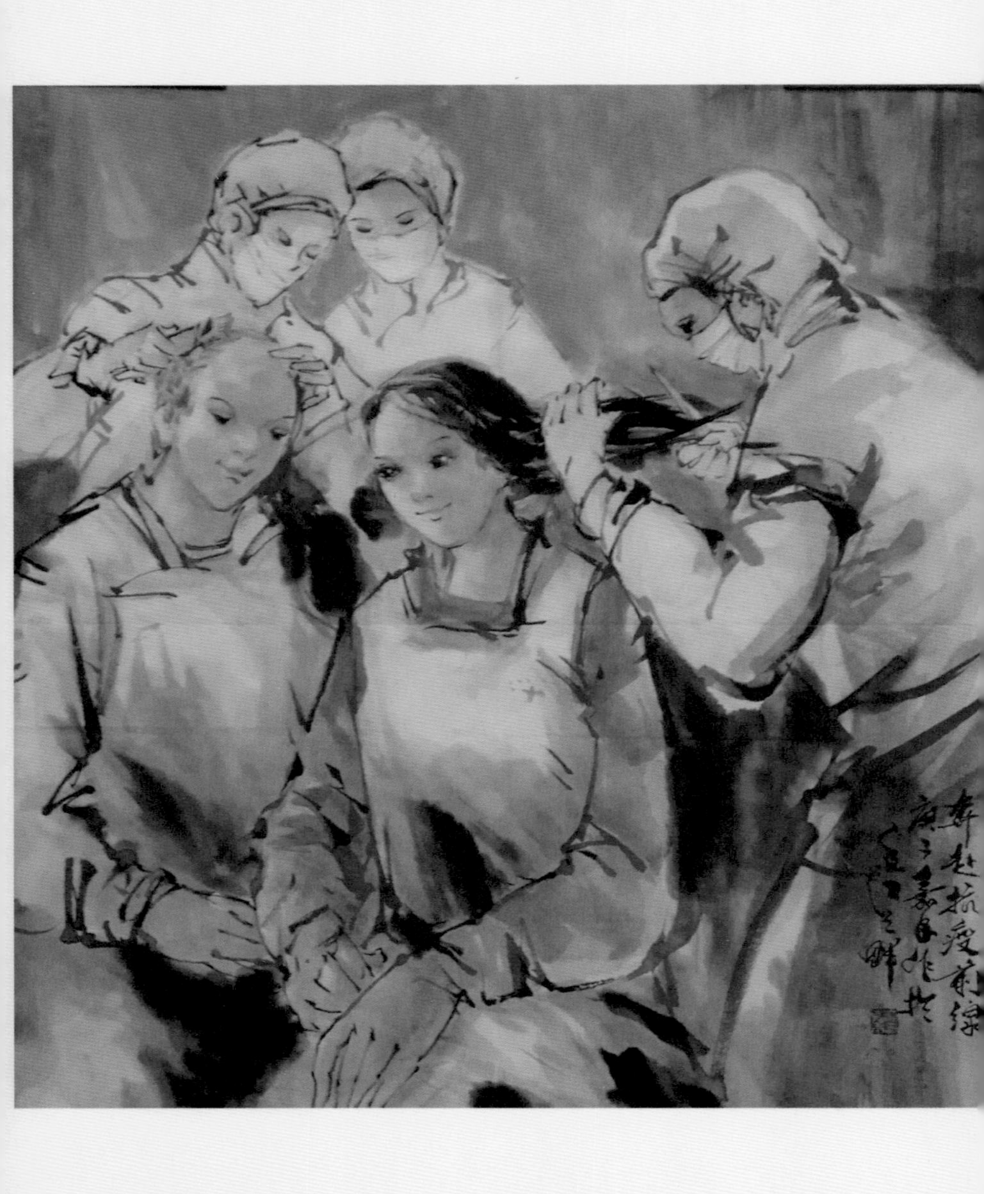
奔赴抗疫前線
庚子春日作於

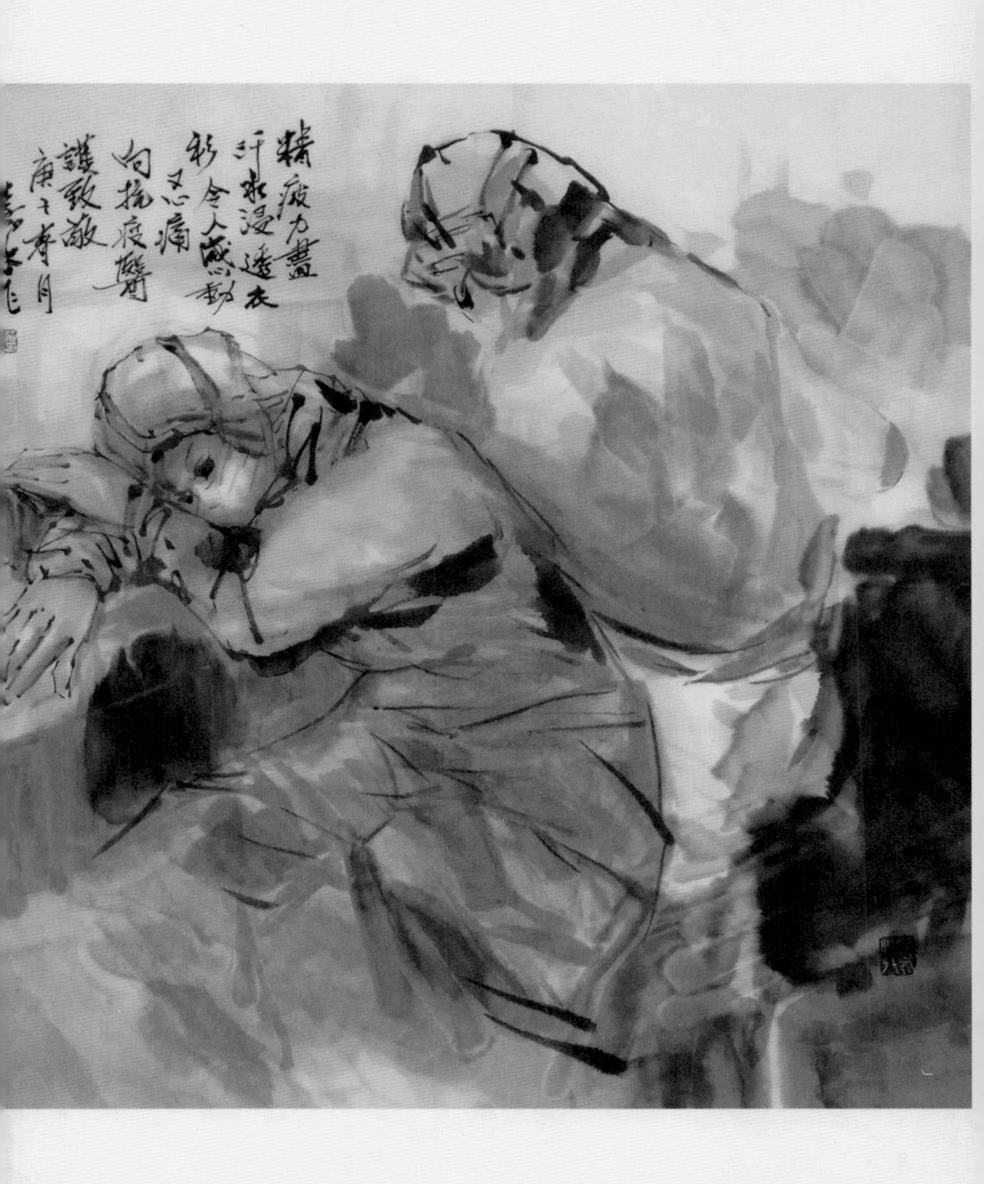

精疲力盡
汗水浸透衣
衫令人感動
又心痛
向抗疫醫
護致敬
庚子春月

小鵝日記

抗疫篇

2020．莊嘉禾編繪

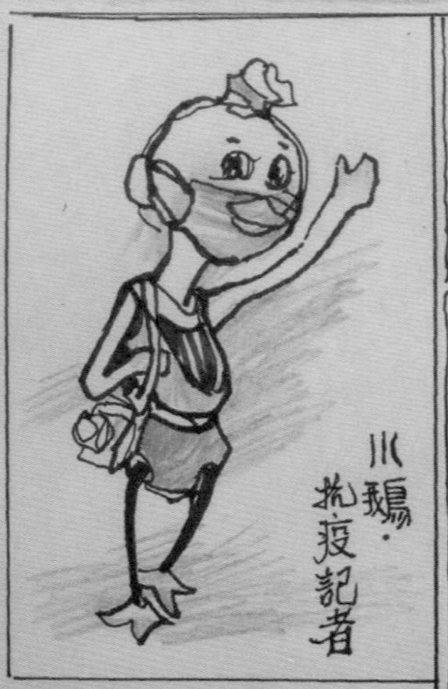

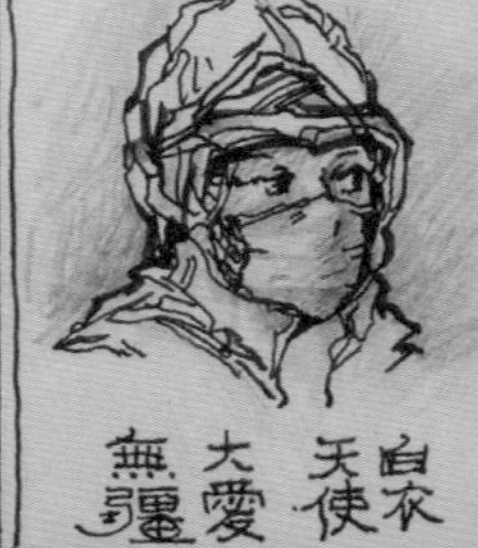

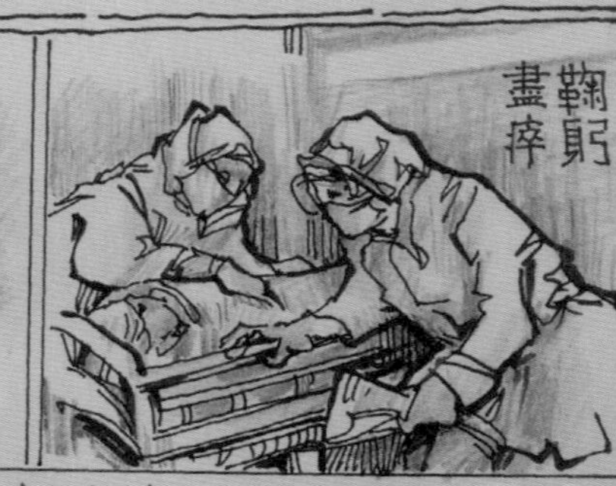

香港東區醫院加油　始終堅守　毫無怨言

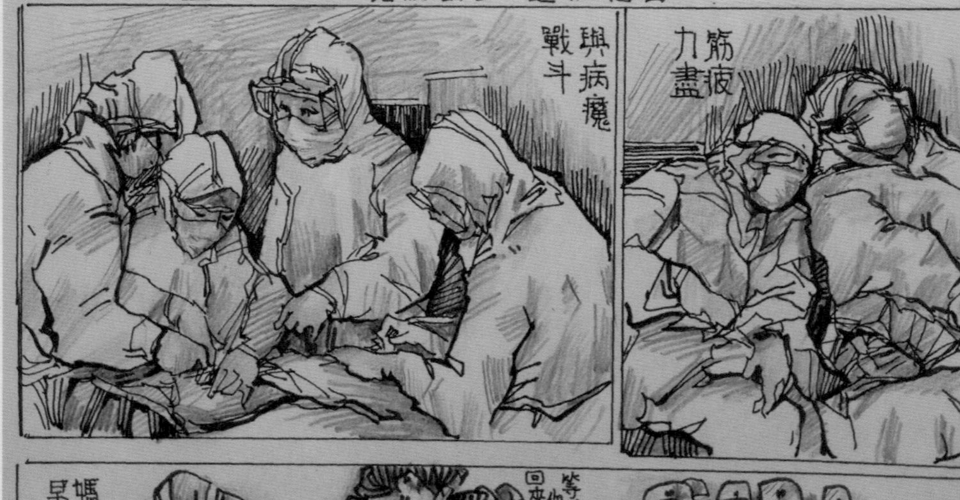

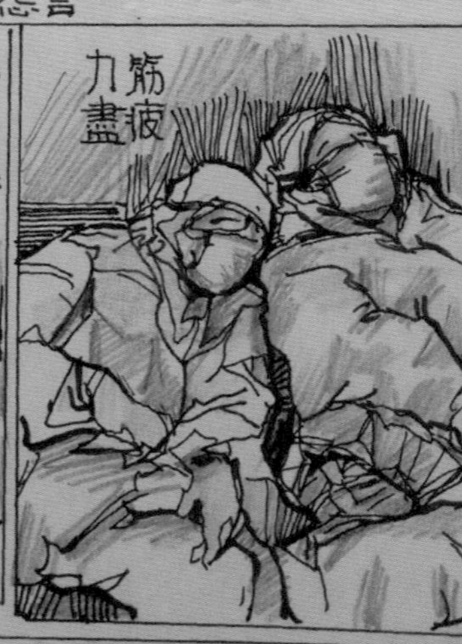

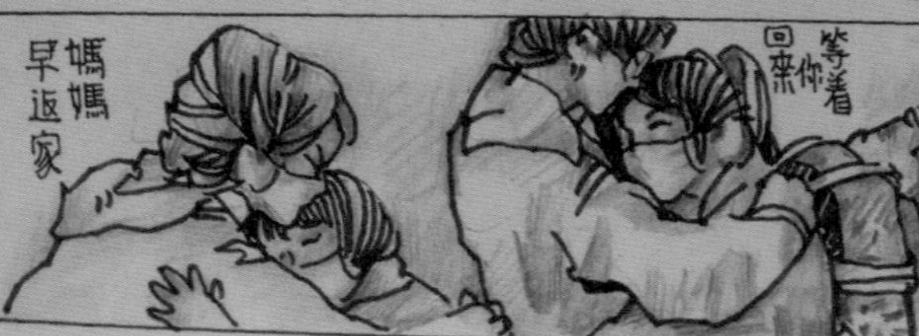

支援武漢

第二章 抗疫人和事

01

三個「心」的使命召喚

作者：醫院管理局首席護士長**唐華根**博士

3 月 4 日、5 日對我來說是充滿挑戰的日子。還記得政府當天共派出 4 架包機到湖北武漢接載滯留當地的港人回港，有關人士回港後，須入住火炭駿洋邨檢疫中心檢疫 14 日。收到這個消息，是我們醫管局「駿洋小隊」接受特別任務的時候了……

距離接受任務的時間正在倒數中……幸好，香港還有一班充滿熱誠的醫護人員，他們不畏艱險、無懼可能受 COVID-19 感染的風險。我們從 7 個醫院聯網進行招募，同事踴躍參與，在短短數小時內就收到逾百名護士、抽血員自願報名加入隊伍。一支由 7 個聯網組成的 32 人「駿洋小隊」終於在一天內順利誕生，大家士氣高昂，令人鼓舞。

「駿洋小隊」今次的任務是為這批乘湖北專機回港的香港市民在駿洋邨抽樣檢驗兩次唾液和採集 4 次鼻咽樣本。由於時間有限，我們需要在短時間內與時間競賽，籌集醫療用品並搬運到駿洋邨，以及在不同樓層設立 10 個檢疫工作站。

當中最大的挑戰是駿洋邨的環境與醫院完全不同，我們要在沒有負壓病房的情況下為市民進行抽樣檢驗工作。至於如何在民居中採取樣本，亦是一大學問。因此我們小隊要將日常生活小技巧及家居常識應用在今次「駿洋任務」中。為了通風及減低大家互相感染的風險，我們決定打開工作站房間及樓層的窗戶，使自然空氣對流，並鼓勵小隊成員要在靠近窗邊的位置進行程序。

當中最令我難忘的是「駿洋小隊」成員由最初互不相識，到最後透過今次任務，大家有了共同目標和理念，建立了有良好默契的團隊精神，互相支持，實是難能可貴。為了加強溝通，我們小隊亦設有「buddy system」，由幾位成員一組，大家互相提點，並透過參與小組會議加強防感染意識，以實現零感染目標，最後在大家合作下成功完成任務。

我在過程中負責統籌，為小隊成員提供支援。我每日都會與小隊成員進行溝通會議，了解小隊成員的需要，而醫管局總辦事處護理部每晚亦會作檢討報告，不斷改善，讓任務流程更暢順。

我認為今次「駿洋任務」的成功全靠團隊的 3 個「心」：

齊心：7 個醫院聯網職員為同一目標團結一致；

細心：醫管局對防感染措施考慮完善；

真心：對隔離者真誠以待，建立信任，換取隔離者和社會的安心。

「駿洋小隊」士氣高昂，充滿使命感，大家互相支持，群策群力，在駿洋邨為香港市民檢疫出一分力，真是十分有意義，是我畢身難忘的回憶。

02

駿洋、北大嶼到亞博：不同地方，一同抗疫

作者：東區尤德夫人那打素醫院護理部資深護師**潘廣力**先生

時值下午，外面正下著大雨。昏暗的天色，就像黑夜一般，走廊燈也自動亮了。身在駿洋邨由一個空置單位搭建而成的臨時員工飯堂內，我望著這雨景，有些感觸——時日如飛，今天已是我們在駿洋邨進行檢測工作的最後一天了。

時間回到 3 月初，特區政府派專機接載滯留湖北武漢的香港市民回港。政府將他們安排住進駿洋邨作 14 日隔離。而醫管局則派出一隊來自港島東醫院聯網的護士和病人服務助理為他們作病毒檢測。我主動申請加入，港島東另外還派出護士 Jacky 和病人服務助理 Kaki。10 多天過去了。任務完成之餘，大家最後都健康無恙。10 多天的共事，我們「駿洋小隊」也建立了深厚的友誼和團隊歸屬感。

事情來得急。第二天，總部宣佈招募同事到亞博建立臨時檢測中心，為海外回歸、有症狀的港人留取樣本後才放行，嘗試以「源頭阻截」形式防止病毒在社區擴散。得到上司們的支持，我再次踏上征途。

我記得，這天的下午也是下著滂沱大雨的。坐在接載我們

前往亞博的大車上，我望出窗外，灰濛濛一片。前面是什麼？不知道。但是抗疫的決心，卻是實在的。

我們來到亞博五號場館，哇！好大的地方，好像一個足球場！工作人員已經在設置物品了。二話不說，我們也分頭找東西幹。幹著幹著，「領隊」之一、總部 Monica 向我說：「Lik，待會你和 Kitming（另一資深護師）、Carman（病人服務助理）到北大嶼山醫院幫忙。」到了北大嶼山醫院，我們才知道，除了亞博，我們也會在這醫院的一個空置病房設立另一檢測中心，接收小童、長者或需要多些醫療照顧的回流港人。我們巡視了一圈病房，然後為「客人」安排流程，根據感染控制原則，在不同地點分別設置了生命表徵檢查區、抽取樣本區、等候結果區……深夜近 12 時，終於忙完。大家「滾水淥腳」乘長途車回市區，爭取時間休息，因為明早 7 點便要開始工作，正式接收客人。

隔天早上，除了昨晚的幾位戰友，有幾位同事也來報到。在此之前，大家互不認識；但聚在一起，大家就是戰友。當中，有一位來自律敦治及鄧肇堅醫院手術室的護士 Yiuyiu。在回流港人中，不少都是害怕在他鄉染疫，因而趕回來的。「香港的安全感強些啊！」他們如此說。由檢測到出院，或驗出陽性需要入院，需要 10 小時左右，客人呆坐一角，挺無聊的。我們為其提供免費 WI-FI，小食和飲料，也不定時與他們溝通，安撫其不安與焦慮。有了駿洋邨工作的經驗，我們不再害怕病毒，因為只要做足防染措施，病毒就無從入手。

北大嶼檢測中心運行了 3 星期，就因服務整合而關閉了。大部分同事被安排回到亞博繼續工作。記得我們收拾好物品離開北大嶼的那天中午，也在下著大雨。雨水灑在我們身上，為離開添上了一份不捨。

在亞博，我與其他港島東同事，東區醫院的 Puiying、長洲醫院的 Chingmun 等相遇，一起工作。場地好大，每天走來走去，付出的體力比駿洋邨、北大嶼更多了。

最後，隨著來港人流減少，亞博檢測中心也於 4 月下旬完成歷史任務，「Mission completed」。在一個分享會上，大家交流工作感受，有同事表示：雖然亞博的同事來自不同聯網，但無論是溝通或工作，都合作愉快。有同事更說有點掛念亞博的同事。是的，我也有點懷念那一段日子。一個隊伍，為「源頭阻截」，在不同的處所設立檢測站。最後目標達成，大家零感染，全身而退。為抗疫付出，也增長了護理經驗；幫了市民，也結識了新朋友。

由駿洋到北大嶼、亞博，這是一段很有意義的日子。

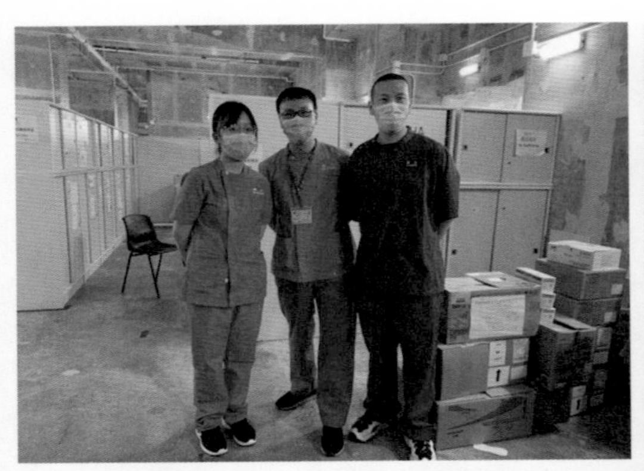

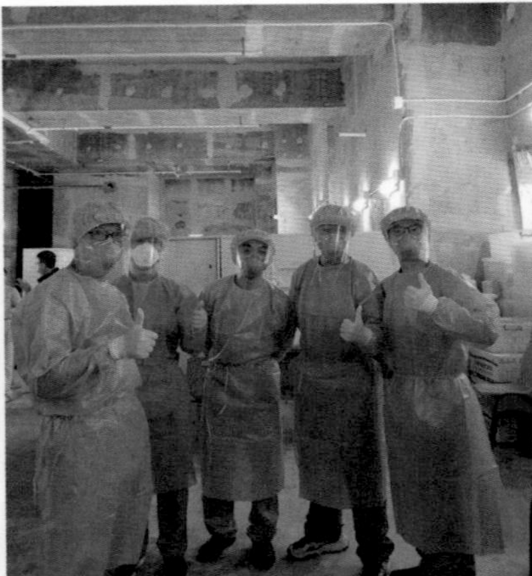

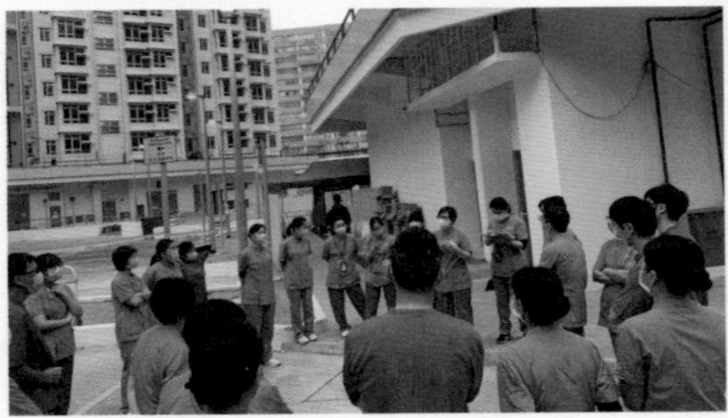

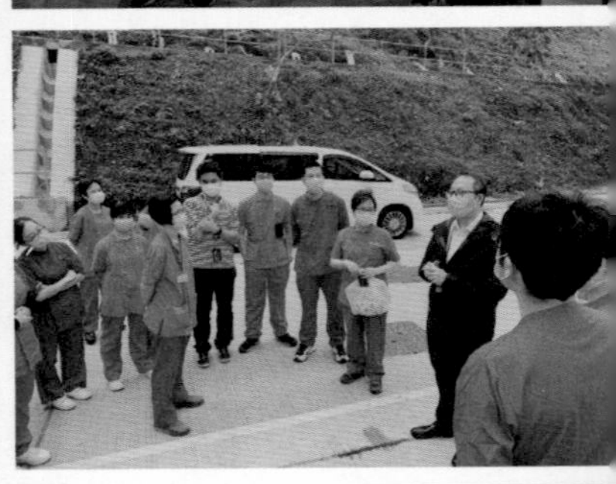

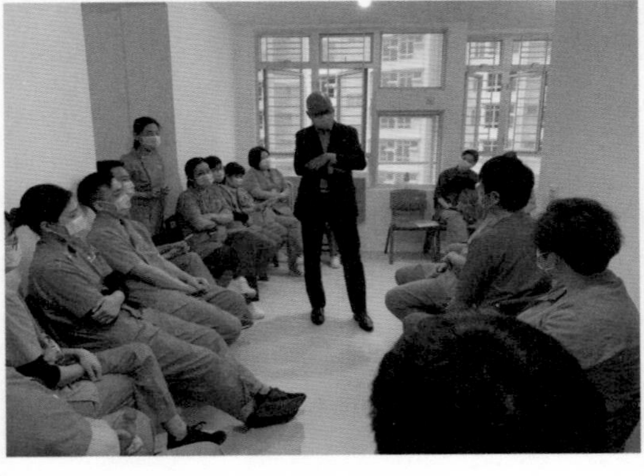

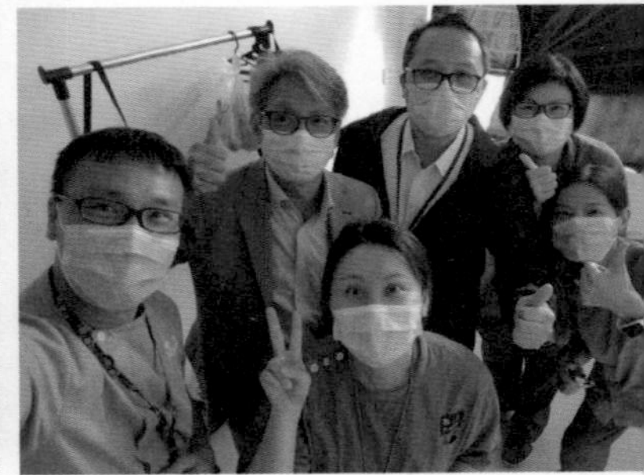

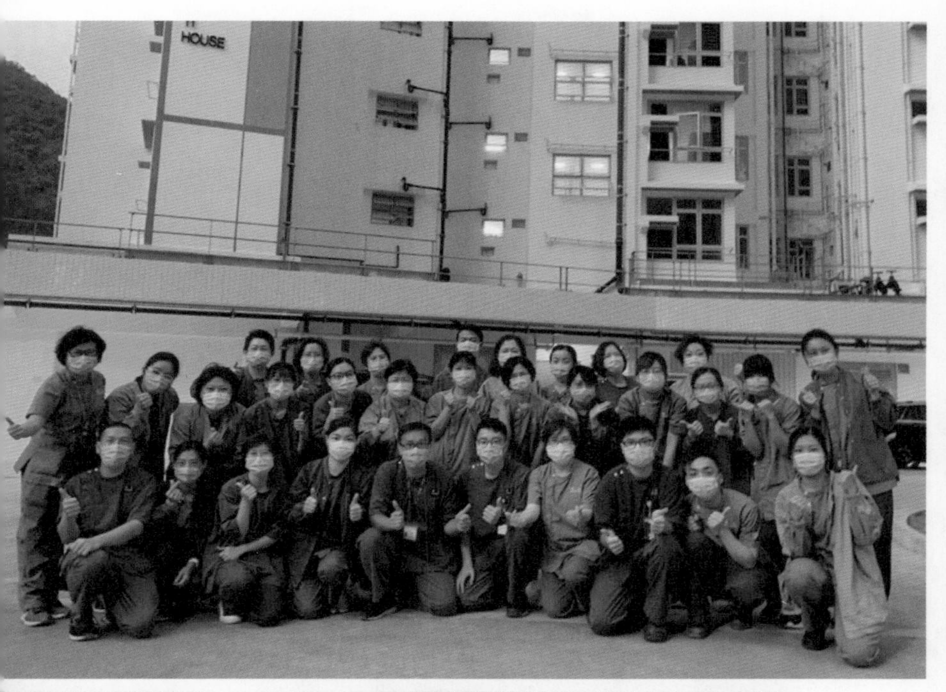
HOUSE

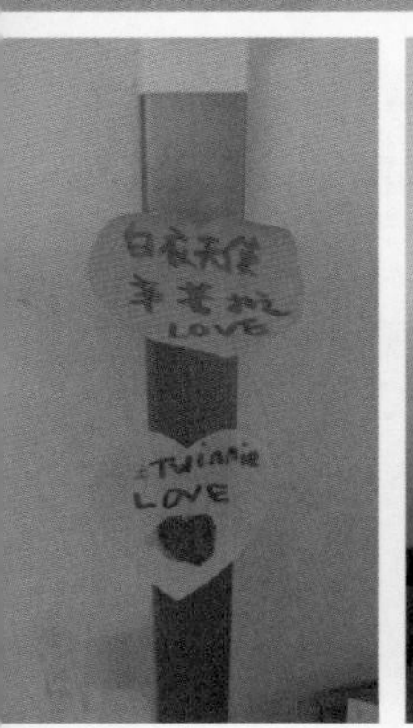
白衣天使
LOVE
LOVE

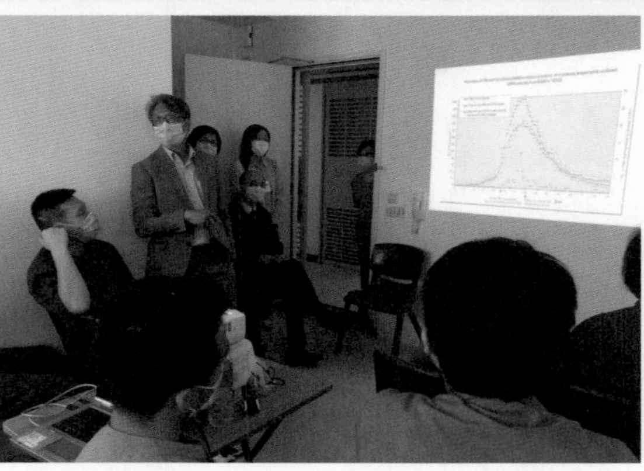

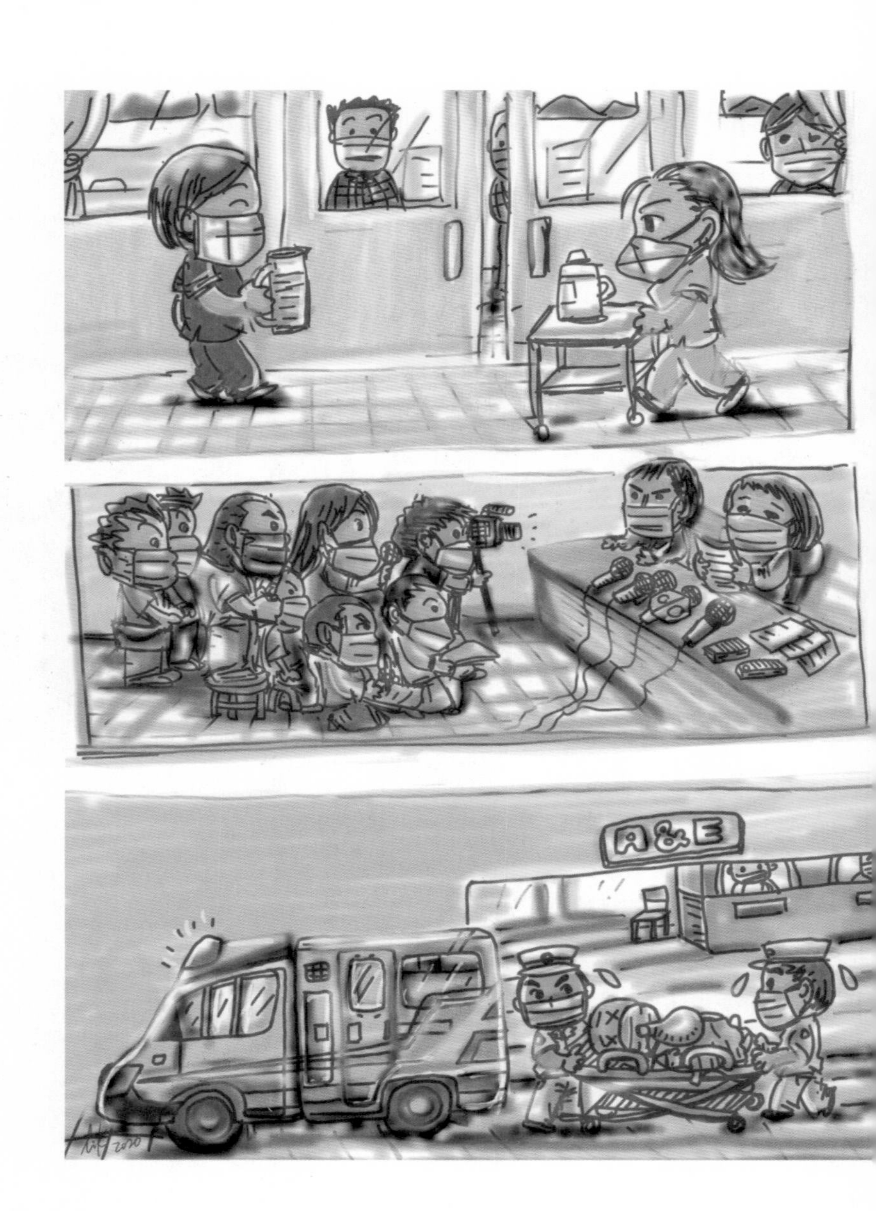
A&E

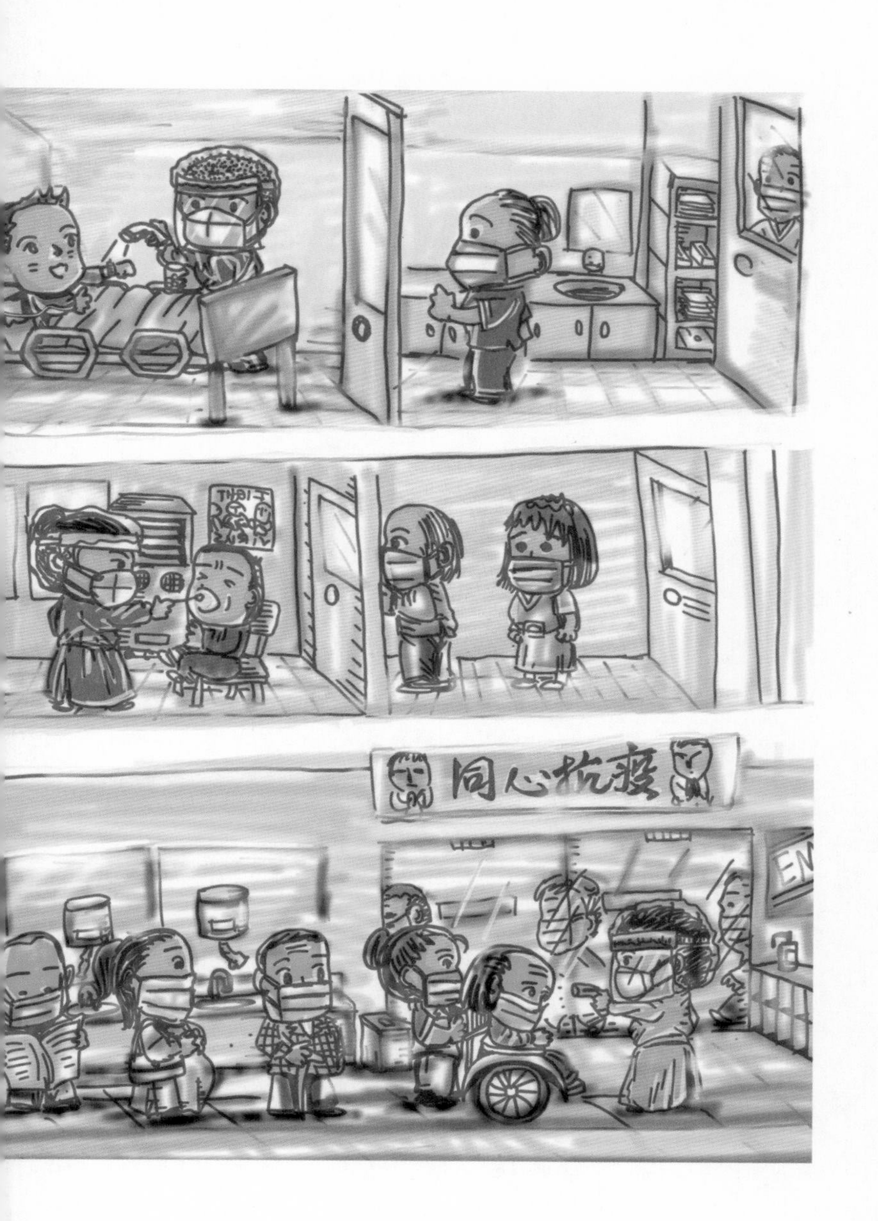
同心抗疫

03

HKEC 抗疫英雄之「鑽石公主號」郵輪守護港人日誌

作者：志願文宣組

2020 年 2 月 20 日

【現況直擊】為協助政府接載滯留在郵輪「鑽石公主號」的香港乘客回港，港島東醫院聯網共派出兩位代表，包括：律敦治及鄧肇堅醫院急症科護士徐紹堂（堂哥）和東區醫院急症科部門運作經理劉炳發（發哥），負責照顧包機上的港人。兩位代表先後於 2 月 18 日及 19 日前往日本接送本港居民，並提供醫療支援。

以下是今次港島東醫院聯網代表發哥的分享：

「非常感謝急症科部門全體同事的支持，幫助準備救援物資，安頓部門運作，使我出外執勤時，能專心『打仗』。此外，我亦感謝感染控制組同事所提供的專業知識，充分發揮共同抗疫的精神。首批滯留『鑽石公主號』郵輪的港人已經於今早順利回港，並由專車接送前往隔離營，接受進一步觀察及隔離。」

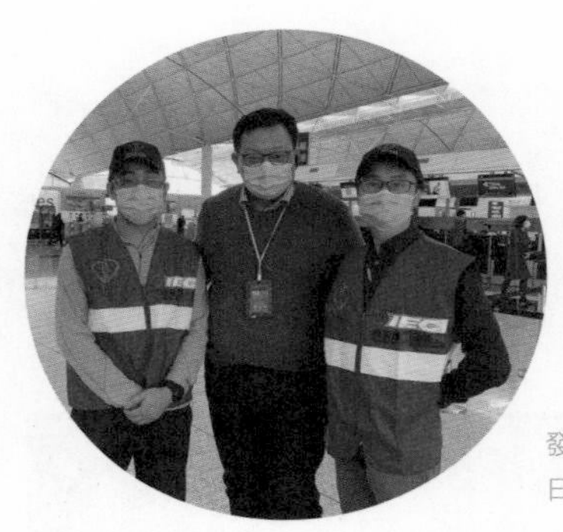

發哥（右一）於 2 月 19 日出發到日本照顧包機上的港人。

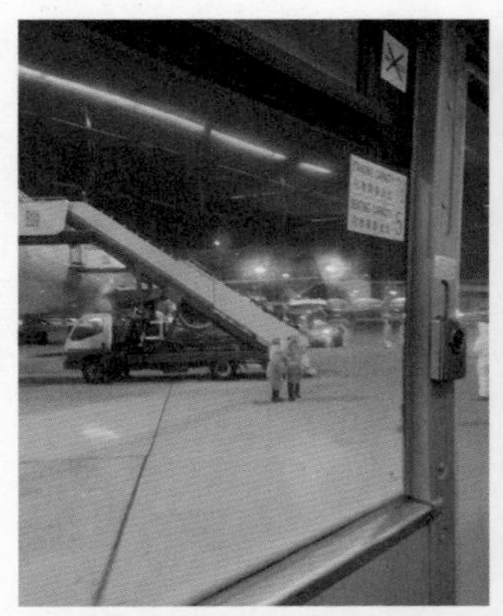

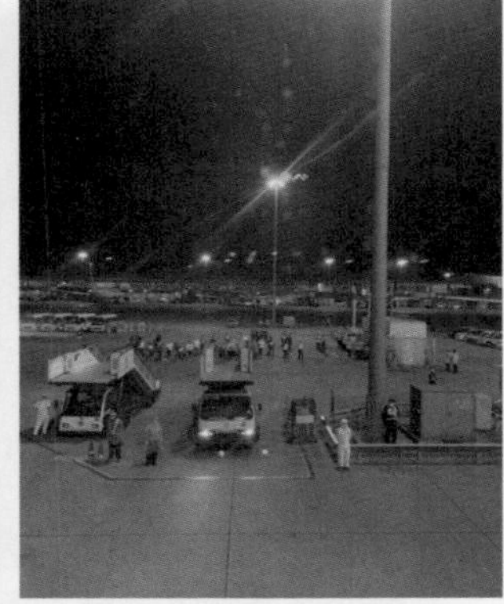

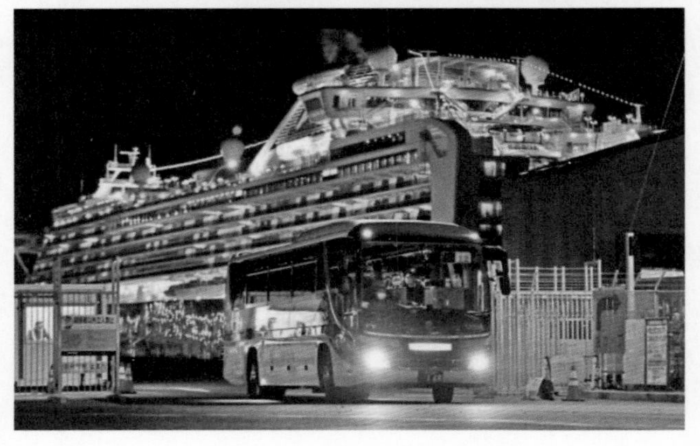

2020年2月21日

有關「抗疫英雄之『鑽石公主號』郵輪守護港人」的最新消息會發放至「2019冠狀病毒病最新資訊」網頁內，大家密切留意。

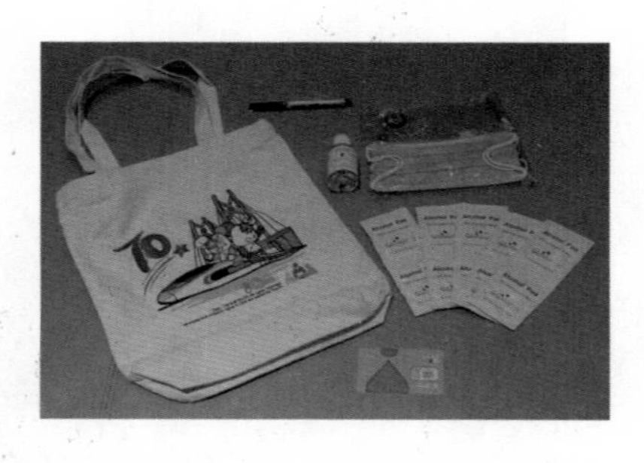

【現況直擊】港島東醫院聯網早前派出兩位代表前往日本，協助接載滯留在郵輪「鑽石公主號」的港人回港。第一位代表堂哥已經於2月20日凌晨時分陪同港人登上專機，並於早上安全抵港。另一位代表發哥原獲安排隨第三班包機於今晨起飛，但為了配合行動部署，包機將延遲至今日晚上出發，發哥則繼續留在日本執勤。

以下是港島東醫院聯網代表發哥於昨日的所見所聞：

香港相關部門為郵輪上的港人派發「福袋」，供他們回港時使用，袋裏包括外科口罩、酒精搓手液、電話數據卡等物品。

後記：希望發哥及團隊一切順利，能盡快回港。昨日是2月20日，而「20」的中文諧音是「愛你」。這個日子正好提醒我們多關心身邊的人，多付出一點愛，生活便會回報你多一點微笑。當然，善待自己也很重要，讓自己散發正能量予身邊的人，大家共同渡過艱難時刻，加油。

2020 年 2 月 22 日、23 日

【現況直擊】「鑽石公主號」郵輪的港人乘客已陸續獲安排回港。負責照顧第二批港人的醫療團隊亦於今日凌晨安全抵港。而港島東醫院聯網代表發哥原定隨第三班包機今早起飛回港，可是直至早上，相關部門仍為機上臨床工作的應變措施作準備，最後一批醫療團隊現仍留在日本等待進一步安排。

以下是今次港島東醫院聯網代表發哥的分享：

由於機組人員在行動中需要穿著個人防護裝備，因此醫療團隊會在機上為機組人員提供即時支援，協助機組人員正確穿著個人防護裝備，並分享正確的潔手方法。

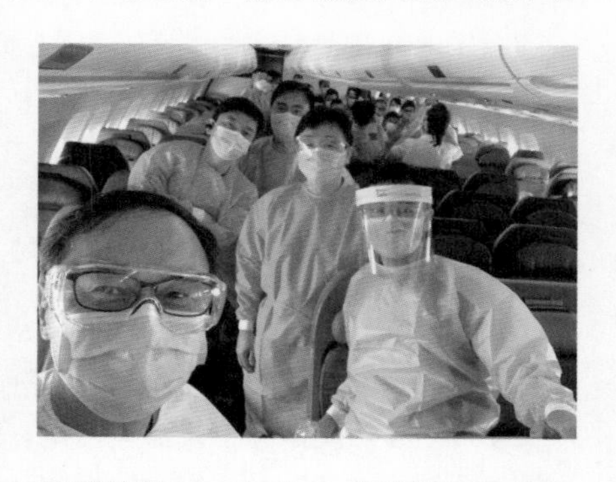

醫管局共派出 3 支醫護團隊，每隊均有一名醫生及一名護士，為 3 班回港包機提供醫療支援。每隊護士備妥該隊的醫療物資用品（包括個人保護裝備 PPE）後，由醫管局及航空公司統籌運送到個別的包機上，以供各團隊回港時使用。然而，第二、第三班航班因臨時調動關係，最後兩隊團隊的醫療物資袋被對調，大家需要再花點時間去檢視可用物資。

後記：最後一架包機於 23 日早上到港。機上共接載 5 名「鑽石公主號」郵輪的港人。感謝發哥和各位工作人員，辛苦了！

04

疫情下的氣球大夫

作者：醫療輔助隊高級醫生、東區尤德夫人那打素醫院兒科**陳諾文**專科醫生

我是一位香港公立醫院的兒科醫生，一向喜歡小朋友，亦喜歡看到小朋友拿著「漲卜卜」和造型特別的氣球時那興高采烈的樣子。於是大約 10 年前決定學習扭氣球，隨之斷斷續續地跟隨過幾位香港及台灣導師深造，並在 Jeff 老師的課堂上機緣巧合地遇上了一班志同道合的同學，從此我們便開展了互相交「扭」學習並一起到不同地方做義工的旅程。

17 年前曾在私家醫院前線經歷過 SARS 一役，所以從今年 2 月疫情開始在香港爆發時，已經打算在今次疫症上為醫護團隊多做點事。除了自薦加入前線抗疫團隊（dirty team），為前線人員培訓，亦到過駿洋邨、亞博當值，更接過湖北香港人返港。

3 月初毅然決定在手機群組召集一班義工，希望在疫情下發揮所長，用扭氣球為不同醫院的醫護人員打打氣。要知道我們這班幾十人的義工們，背後其實沒有任何組織的支持，資源有限，加上平常見面機會亦不多，合作起來固然有一定難度。

幸好得到一班 10 多人的義工同學一口答應，終於順利地完成了 4 次的扭氣球活動。

第一波的扭氣球活動在 3 月 19 日的員工大會舉行，經商議後，我們 7 位義工做了 70 至 80 個不同造型的氣球送給律敦治

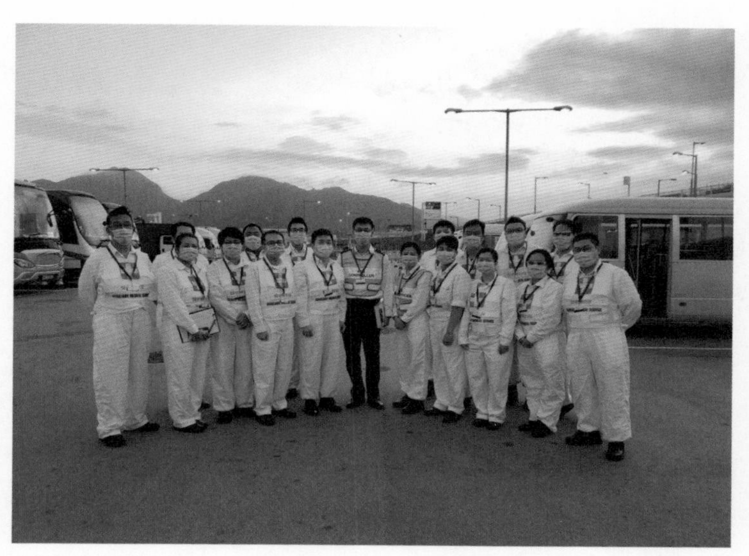

參與接送湖北香港人士

及鄧肇堅醫院和東區醫院的員工，作為佈置和嘉許禮物。視像會議傳來律敦治及鄧肇堅醫院醫護上載的氣球佈置影像，使我們感到非常鼓舞。

第二波決定更上一層，由於快將在 3 月 30 日加入隔離病房，要住進酒店，大家遂於 3 月 27 日晚趕到醫院佈置。一行 11 名義工花了一整個晚上，做了一幅漂亮的氣球牆，上面掛上標語及各式氣球佈置，再美化了 3 塊祈福板。雖然義工們佈置到深宵才完成，各自拖著疲乏的身軀回家，但第二天看到拍出來的照片，確實是很滿足呢！

第三波主要是氣球派送，在志願文宣組的口號「少接觸，遠距離，多關懷」配合下，3 月 31 日又有九位義工合作做了 300

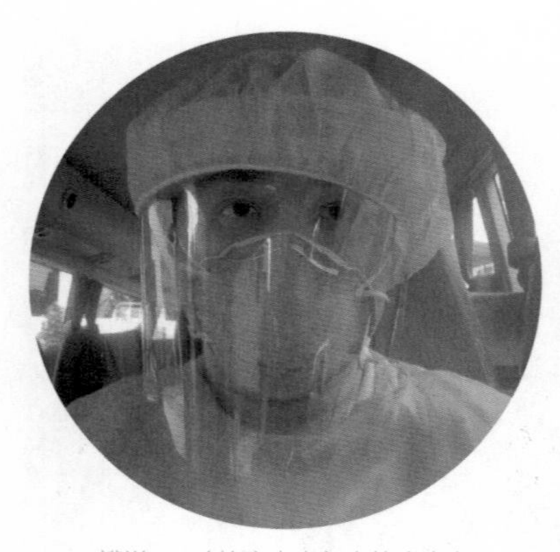
護送 VIP（檢疫人士）去檢疫中心

個漂亮的造型氣球，貼上感謝字句及口號，派發給律敦治及鄧肇堅醫院和東區醫院不同職系的員工。雖然收集不同義工作品的過程有點吃力，自己又身在抗疫團隊，未能親身到派送現場，但看到氣球在一瞬間派光，心情仍是相當興奮。

第四波氣球派送剛剛在 5 月 8 日員工分享會完成，12 位義工合力製作達 250 個扭氣球，貼上印有母親節與護士節相關字句的卡片，分別在東區醫院及東華東院分發給所有員工。各義工的作品漂亮而又各具特色，定能為出席員工帶來額外驚喜。

除了這 4 次的氣球活動，自己也做了 10 多個醫護造型的氣球，為 3 月 23 日有線電視的東區醫院採訪打氣。4 月 4 日，跟另外 4 個義工，合力美化、修補氣球牆和祈福板至深夜。在此衷心感謝一班無條件付出的愛心氣球義工。

2020 年也許對香港人而言會是難忘的一年，雖然疫症之初自己曾有過不快，有些人會因為自己的工作而刻意劃清界線。但義工們願意在疫情下來到醫院佈置，他們的熱誠付出，的確深深打動了一班醫護人員。希望大家在疫情緩和時亦不要鬆懈，一起努力加油。

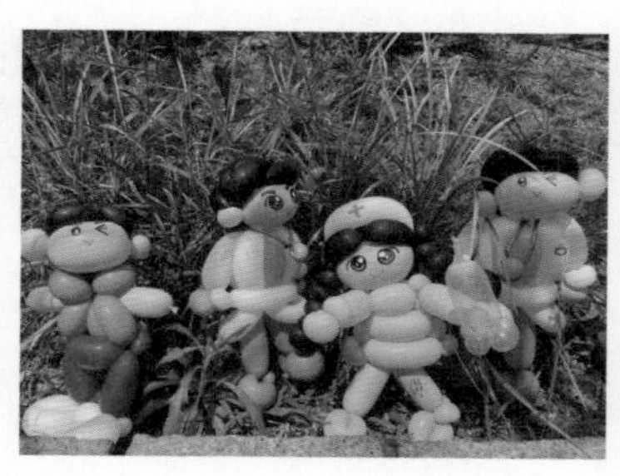

醫護造型的氣球

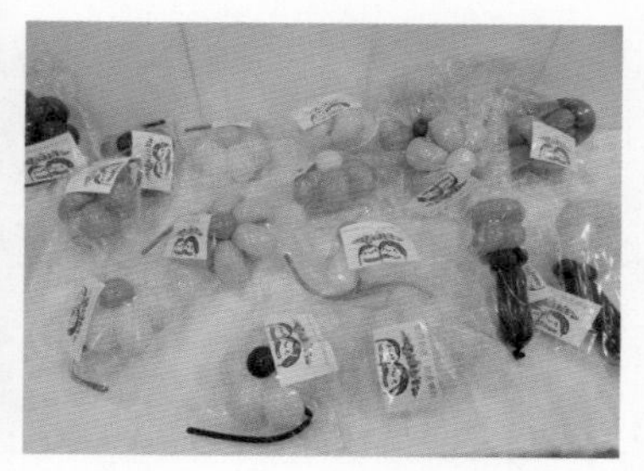

愛心打氣氣球

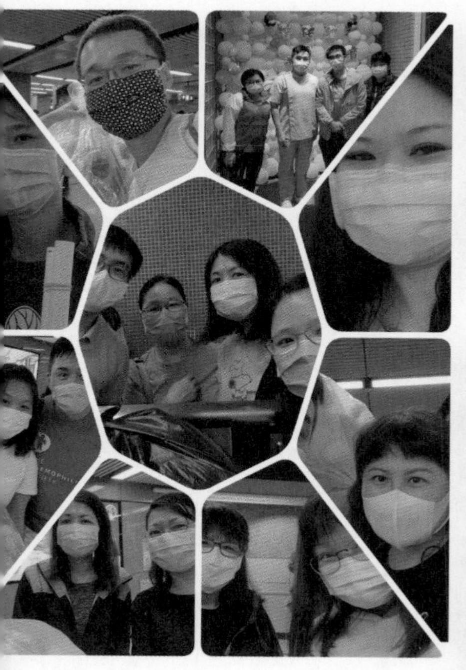

氣球義工團隊

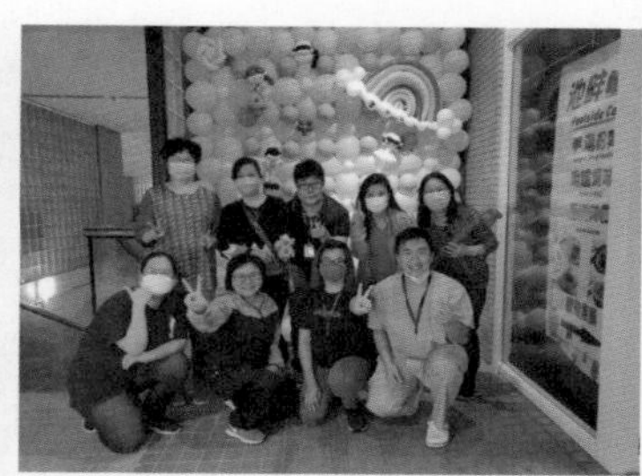

醫院氣球牆

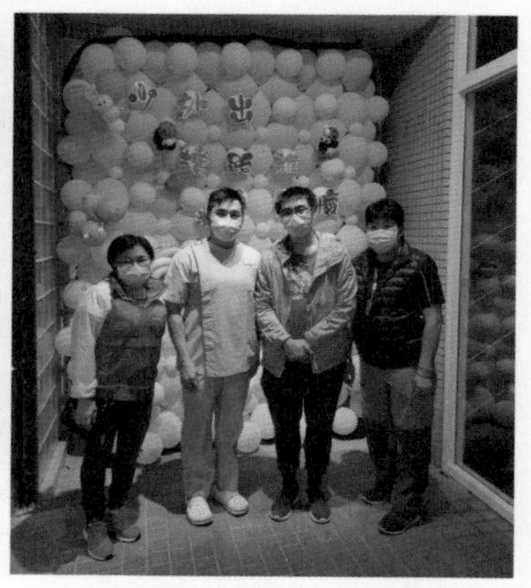

志願文宣組的口號「少接觸，遠距離，多關懷」

05

接收物資，派送愛心

受訪者：處理捐贈物資工作小組（港島東醫院聯網財務部、人力資源部和行政部成員）

主　席：聯網財務總經理陳女士

成　員：高級財務經理趙女士（特工 C），財務經理林女士（特工 K），高級院務經理黃女士（特工 N），高級人力資源經理戴女士（特工 T）和譚女士（特工 M），人力資源經理王女士（特工 W），助理人力資源經理譚女士（特工 Y）和萬女士（特工 B）

採訪者：吳冬媛小姐、楊曉輝先生、莉安娜小姐

撰　文：莉安娜小姐

COVID-19 來勢匆匆，人心惶惶。「你買唔買到口罩呀？」「無呀，我搶唔到。」「你試下搵人喺菲律賓搵下貨源。」當時搜購口罩是我們朋友之間的共同話題。香港市面曾出現一片口罩搶購潮，防護裝備瞬間被搶空。前線醫護的防護裝備庫存量成了媒體關注的焦點。他們需要近距離接觸病患者，如果沒有充足的防護裝備，便會增加受感染的機會。這怎麼行呢？

東區醫院紛紛收到香港各界人士關於捐贈防護裝備的查詢，他們希望在抗疫路上幫一把手。有見於此，醫院立即成立跨部門小組——「處理捐贈物資工作小組」，接受這項「特務」。由彭佳源醫生（東區醫院副醫院行政總監）和劉俊穎醫生（質素及安全服務總監）擔任小組的顧問，成員來自財務部、人力資源部和行政事務部，大概每個星期開一次會，討論如何分配收到的捐贈物品，分配方案由兩位顧問審批之後方才執行。

小組主席安排我們與小組代表進行會面和訪問，讓大家了解這個「特務」小組的工作和當中遇到的小故事。她透露有很多捐贈者除多次捐贈外，也積極轉介有意捐贈的朋友給醫院，特別在疫情初期，他們不斷查詢捐贈防護裝備事宜，對抗疫工作相當關心和支持。

在 2020 年 5 月 12 日下午，該小組成員在會議前接受我們的訪問。特工 C 表示我們醫院以往甚少接收物品的捐贈，而現在接收這些捐贈完全是為了應對 COVID-19，有助增加防疫裝備數量，提升員工士氣。香港市民及機構非常熱心，捐贈的物品包括防護裝備、搓手液、護手霜、維他命補充劑、食物、飲品和手作製品等等。

她隨即彎身從會議桌下拿出兩個大袋，裏面有 28 個手工布袋，有背包、肩包、長銀包和手挽包，各式各樣，繽紛奪目。我拿起其中一個仔細一看，手工非常精緻，每一行線都裁得很整齊，完全看不見線口。「做這些袋子的人得有多好的眼睛、多巧的雙手和多大的精力呀。」我心想著。出乎意料之外，製作這些袋子的是一位 70 多歲的婆婆。她之前因眼疾到東區醫院求醫做手術，被主診醫生充滿耐心和愛心的言行深深感動，尤其是醫生在手術完結時輕拍婆婆肩膊告訴她手術成功，以及那句「辛苦你了」，讓婆婆感到特別溫暖。她懷著這份感動，使出自己的絕活——縫紉，希望為奮力抗疫的醫院員工做些袋子。

有知名藝人和義工隊在市面消毒搓手液短缺時親手製作大量酒精搓手液，惠及多間醫院的同事，與大家分享愛。也有捐贈者從世界各地採購醫用口罩和各種 N95 口罩送來醫院。捐贈物資一度把各臨時「貨倉」堆滿，小組得力覓其他地方存放。

截至訪問當天，小組收到超過 200 多位捐贈者的捐贈，處理了數百項捐贈項目。由於之前沒有接收這麼多捐贈物資的經驗，小組各成員在初期需要一邊做一邊改善流程和各方面的處理手法，逐步完善處理物資捐贈的系統。

至於小組工作分配方面，特工 C 和特工 K 負責做聯絡人，她們表示這段時間沒有分上班下班時間，總之有人查詢物資捐贈事宜，就立即回覆，手機不離手。在訪問期間，她們的手機不時發出接收短訊的提示聲。她們也要就收到的物資作出各方面的安排，例如運送物資、拍照存檔、與感染控制組協調檢查物資規格、申請審批和接待捐贈者等。

而儲存和分派物資給同事則由以上提及的 3 個部門的同事共同分擔。經小組處理過的有口罩、酒精搓手液、護手霜、鬱金香花、曲奇餅、棉花糖、蘋果、湯包、朱古力、罐裝飲品等等。她們希望可以盡快將捐贈物資和捐贈者心意送給各同事，3 個部門頻頻互相調配人手，共同完成物資整理的工作。

而當中令她們印象最深刻的是分派活性乳酸菌飲品。因為活性乳酸菌飲品需要在送抵醫院後 24 小時內冷藏，但醫院沒有額外的冷藏設備可以儲存上萬支的飲品，於是她們收到貨物後就立即按各部門的最新員工人數分配，然後交由行政部負責派送，在 4 小時內分派到各部門，確保飲品的品質不受影響。就算是其他不易變壞的物品，小組也會盡快送抵目的地。特工 N 提到分派運送物資要作多方面考慮，既要盡快送出又不能分開太多次數，以避免部門太頻密作內部分派。另外他們亦要考慮如何分時段送出，例如若有物資要送去長洲醫院，他們會安排趕上來往東區醫院和長洲醫院一個星期一次的常規運輸服務。

由此可見，各部門配合得很有效率，醫院各同事才可以在快至幾小時內收到捐贈者的捐贈物品和心意。究竟小組有什麼秘技呢？特工 T 解釋說：「我們 3 個部門代表都背負一個共同的使命，就是將捐贈者的關愛傳達給前線醫護人員和其他同事，只要朝著共同目標努力，我們就能夠互相配合和自發地把自己的工作做好。」

小組在處理捐贈物資時也遇到不少困難。

「土地」問題考起了一眾成員。財務部和人力資源部從來沒有貨倉，突然接收到大量的捐贈物資，到哪裏找地方存放呢？人力資源部遂借用暫時關閉的職員會所及員工休息室存貨，財務部則把一間會議室和一間辦公室房間當成臨時倉庫，而行政部亦借出在疫情期間停用的培訓中心的房間暫存物資。特工 Y 曾收到有部門同事反映一次過收到太多活性乳酸菌飲品，沒有地方存放，於是小組跟活性乳酸菌飲品公司商量分批送來醫院，解決存放的問題。

拒絕別人是一門學問。小組怎樣拒絕一些不能接收的捐贈物資呢？小組在接收捐贈前要考慮很多因素，有些物品太貴重，不能收；有些物品未見相關品質的資料，不能收；有些餐飲和新鮮蔬菜可能有運輸和衛生風險，也不能收。特工 M 和特工 C 分享了一個拒收的故事。她們曾經在下午 2 點左右收到一間餐廳老闆的電話，他說正在煮四五十個齋菜要送給東區醫院員工，一會就出車。但她們考慮到運輸時間和衛生風險，慢慢向那位老闆講解醫院處理這些飯餐的困難和風險，婉拒了他的捐贈。雖然他有點不開心，但表示理解醫院的顧慮。她們建議餐廳老闆將這些齋菜送去給附近有需要的人士或團體。

每個捐贈項目的數量不一，未必所有同事都能獲得分配，如何公平地分配物資是每次小組討論的大議題。有些捐贈者指定了物資捐贈的對象，那就可以直接將物資送去指定部門。有些捐贈物資沒有特定的捐贈對象，小組就會在會議中討論該如何分配。如果捐贈物資的數量只差少許便足夠分配給全院同事，小組便會再與捐贈者商討增加捐贈數量的可行性，捐贈者大多都很樂意增加捐贈數量，令全院同事受惠。

面對種種挑戰，小組成員淡定面對，逐一拆解，並分享她們的得著。主席表示自己是主動加入帶領「特務」小組的，能夠在疫情中為同事出一分力，再辛苦也值得。特工 C 認為今次處理捐贈物資的工作令她認識了很多其他部門的同事和社區的人士，與對方建立了長遠的工作關係。他們有時會被捐贈者的故事感動，特工 K 說接收捐贈在這次抗疫期間成為其中一個很好的防護裝備來源，有時捐贈者的一句說話如「感謝你們的付出」、「你們加油呀」會為她帶來很大動力。特工 T 和特工 M 覺得自己的工作是把社會各界對醫護人員的支持、鼓勵和愛心傳送給醫院各同事，別具意義。

小組接收物資後也不忘感謝捐贈者，因應不同個案發出感謝信或感謝狀。感謝狀是由一位呼吸系統科護士為小組準備的。

在完成訪問後，我心情激動。我們知道前線醫護同事在這場抗疫戰爭中不辭勞苦、日以繼夜守護我們每一個人，而「特

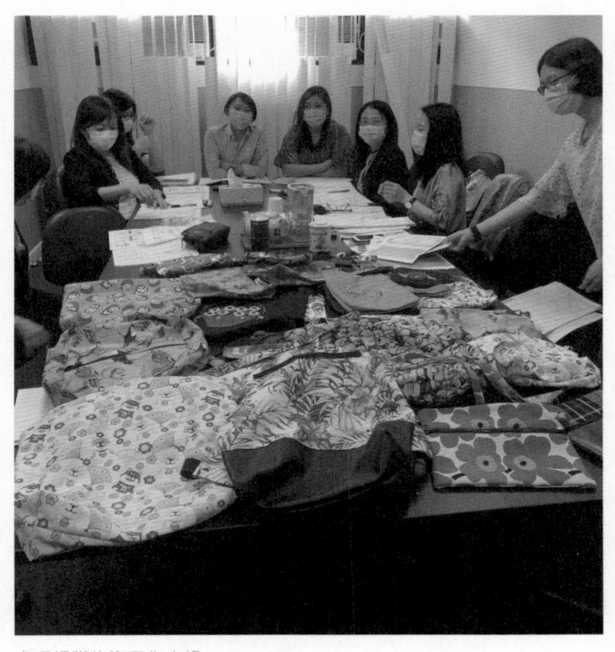

處理捐贈物資工作小組

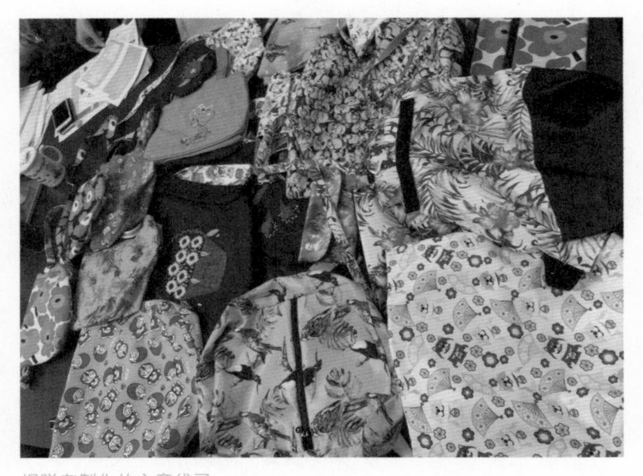

捐贈者製作的心意袋子

務」小組亦帶領她們的團隊站在後勤的崗位為抗疫盡力。也許幾個口罩、一排活性乳酸菌飲品、兩個杯麵不能減輕醫護人員的工作量，但她們希望將這些接收的物資送到同事手上，讓大家感受到社會各界的關懷和支持，為大家打氣。

捐贈者的愛心由「特務」小組送到前線醫護人員和其他同事手上。同事們捧著這些物品，深深感受到捐贈者的心意。我們得知有這些捐贈的防護裝備和醫院的庫存，就不用憂心裝備的問題，可以專注在工作上，也有些同事覺得收到這些禮物有助釋放工作壓力。我們都非常感謝社會的支持和關心。

06

港府武漢包機，醫護愛心護航：港島東醫院聯網派出醫護前往武漢接港人回港

作者：港島東醫院聯網醫護愛心護航團隊

2020 年 3 月 24 日

律敦治及鄧肇堅醫院急症室的 Dr Axel SIU 乘包機前往武漢。Dr SIU 有代表 HA 前往海外救援的經驗。首批回港的包機將包括 14 名孕婦、11 名應屆文憑試考生，以及 22 名需返港接受治療或手術的病患，包括癌症患者。共有 17 名醫護人員隨團，每架專機上至少會有 2 名醫生及 2 名護士；而載有孕婦的專機更會有婦產科醫生及護士，以便沿途照顧。照片中的 Dr SIU 已抵達武漢。預祝這次行動順利！

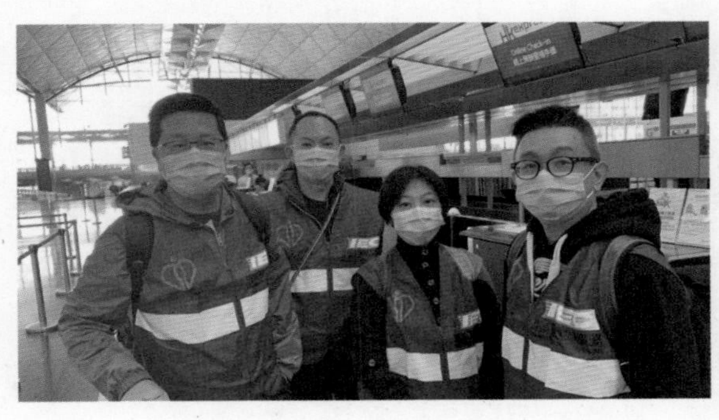

2020 年 3 月 25 至 26 日
本聯網醫護再次出動到武漢

Dr. Axel SIU 和 Mr. Lau PF 今天又會飛往武漢，接載滯留當地的港人回港。Dr. SIU 乘坐的包機將會於今晚 7 時前到港。東區醫院急症室的 Dr. Margaret YUEN 則會聯同聯合醫院的 Dr. K K LAM 坐第二班包機，在稍後時間回港。非常感激 Dr. SIU 和 Dr. YUEN 為滯留港人出心出力！

「Together, we fight the virus!」是特區政府赴武漢接回滯鄂港人包機工作大隊的口號，同工們士氣高昂，熱誠可嘉。3 月 26 日的首航班共接回 143 名港人，工作人員零感染。

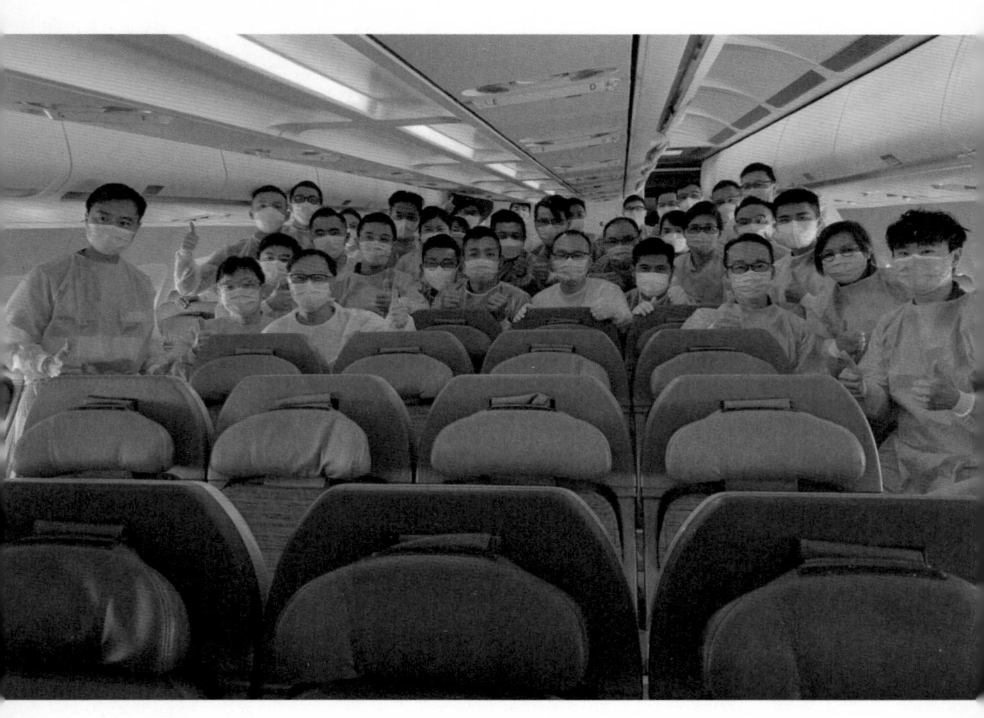

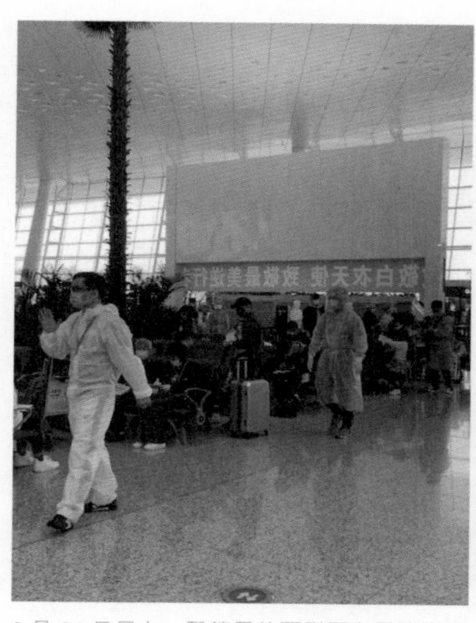

3 月 26 日早上，醫管局的兩隊緊急醫療隊抵達武漢國際機場。

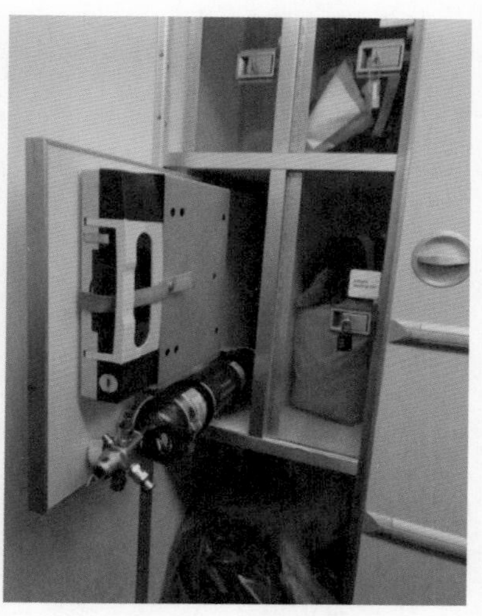

緊急醫療隊專用包當中的救人用品一應俱全，可以處理包括緊急分娩及心臟病發患者。

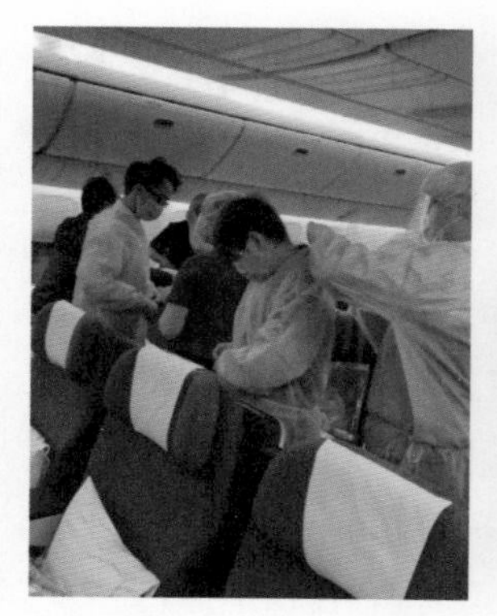

醫護人員在整個撤離行動中都穿上臨床工作服和保護衣，在機場和航機上穿梭往來。

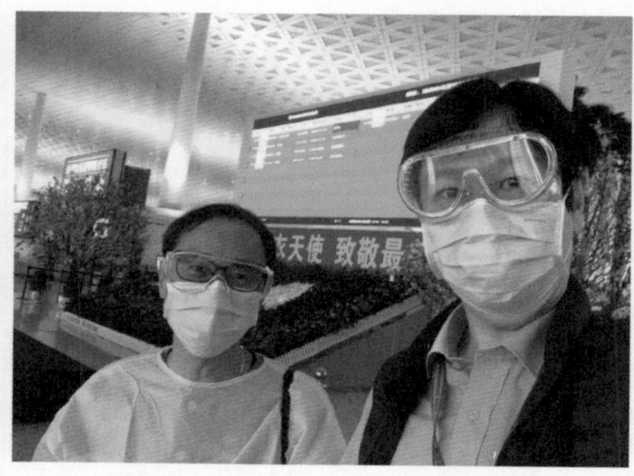

特別感謝馮浩賢先生（香港駐武漢經貿辦主任），他做了大量的工作，令整個撤離行動得以暢順、有序地進行。

07

器官捐贈，生命有 Take two

受訪者：東區尤德夫人那打素醫院器官移植聯絡主任、資深護師**蔡松林**先生
撰文：**楊曉輝**先生

器官移植聯絡主任蔡松林資深護師，負責向腦幹死亡病人的家屬講解器官捐贈，同時照顧他們的情緒和需要。在器官捐贈的個案中，蔡松林資深護師作為腦幹死亡病人及其家人的橋樑，負責溝通、協調和支援等工作。他也致力參與器官捐贈的宣傳和推廣活動，向各團體和社區人士講解器官捐贈的意義，以及回應市民對器官捐贈的疑問。

香港暫時未有因為 COVID-19 而需要肺部移植的個案出現，但在疫情期間，亦有腦幹死亡患者的家屬，願意將病人的器官捐贈給有需要的人士。在東區醫院深切治療部，曾有一名腦幹死亡患者捐出了寶貴的器官，救助了多名器官衰竭的病人，讓我們感受到人間有愛。我們就此訪問了器官移植聯絡主任蔡松林資深護師，請他分享當中的心路歷程、感想和深刻的事情。

在 COVID-19 疫情中，醫院的環境、配套及措施都因應疫情而有所改變，加上每一個病患者的家庭背景和結構都有所不同，因此或多或少地增添了在家人、病人及醫護人員之間溝通的難度。

由於疫情的關係，與器官移植相關的部門之間要有緊密的

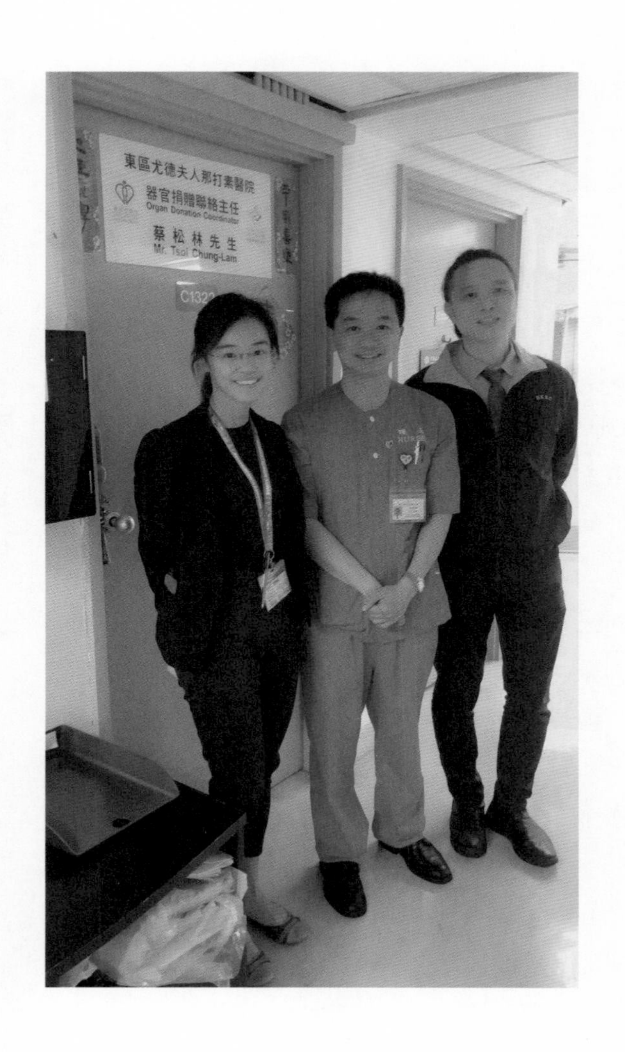
東區尤德夫人那打素醫院
器官捐贈聯絡主任
Organ Donation Coordinator
蔡松林先生
Mr. Tsoi Chung-Lam

聯繫，加強溝通，才能得到準確的資訊，進而篩選適合的器官。例如在 COVID-19 快速測試措施中，衛生署及醫管局的感染控制組，會因應實際的情況剔除高風險的捐贈者，即是高危病房和感染病房的捐贈者。當有器官捐贈個案時，血液標本也會盡快交給瑪麗醫院進行詳細的化驗，以檢測捐贈的器官是否符合器官捐贈的標準。

在器官捐贈的過程中，由轉介、跟進，到與病人家屬溝通，每宗個案都是獨特的，是富挑戰性的工作。現時香港只有腦死亡的病人才可以捐贈器官，但由於這類個案都是突發性死亡，例如因急性中風、腦重創、交通意外或工業意外等事故入院，事出突然，家人自然很難面對及接受死亡，器官移植聯絡主任會因應不同情況，提供適切的心理輔導和援助，讓病人家屬逐漸接受病人驟逝的事實，最終同意器官捐贈的決定。當中大部分的個案，病人生前都沒有明確提出器官捐贈的意願，家人需要鼓起好大勇氣，來決定捐出病人的器官。可以想像當時病人家屬的心情就好似一個剛剛學織毛衣的人，拿起一個毛線球找來找去也找不到線頭，越找越心急，越找越混亂，器官移植聯絡主任作為一個引導者，正是協助他們找出線頭的人，一步一步拆解他們的疑問，最終成功達至器官捐贈的決定。

在疫情期間，很多病人的家屬可能因為公幹或長居海外等原因而不在香港，未必能夠立即直接聯絡上，也增加了現時器官捐贈工作的難度。

其中一個較深刻的個案，患者是一名成年男性，其家庭結構有太太、爸爸，及其叔伯子侄等，而個案轉介期間，患者的太

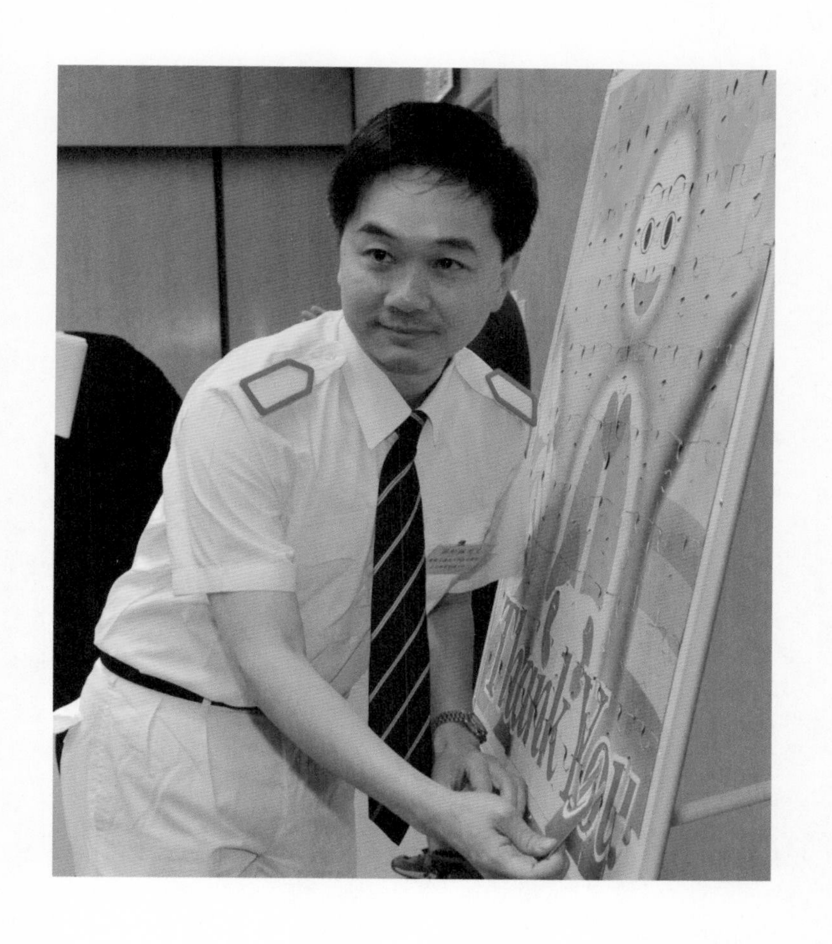

太因疫情關係香港封關而不能與其取得直接溝通，但通過深切治療部醫生及器官移植聯絡主任在電話中耐心地向家人說明病者的情況，而病者的家人也充當橋樑和其太太解釋，太太最終也明解丈夫已經腦死亡，並通過其家人表達支持捐贈器官的意願，捐出寶貴的器官遺愛人間。讓器官輪候者及其家人感受到人間有愛。

最後，器官移植聯絡主任蔡松林寄語我們：

「要珍惜自己身邊的人和事物，

健康是不能用金錢換取回來的。

人生往往都會有逆境，

但卻沒有永遠的絕境，

要珍惜生命、活在當下。」

08

不一樣的鯉魚門公園度假村

受訪者：東區尤德夫人那打素醫院護理部資深護師**梁永珊**小姐

說起鯉魚門，大家本來應該只會想到 XX 畢業營，但在這個疫症之下，相信它對香港人而言有了一個新的身份和意義。

大變身

鯉魚門公園度假村社區隔離設施（Community Isolation Facilities）於 2020 年 7 月尾開始接收第一批輕症確診病人入住，其實醫管局早於疫情爆發初期，已開始計劃將鯉魚門度假村變身成社區隔離設施，接收社區病人，以減低醫院隔離病房病床的負擔。因其地理位置較近柴灣東區醫院，所以東區醫院是提供主要支援的醫院，而我亦有幸參與其中的準備工作。要將一個度假營轉型成醫院，接收留院病人，真的一點都不容易。從環境、設備、人手，以至工作流程都需要重新計劃，期間更得面對三大挑戰。

第一項挑戰就是利用原有的空地興建了共 234 個獨立隔離房間，每個單位都要有基本設施如冷氣、床鋪、桌椅、衣櫃、洗手間等，所有物資都要在短時間內預備好。

第二項挑戰就是計劃接收病人的路線。為減低病人間交叉感染及醫護人員受感染的風險，所有地方均劃分為清潔區（Green Zone）和病人區（Red Zone），病人須在指定的區域逗留，而職員穿戴和卸除保護衣的區域均嚴格跟從感染控制的指示。

第三項挑戰就是要解決網絡訊號微弱的問題。其實度假村的設計不就是想讓大家遠離電子產品，逃離都市繁囂，投奔大自然的懷抱嗎？但試想想被隔離的病人若不能上網的話，必定是場世紀大災難！所以我們團隊用了十分「土炮」的方法，各自利用自己的手機互相撥打 WhatsApp 的視像電話，測試哪間網絡供應商能提供較穩定的網絡服務，好讓我們預備足夠的 sim card 供病人使用。

上山下山

「山頂嘅同事收唔收到？」沒錯，我們每天都得靠對講機溝通，營地太大，網絡訊號不穩，加上身穿全身保護衣，高智能電話完全沒有用處，walkie-talkie 反而大派用場。入住鯉魚門的病人都是情況穩定及沒有病徵的，相對護理程序較少，但由於病人不能離開房間，我們每天都會和他們做遙距會診（tele-consultation），詢問他們有沒有不適，需要時會安排他們落山讓我們的當值醫生診症。

我們每天都有派餐和分派物資的時間，由於營地位置處於高地，距離指揮中心有一小段距離，每次進入營地時都要穿上全套保護衣和佩戴 N95 口罩。有時候需要在戶外 30 多度的天氣下

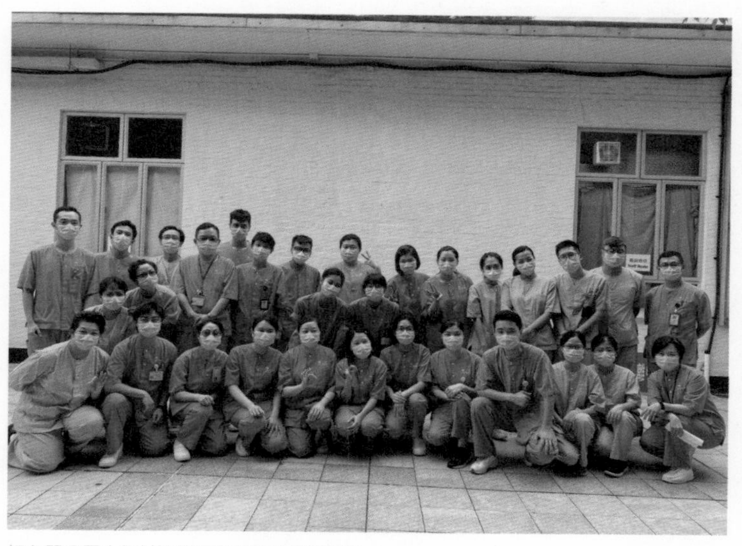

鯉魚門公園度假村社區隔離設施的醫護團隊

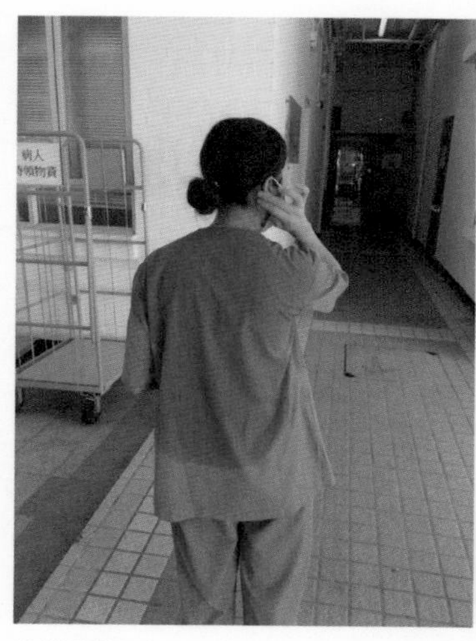

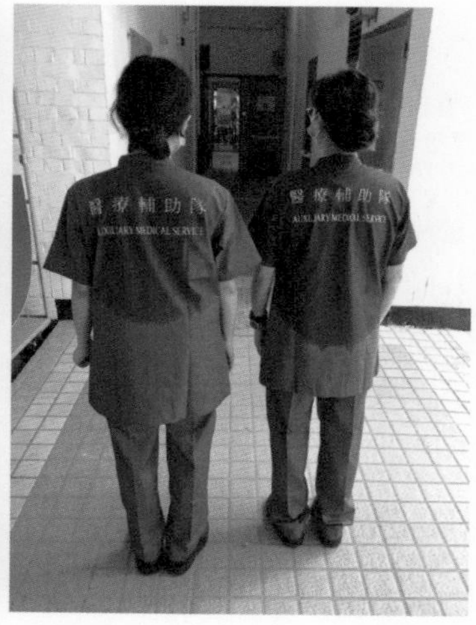

醫護團隊每次進入營地時都要穿上全套保護衣和佩戴 N95 口罩，有時候需要在戶外 30 多度的天氣下逗留數小時，辛勞工作，汗流浹背。

逗留數小時，有些病人見到我們大汗疊細汗，也會替我們打氣，「姑娘，真的辛苦你了！」當聽到他們的打氣說話時，真的很窩心。但最大的滿足感，莫過於見證著病人康復離營，看著他們登上接駁巴士離開並向我們醫護團隊揮手的一刻，看到他們面上流露的興奮表情時，我便覺得再辛苦都是值得的！

上下一心齊抗疫

鯉魚門公園度假村社區隔離設施的醫護團隊來自醫院管理局總部和 7 個聯網的同事，我們都是自願參與的，有著不同背景、職級，來自不同部門，包括社康部、門診部、急症室、內科部、深切治療部和護理部等。雖然在新的工作環境得面對很多挑戰，但我們每個人都明白現在正是為香港打這場抗疫仗，所以大家攜手合作，上下一心，令運作越來越暢順，體現了團隊合作、攜手抗疫的精神，其中最大的收穫除了見證著病人康復出院，就是認識到一班很有使命感的醫護同事。希望這場疫症快點完結，讓鯉魚門社區隔離設施變回昔日可供一家大細輕鬆玩樂的鯉魚門公園度假村吧！

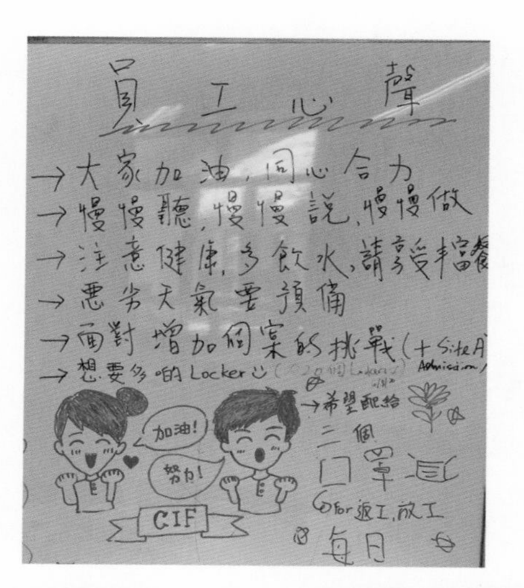

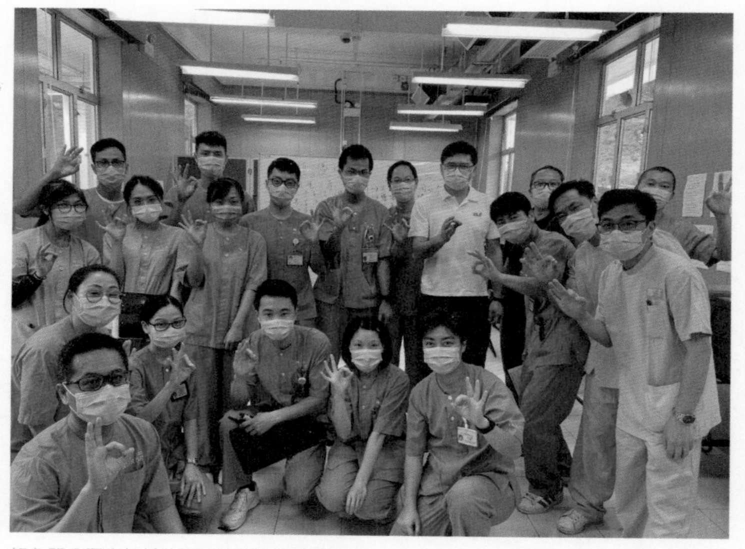

鯉魚門公園度假村社區隔離設施的醫護團隊

09

鯉魚門隔離營抗疫見聞分享

受訪者：東區尤德夫人那打素醫院精神科註冊護士**周志鴻**先生

踏入 7 月，疫情急轉直下，隨著第三波疫情嚴重爆發，政府短時間內啟用了鯉魚門社區隔離設施，讓醫管局作 COVID-19 臨時社區隔離用途，用以接收病情穩定且康復中的 COVID-19 確診者。

當我知道鯉魚門隔離營需要護士幫忙照顧 COVID-19 病人，就向部門自薦參與這項有意義的抗疫工作。身為醫護人員應有捨己為人的精神，現時香港疫情嚴重，情況危在旦夕，更需要我去為大家出一分力，儘管一人之力是微少的，但只要明白到集腋成裘的道理，同事每人肯出一分力，自願到前線幫手，香港總會有轉機。

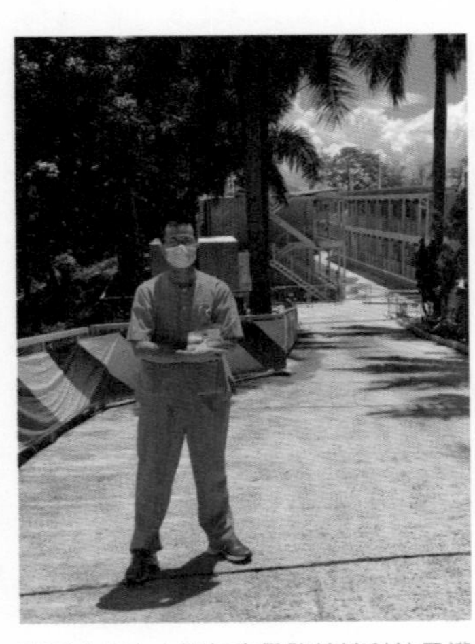

東區尤德夫人那打素醫院精神科註冊護士周志鴻先生

我於 7 月 28 日表示自願到隔離營工作，兩日後便被安排到隔離營當值。以下便是我在隔離營抗疫的見聞：

鯉魚門隔離設施分為 A、B 兩區：A 區由單層組合屋建成，提供約 100 個床位；B 區是雙層組合屋，約提供 200 多個床位。A 區還未收到指示何時接收病人，現在所有病人都入住在 B 區，我第二日上班時已有約 180 人入住。

這裏的護士分三更：A 和 P 每更約有 5 至 8 人當值，夜更則有 2 人，醫生 4 至 5 名，朝八晚八當值。另外也有病人服務助理、醫療輔助隊同事支援。運作上這裏也會抽血驗抗體，所有病人每朝都要留深喉唾液，量度維生指數等。由於網絡硬件尚未能配合，我們需要逐一上門為病人量度維生指數和問診，每日一次。那些讀數會實時輸入電腦，再上傳到系統，給醫護跟進。山上病人區沒有護士站，病人有需要時可以致電控制室，那裏 24 小時都有護士當值。

病人主要由全港各公立醫院轉介來，早期也有接收一些經東區醫院 Reverse Triage 的轉介個案，病人來自各行各業，有家庭群組、外傭、船員、留學生等。入住條件是 50 歲以內，前提是有基本自理能力，沒有長期病患，不需要服食多種藥物和不需要吸氧氣。這裏暫時接收了一二百人，按人數規模約等於醫院 3 至 4 個病房容量，期望可以紓緩各院二線隔離病床供應緊張的情況，加快病人流轉。

病人在我們的社區隔離設施裏，都非常自律忍耐，而病人區寧靜有秩序，也有助病人休息。執筆時我已值夜一晚，我們已經接收了接近 200 個病人，居然沒有任何申訴需要處理，這是意料之外的。

其中有個案全家確診，父母接收了進來，他們的小女兒情況轉好，不用再隔離，但因有照顧問題，還是特事特辦，容許她從屯門醫院送入來，當然這是個別例子了。

我們每天都需要到戶外工作，照顧病人外，還得面對極端天氣，時晴時雨，有時還需要在室外 30 多度時穿著保護衣在隔離營中穿梭，為一二百人量度 e-vitals、派餐等。幸好，我平時有運動的習慣，初時雖然仍感到有點吃力，但幸好同事分工合作，工作也是暢順有序的，很多病人看見我們的隔離衣都濕透了，分不清是汗水還是雨水，都為我們打氣加油。

社會人士也對營內同事十分支持，紛紛送上禮物包——滋補湯水。記得有店舖老闆親臨送上中秋月餅，感謝同事為抗疫付出，如果不是看到這些月餅，我都忘記原來很快便是中秋節了。

佳節當前，希望香港疫情早日緩和。不論是在社區隔離治療設施或院內的確診病患者都能早日康復出院，與家人團聚！

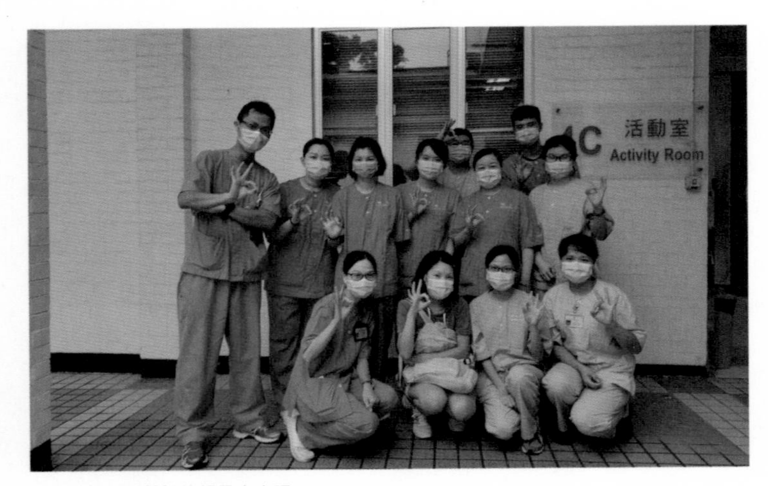

鯉魚門社區隔離設施組員大合照

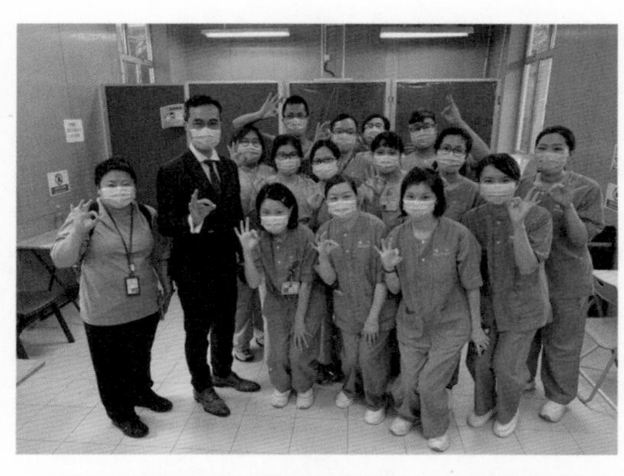

院長陸志聰醫生到
鯉魚門社區隔離設施探班

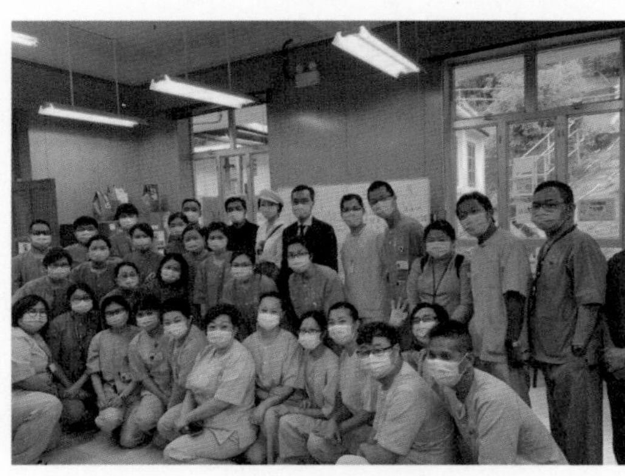

院長陸志聰醫生到
鯉魚門社區隔離設施探班

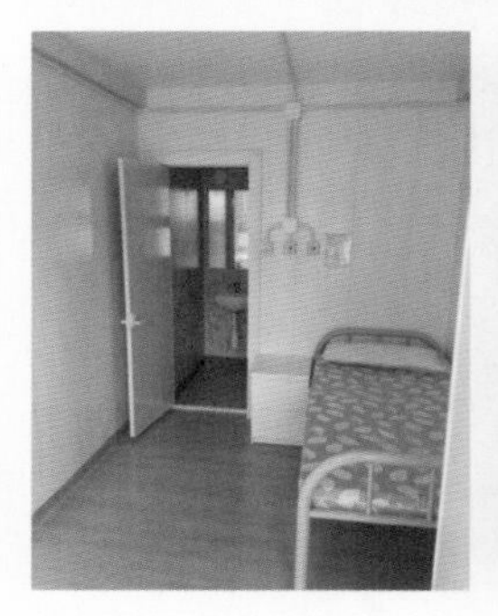

鯉魚門社區隔離設施房間設計

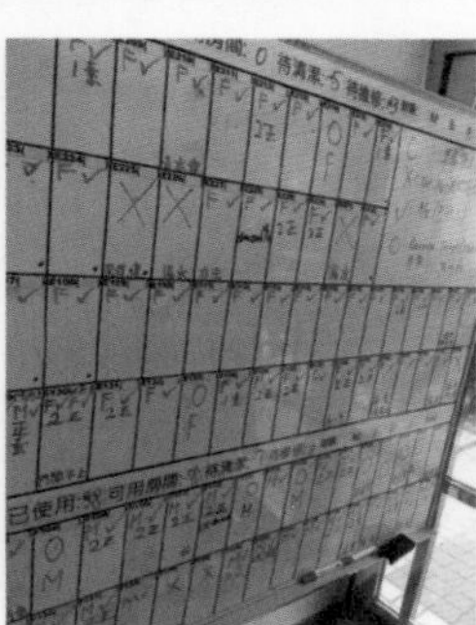

病人房間表

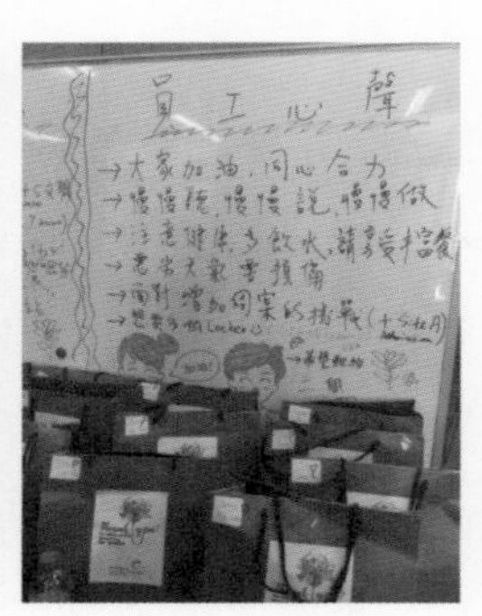

員工心聲

第二章　抗疫人和事

10

助人為快樂之本：「普及社區檢測計劃」的檢測工作

作者：東區尤德夫人那打素醫院精神科病房經理及部門防感染護士**余狄鳳**小姐

這 8 天我負責在灣仔軒尼斯道官立小學做「普及社區檢測計劃」的檢測工作，每日接觸的個案過百，小至由父母陪伴的 6 歲小孩，大至 90 多歲的老人家，甚至要坐輪椅的市民也有不少，下面憶述其中 10 多位在我腦海中印象最深刻的市民：

9 月 6 日星期日早上，黃雨，有一對老人家夫婦同來參與檢測。他們步履蹣跚，互相扶持著來到小小的學校禮堂坐下。我看見兩老緩緩從膠凳危站起來，即急不及待，一個箭步走過去扶著兩位老人家到我負責的 3 號檢測站。起初他們想做檢測，但又驚怕，我便細心安慰他們：「不要害怕，我『最錫老人家』。護理做咗 30 多年啦，會『快靚正』取完標本呀！」結果他們如我所說，得償所願，笑逐顏開地完成檢測，然後我跟他們開心地說：「好啦！現在可以一齊拍拖去街街啦！」兩夫妻笑著回應我：「咁老仲拍咩拖！」我說：「當然唔係啦！幾多歲都可以拍拍拖，開開心，夫唱婦隨吖嘛！」兩位老人家開心不已，笑容滿面，我扶著他們並親手交託給操場的工作人員。因為操場有兩級石級，能夠確保有人扶助他們離開時不會跌倒，我才安心。

一個傍晚，一位身高 1.7 米左右、帶著口罩的後生仔，獨自一個人來參加檢測。在介紹採標本過程中，我才發現他只有 13 歲。他個子高大，態度溫文爾雅，雖然只是一個中學一年級生，但竟然給我一種成熟穩重的感覺。他在採標本過程當中非常合作，起初他有少許驚慌，但他很信任我，從採鼻孔到採喉嚨標本都沒有畏縮，我也沒有令他不適。我很讚賞他的勇敢，因為見慣了很多孩子或成人都戰戰兢兢。過程中他還告訴我他是在這間學校畢業，所以刻意選擇這個中心做檢測。原來如此！一份緬懷母校的感情，令他特意選擇來我們這個中心做檢測。

一個晚上放工時間，來了一位中年男士，他的孩子都已經出社會工作了，當我解釋拭子採樣時，我告訴他採鼻孔標本時鼻子會癢，會想打噴嚏或流眼水。怎知還未開始採樣，他已經流了少許眼水，問我拿紙巾拭抹，把我嚇了一跳。未做已經眼濕濕？我都未採標本？他感性地告訴我他是一時感觸，因為他是這裏的畢業生，畢業已有 37 年了。「人生有幾多個 10 年？他有 3 個加 7 年！」我諒解地輕輕拍了他肩膀一下，讓他準備好後才開始採標本的工作。

某天中午，遇上一位極度緊張的女士，她很害怕我會把她弄痛，因為現在網絡上實在有太多負面訊息。她還告訴我她是因為好朋友要她來，才「免為其難」。解釋完採樣程序之後，她仍然很害怕，我發現她的身體不斷有微微震動，那我便用我純熟的技術，連同精神科強項——鬆弛技巧和深呼吸（Relaxation Technique + Deep Breathing）雙管齊下，在 5 分鐘內完成任務。她雖然情感上有些膽怯，但身體上沒有什麼不適，最後很滿意地回家等待結果。

另一天，來了一位女士，本來是由我的隊員負責做檢測，但她卻用不滿的表情望著隊員。細問之下，原來她擔心我們沒有更換手套，「一對手套走天涯」為所有人做檢測；其實隊員在她未入檢測站前已剛換了新手套，但她不相信隊員的解釋，又是給網絡上的負面訊息影響了！善解人意的我，便請隊員迴避一下，然後在這位女士面前，用火酒消毒液清潔雙手，帶上新手套，不消 5 分鐘，便成功為她採到標本。我隨即在她面前脫下手套，用腳踏踏開枱下面的垃圾桶，並溫柔地告訴她我們會用新手套為每一個市民採標本。她看到垃圾桶內有很多手套，豁然明白也鬆了一口氣，理解我們並沒有說謊，連忙說句不好意思，因為網絡傳言而誤會了我們，還聲稱她會幫忙「闢謠」。

又一個傍晚時分，突然有一位年約 60 多歲的男士來做檢測。他講普通話，豁達開朗，告訴我他是一位內地的醫生，而且來自武漢，對話中他還透露，他有兩位醫生朋友在這次疫症中，因為感染 COVID-19 不幸死亡，我聽後也不禁有點感觸，只希望大家一齊同心合力抗疫成功。男士還大讚香港政府不惜公帑，免費為所有人進行檢測。我為他採探的過程中，他對我非常信任，沒有任何擔心，笑容滿面並滿懷感謝地完成整個過程，安心離開。

一對父母帶來一對小孩，我負責為母親及她的 6 歲小女孩做檢測。母親打頭陣，建立一個良好榜樣給女兒，果然奏效。囡囡因為媽媽做得順利，也讓我從她的小小鼻孔採拭。鼻孔小小，不需要如指引所說插入兩厘米。大人與小朋友，甚至每一個人，均有不同和差別，所以醫療課程學術，也是一門藝術，不可以

「一本通書睇到老」。我以純熟的技巧，在女孩的鼻孔及喉嚨合適部位採取標本，她也表現得很合作。殊不知道，爸爸跟小哥哥在 5 號站早已完成測試，沿著黃線來到我的 3 號站，正在等候她們一起離開。看到他們全家一齊以行動支持全民檢測，我感到很欣慰。

數天以來，在灣仔遇到很多外籍人士及南亞裔人士來做檢測，當中也有不少菲律賓及印尼外傭。有一位尼泊爾籍女士，起初她有點害怕，畢竟語言溝通不便，但經過耐心且細心的清楚解釋，她也表示明白，並合作地完成檢測，滿意離開。

閒日時，外傭姐姐很多都是陪伴主人或老人家到來做檢測，未知是否因為我們中心位於軒尼斯道大街上，比較方便他們推輪椅陪伴老人家及僱主到來；到了星期日放假的日子，她們會打扮美麗，自己來排隊做檢測，精神可嘉。

又某一天下午 3 時許，一位男士坐下，當我解釋採樣過程之後，他告訴我早幾天他已在中環林士街停車場做過檢測，今天來這裏再做，是因為那邊只是做了口腔採樣，沒有經鼻孔採取標本。剛剛解釋完，他便收到急電，告知「車已經到咗」。哦！原來是準備接更開工的一位的士司機。我即以「快靚正」的技巧去採取標本，好讓他快快開工。臨行前，我送上一句祝福：「生意興隆」，他滿心感謝，高興地開工去了。

再某一天晚上 7 時左右，一位貌似裝修工人的男士趕到，匆忙坐下。他有點焦急，解釋完過程後，說要盡快安排採取鼻孔和喉嚨標本。原來他剛剛下班，因為家住東涌，想盡快完成檢測，趕回家吃飯休息。我作為一個善解人意的「藍丁格爾」，當

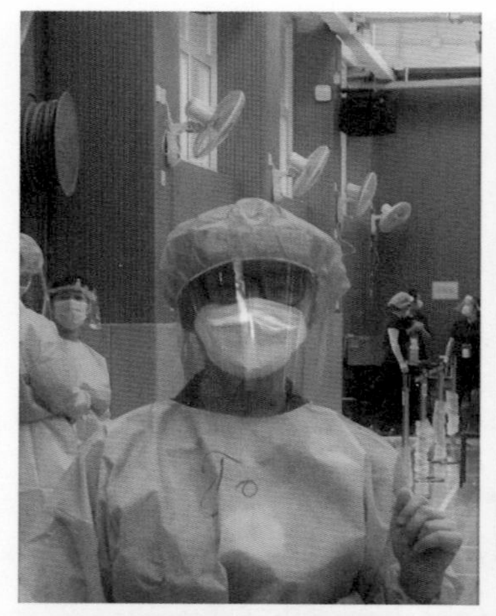
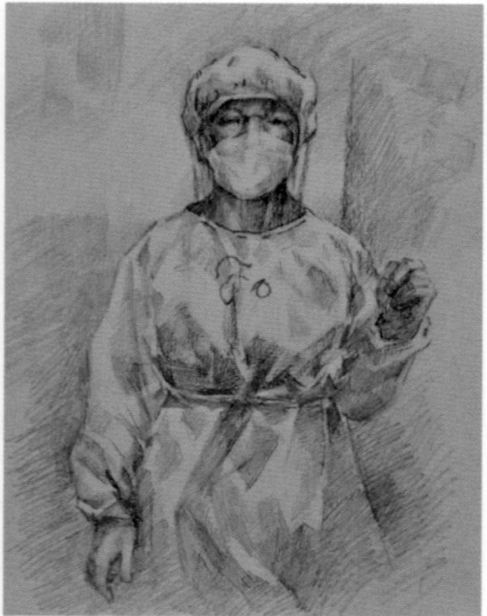
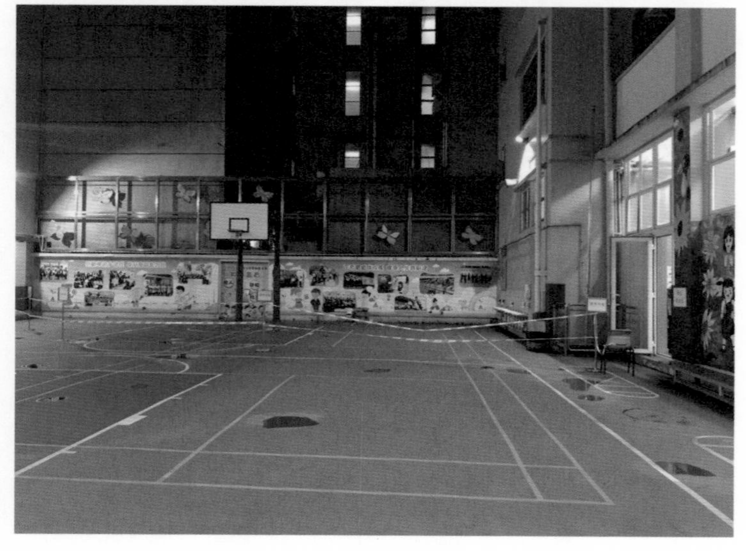

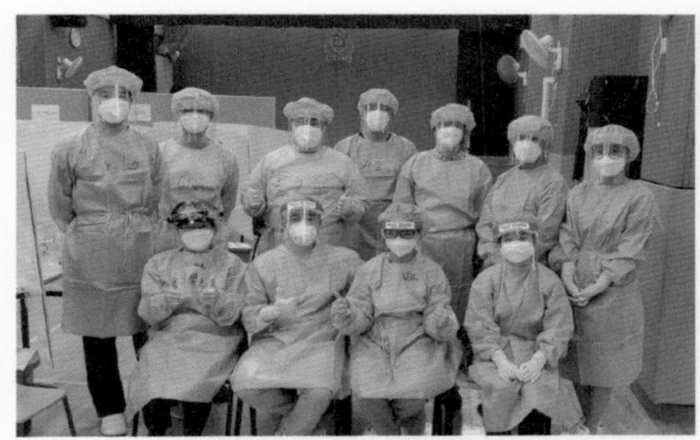

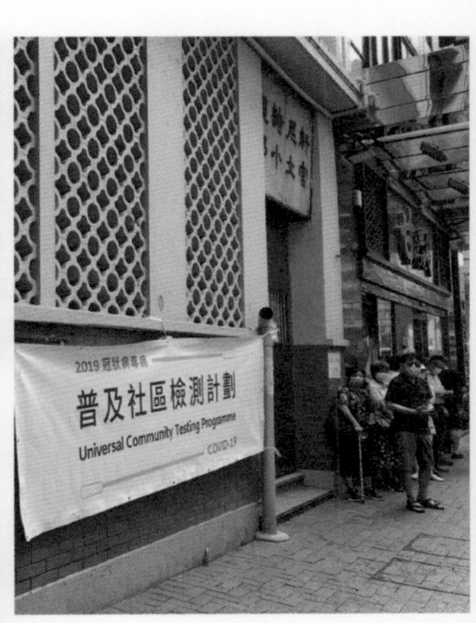
2019 冠狀病毒病
普及社區檢測計劃
Universal Community Testing Programme
COVID-19

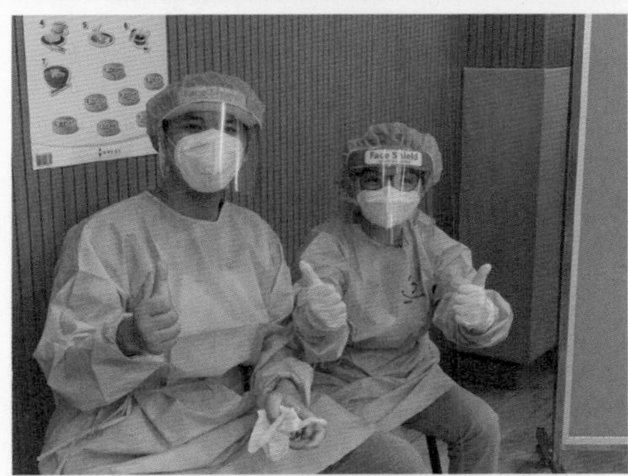

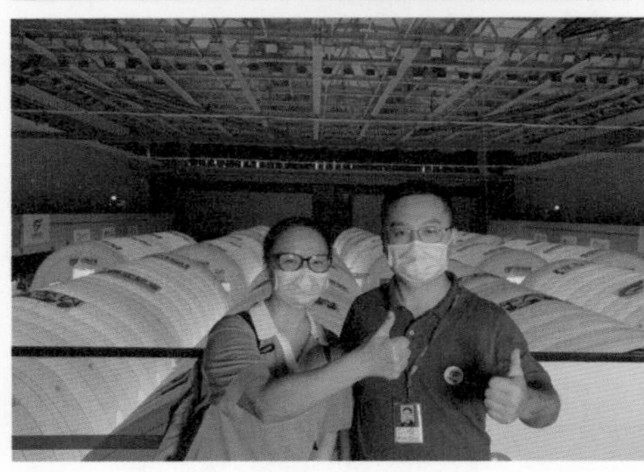

然會快速順利地完成採取標本。我也給了他我的心意，讓他順心如意地離開。辛苦了，為口奔波的市民，勞勞碌碌工作了一天，也來參與這個檢測。

參加檢測的市民，除了不少灣仔舊區行動不便的老人家、不同族裔的人士外，還有很多外籍人士和內地的年青有識之士。美麗動人的 OL 及英俊瀟灑的哥哥也有不少，他們趁早上上班前及下午、黃昏吃飯前，抽空來參加檢測。有些人在大堂一坐下來等候時已經累透，甚至「釣魚」，爭取機會小睡片刻，收穫豐富。當然，我們亦沒有讓他們失望，盡量「快靚正」而又安全妥善地採好標本，轉交負責收集及運送標本的同事去作化驗，讓他們返回公司繼續工作或回家休息。

連日來我檢測過不少來自各地的年青貌美女士，有黑龍江、北京、上海、深圳，甚至台灣的。她們衣著入時，斯文大方，相信是在灣仔各大機構工作，不只普通話鏗鏘，英文也很了得。使我印象深刻的是一位操普通話的美女，風姿綽約，耐心聽我解釋採樣過程，採取標本時表現得非常合作，並且讚賞這是一個愉快的經歷。她臨走前，我忍不住誇讚她身上的衣服很有品味，不知道在那裏購買的。怎料她即刻大方地告訴我她是網購得來，還告知網店名稱，令我如獲至寶。

到了最後幾天，來參與檢測的市民風雨不改。第二個星期六中午，有位伯伯，衣著光鮮，打扮樸實，他一坐下來，便給我一種不同凡響的感覺，像是位大老闆或商業人士。他很淡定地聆聽我講解檢測的每一個步驟，並詢問何時會有結果通知，我都一一清楚解釋及回答。突然他的手機響起，對方是他的司機，要伯伯告知在哪裏接他。因為我們中心採用單向式人潮管理，不能走回頭路離開，我便連忙提點伯伯告知司機在譚臣道，即學校後門接他上車。我又立即以「快靚正」技巧為伯伯採取標本，好讓他盡快和他的司機會合。

9 月 12 日星期六早上，遇上兩位在港工作的外籍男士，他們都是趁週末放假過來做檢測。他們同樣來自加拿大，一位是來自溫哥華維多利亞市，他是香港政府某局的高層員工，快將完成兩年合約回國。而另一位則來自曼尼托巴省，已來港 21 年，與太太及兒女一起住在香港，在一間享譽全球的跨國公司任分析師。他亦是一個香港市民，因為他已經在港住滿 7 年，非常支持普及社區檢測計劃，我邀請他盡快帶同太太及子女來做檢測，他當然回答說好。

我最後一天工作的日子是 9 月 13 日星期日，最後一位由我負責採樣的是位女大學生。我一如既往細心解釋採樣過程，她了解清楚後，便告訴我她的喉嚨極度敏感，她連自己刷牙時，把牙刷伸入口腔些許都受不了。我便盡自己一點綿力，希望可以用「快靚正」的技術幫她一把，很可惜的是我試了 3 次，都未能在她的喉嚨成功採樣。我不想令她驚恐，唯有決定多採一個拭鼻孔的標本，以助檢測分析。

這 8 天有幸參與這個普及社區檢測計劃的工作，我感到既充實又有意義。每個到來參加檢測的市民都有一個獨特的故事。除了接觸到不同的人和事，還有「外快」賺，每天上午 8 時至下午 8 時，工作足足 12 小時，不停解釋過程，採集標本，教育及培訓隊員，聲音都沙啞了。我每天採集超過 100 個標本，工多藝熟，採鼻孔及喉嚨標本，已達爐火純青的境界，拭子放進喉嚨，只需要用上三四秒時間，便可以採到標本，不讓幼童及老人家辛苦。我同時也把技術傳授給年輕的新隊員，他們是醫療界的未來接班人，當中有不少是醫護學生和救護員，為以後抗疫工作做好準備。而最使我高興的是能夠聯同一群不同背景而又同心同德的人士，他們來自醫院的不同部門，也有私人執業醫生等，一同充分運用專業的技術，開心地服務廣大市民。9 月 19 日，有幸能參觀「火眼實驗室」，親身認識採完標本之後的流程，短短 14 天內，大家為市民做了 170 多萬個檢測，所謂「助人為快樂之本」，我有份參與這項工作，非常感恩而且滿足。

11

我在全民檢測中心關愛座的經歷

作者：東區尤德夫人那打素醫院精神科註冊護士**楊曉輝**先生

今天是我第二天在檢測中心的關愛座為香港市民提供檢測服務，直至今天已有累計 120 萬人接受檢測服務。

可能因為使命感的驅使，我很高興在現時政府需要醫護人員參與全民檢測的服務中，為香港檢測 COVID-19 的隱藏患者作出些微的貢獻，為此我深感榮幸。

在關愛座工作其實和普通的檢測崗位沒有特別大的分別，我都是貫徹一貫的耐性，提醒參與的市民小心梯級，細心說明採取檢測樣本的步驟、可能引致的不適反應，以及其他需要注意的地方。

因為在關愛座工作的原因，一些長者因為聽力不好而需要多些時間解說，我亦會扶持行動有困難的長者進出，這雖然增加了檢測過程所需的時間，但卻可以減低出現意外的機會。

「意」料之「外」

要說意外，反而是早兩天，在普通的檢測崗位工作時，我發現鄰座的檢測崗位，因為崗位工作枱前有暗斜的梯級，有市民不小心整個人跌倒了。當其時，我對準備檢測的市民說了聲抱歉，之後就衝了過去，幫助那位受傷的市民，及至組長及大會的工作人員到來，以及受傷市民的情況穩定下來，我才返回自己的工作崗位。休息時間，聽到組長說，那位市民已經止了血，休息了一會就離開了，我心裏的擔心頓時得到了紓解。

小男孩

當然，除了這個極端的事例外，還有一些有趣的事情發生。譬如，有一位小男孩，雄赳赳的，滿懷自信的，自己一個來到了我的崗位上。但經過了我一輪細心的解說後，卻竟然嚇怕了他，之後，還要勞煩他剛完成檢測的爸爸在他身邊鼓勵和支持，才完成樣本採集。

我很緊張！我很敏感！

還有就是很多市民，在樣本檢測前，都很緊張地和我說，他們很敏感，很害怕。但完成採集標本後，大多數都和我說，沒有其他人所說那麼誇張，一點也不難受，甚至稱讚說因為我的技巧好。

總括來說，我在檢測中心工作的這 3 天半日子裏，除了隔鄰的崗位出了一點意外，其實都相當順利。而暫時聽說檢測出的隱藏患者也不多，希望香港的疫情能夠就這樣結束就好了。

衷心祝願香港平安，疫情可以告一段落！

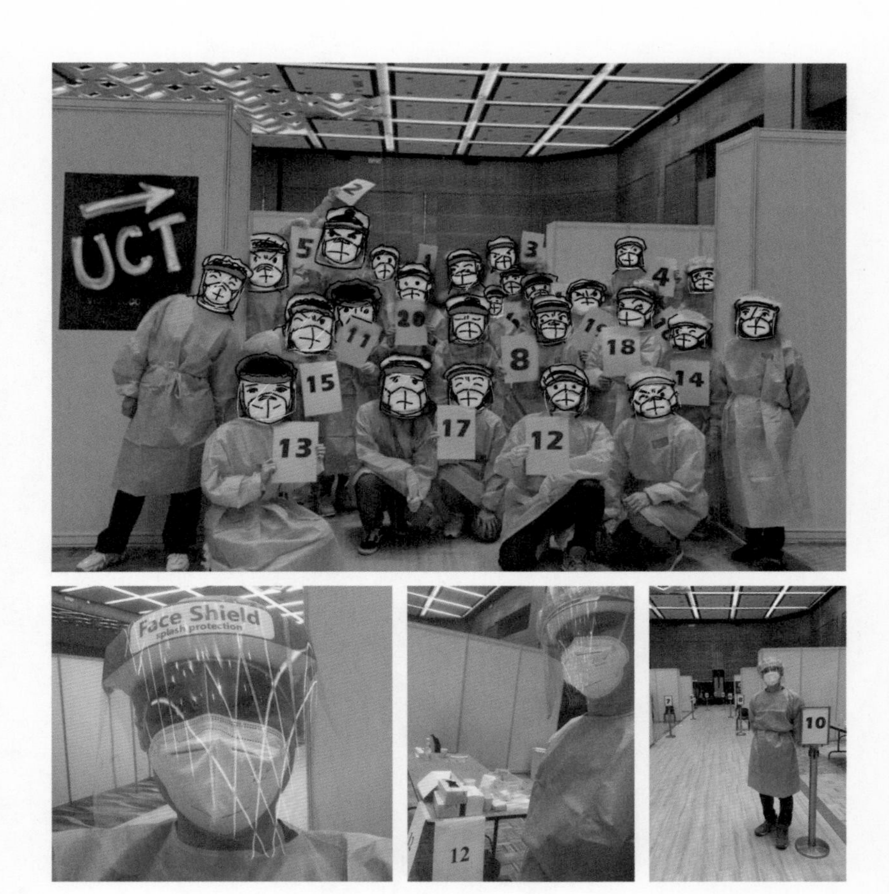
UCT
2
5
3
4
20
11
8
18
15
14
13
17
12
Face Shield
splash protection
12
10

12

兒科抗疫的味道

作者：醫療輔助隊高級醫生、東區尤德夫人那打素醫院兒科**陳諾文**專科醫生

兒童 COVID-19 概述

很多人對 COVID-19 總有個印象，認為兒童病發率大抵都很低，甚至連醫護也認為，兒科服務應該不會受影響。兒童在疫情中的低發病率其實有跡可尋，有報道說 2003 年的 SARS 疫情，當時兒童的發病率及死亡率都很低，這也難怪很多經歷過當年疫情的香港人會有這種想法。

兒童 COVID-19 特點

其實 COVID-19 跟 SARS 有點不同，迄今全球確診感染人數已達 4,000 萬，死亡人數逾 100 萬。其中兒童病例雖然相對較少，大部分國家 10 歲以下感染率都在 1 至 3% 之間。但從 4 月底，英美的兒科醫生開始注意到，有很少部分的病童出現特別的症候群：持續高燒、明顯紅疹及少許腫脹。專家稱之為小兒多系統炎症症候群。原因相信跟 COVID-19 患者的免疫系統過度活躍，身體釋放細胞激素有關，需要類固醇或免疫球蛋白治療。幸好這個只出現在兒童族群的症候群非常罕見。

新生兒 COVID-19

至於新生兒首宗確診個案出現在 2 月 5 日。一名在中國武漢的新生兒出生僅 30 小時就被確診感染 COVID-19，迅速成為世界各地的頭條新聞。這也是迄今疫情中有紀錄最早的幼童病例。

COVID-19 患者失去味覺

甜酸苦辣本來是漢語成語，出自《鶡冠子・環流五》，意思是指不同的味道，比喻生活上的種種遭遇和複雜感受，用以形容地區醫院的兒科醫生數月來的所見所聞，卻恰到好處。

辣味

第一波疫情首先由辛辣味揭開序幕。當時香港已在 1 月 21 日出現首宗境外輸入個案，隨之陸續有由內地不同地方輸入及本地確診個案。在大年初二人人慶祝新年時，我正在醫院當值。一名孕婦在內地做完試管嬰兒手術後，誕下 3 個僅 26 週的嚴重早產兒。雖然孕婦聲稱懷孕時主要留在香港，但嬰兒出生後各人正忙於為三胞胎急救時，才得知母親病情突然急轉直下，並證實染上 COVID-19，丈夫亦改稱自己曾到過內地，醫護當時雖然身穿保護衣，但也即時掀起一片 COVID-19 驚魂。最後要勞煩香港大學做了首個快速測試，得出陰性的結果後才釋除眾人疑慮。此後醫管局亦跟入境處合作，更新了入院者的外遊紀錄。

甜味

第二波疫情因 3 月的英國留學生輸入個案展開。由於港島東有不少英國留學生，年齡都在 18 歲以下；加上當時有幾個港島東確診群組，醫院隔離病房開始忙碌。自己亦在 3 月下旬至 4 月上旬被派往發燒及隔離病房兒科組，所以搬到了馬場附近的酒店暫住 4 星期。箇中的甜味是大部分感染的留學生及小孩除了輕微發燒外，全部情況都不嚴重。曾經有一家人被英國回港留學生感染，父親更一度病情危殆，慶幸最後都能一家平安出院。母親甚至戲言要送自己的名車給醫護人員，以報答他們的辛勞。

甜味亦可能在一個個戴上口罩的小可愛身上感覺到。雖然世衛不建議 5 歲以下小童佩戴口罩，但相信香港可能是最多小童乖乖佩戴口罩的地方。小童口罩的花款很有趣，印上各種顏色及卡通圖案，小孩子戴起來十分可愛，往往能在疫情初期為各兒科醫生及父母醒醒神。

酸味

酸味來自一個確診家庭。一對由英國留學返港的兄妹，不幸傳染 COVID-19 給父母及婆婆，一家人隔離在同一房間。日子久了，年幼的妹妹居然有點點酸味，覺得自己被忽視，亦不滿母親咳嗽聲吵耳打擾睡覺，當然這主要出於她的年少無知。確診的哥哥卻認為是自己連累父親病危，情緒一度低落，久久不能入睡，需要臨床心理輔導協助，也令人鼻子一酸。

停學及限聚令實施後，學生們回校上課的時間一改再改；加上全民都戴上口罩，學童患病入院數字的確急劇下降。連一些平常因為上課壓力而出現的頭暈頭痛等小毛病也減少了。香港在 4 至 5 月間疫情好轉，一度連續 23 日錄得零感染個案，學校亦打算逐漸復課。在復課前幾天忽然有個中三女童，因為服藥自殺而入院。原因竟是在停課期間，她一共累積了 135 份未完成的功課，根本沒可能做完，這也可算是她辛酸史。

就在以為 COVID-19 可以無聲無色的淡出時，7 月 19 日起疫情又再反彈，踏入第三波。這一波的疫情似乎傳播得更快，病毒來勢更兇。高峰期兒科住院人數達到 16 個確診病人。一名懷孕 35 週的確診印度孕婦亦在這時段（7 月下旬）順利誕下嬰兒，嬰兒幸好未受感染，兩人最終平安出院。讓我未料到的是，自己也要在 8 月再次搬去酒店，再次在隔離病房工作。因受限聚令的影響，心愛的龍舟訓練及氣球義工服務都要一一擱置。幸好可以去馬場跑步，也可以欣賞到跑馬比賽。

苦味

兒科的苦味來自家屬的相思之苦，因為疫情關係，為減少人流及進行感染控制，7 歲以上病童不能探訪。母親分娩出院後，也不能回來初生嬰兒病房直接哺乳。深切治療部則只容許一星期探訪一次。幸好有各醫護盡力每天打電話告知病情，協助運送及儲存母乳，甚至幫幼兒拍照，才減少了家屬的相思之苦。

苦的也有化驗室工作人員。因為疫情反覆，測試服務增加

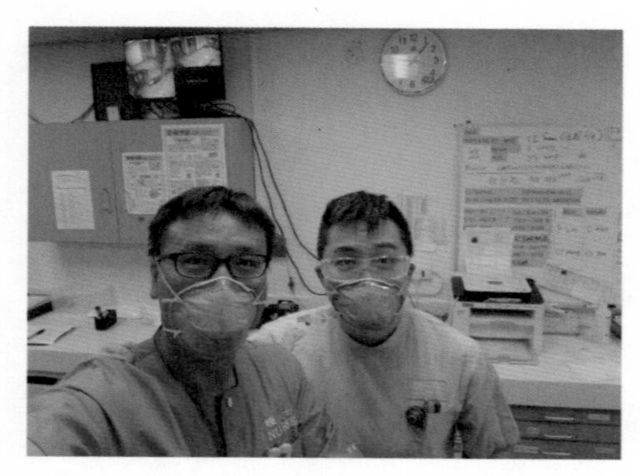

在隔離病房最後一天，和同事一起合照。

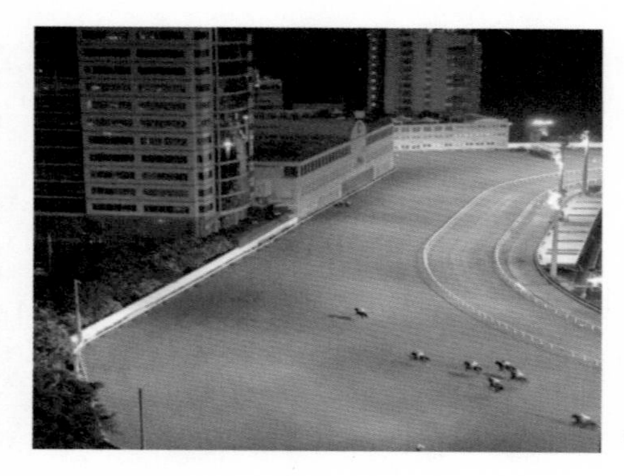

暫住的酒店面向馬場，也算不錯。

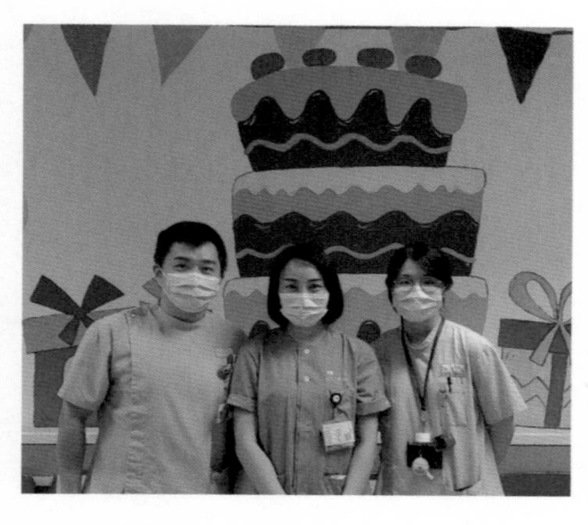

兒科病房

到每天 6 輪。為了加快讓病人出院，我們亦增加了血液的抗體測試。每天穿起全套保護衣，在隔離病房跟不合作的小孩抽血，也未嘗不是苦差。但能夠及早發現病人有抵抗力（有抗體），可以早點出院，也是苦中帶甜。病人的平均住院日數由第二波的 21.6 日，減到第三波的 10.3 日，我們所受的苦也是非常值得的。當然辛「苦」的還有醫院的護士們及各位清潔人員。

總結

執筆時第三波疫情已漸趨穩定，但被寄予厚望的疫苗還未正式面世。雖然不喜歡現在步步為營的狀態，但亦不得不提醒各父母要注意自己及子女的個人衛生，保持社交距離。希望香港不需要再經歷第四波疫情的苦澀。

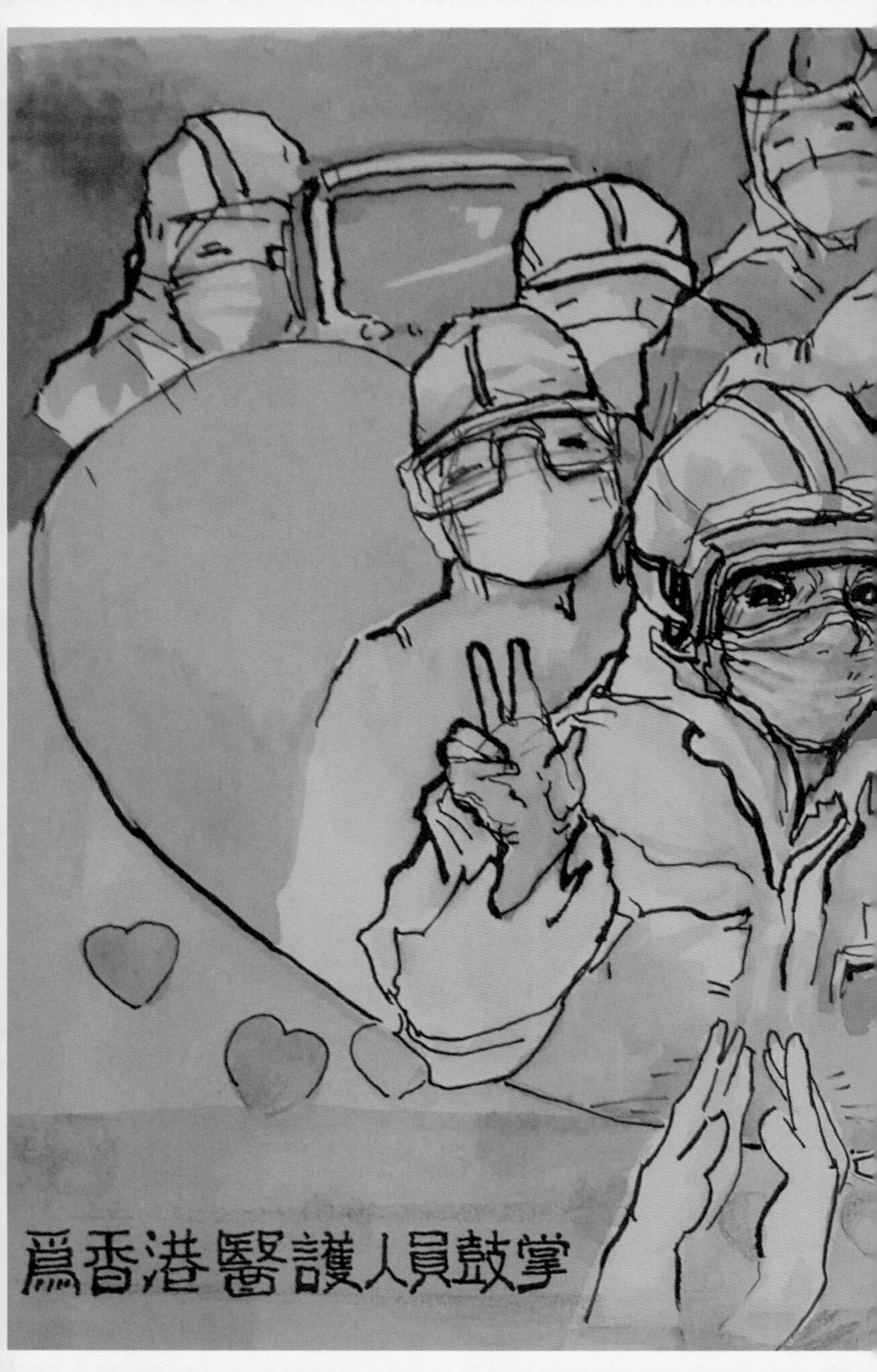
爲香港醫護人員鼓掌

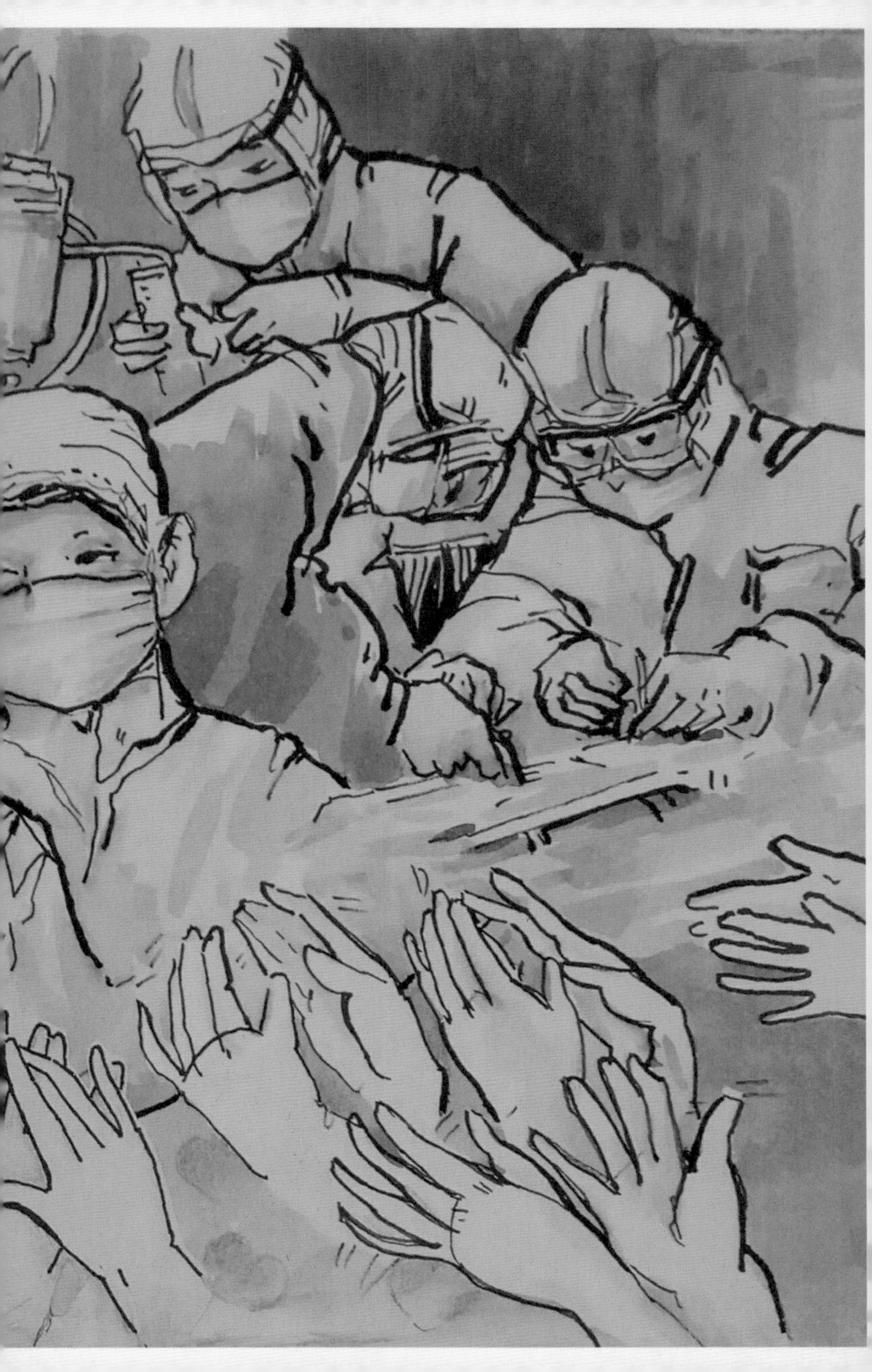

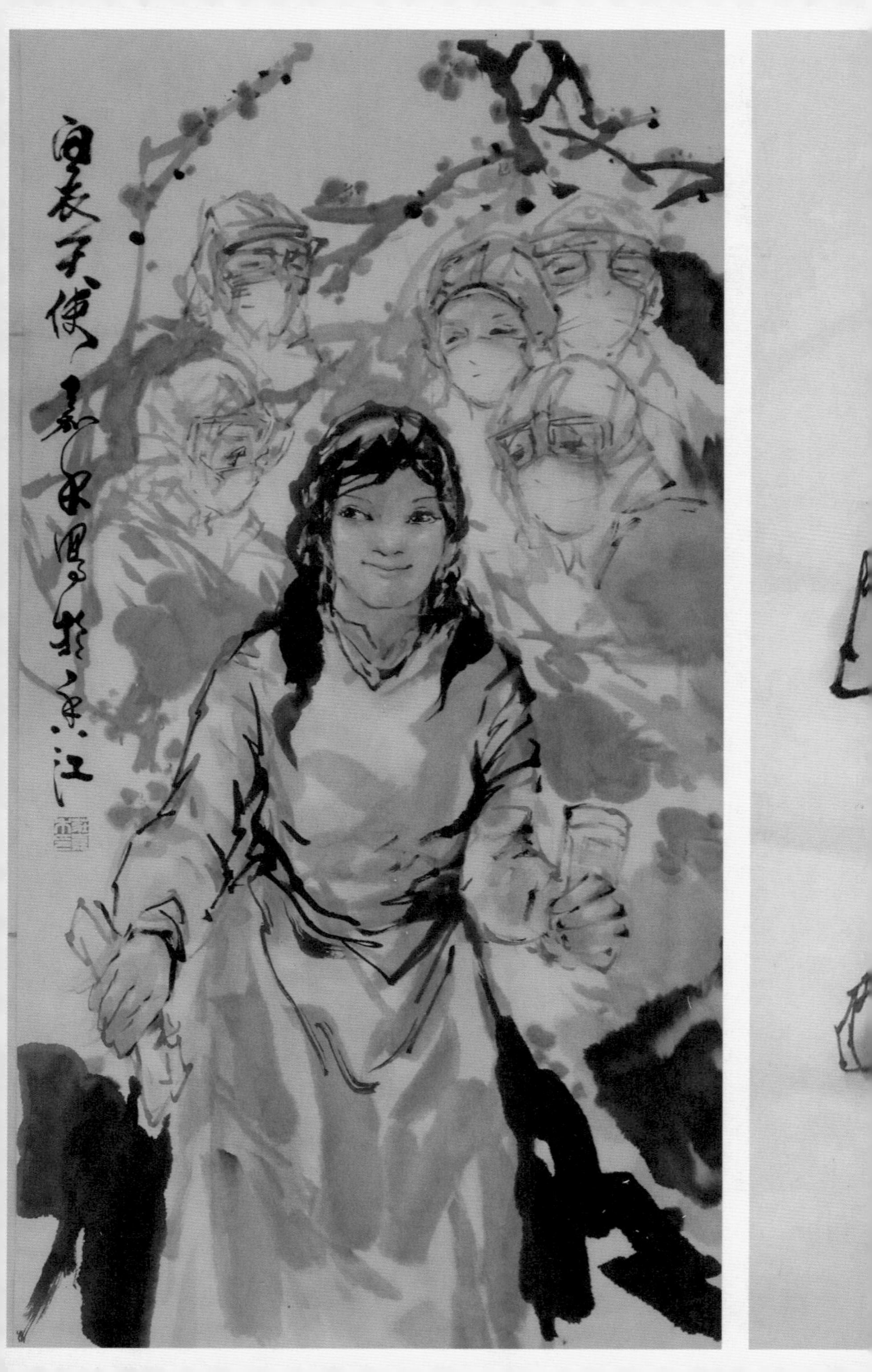
白衣天使

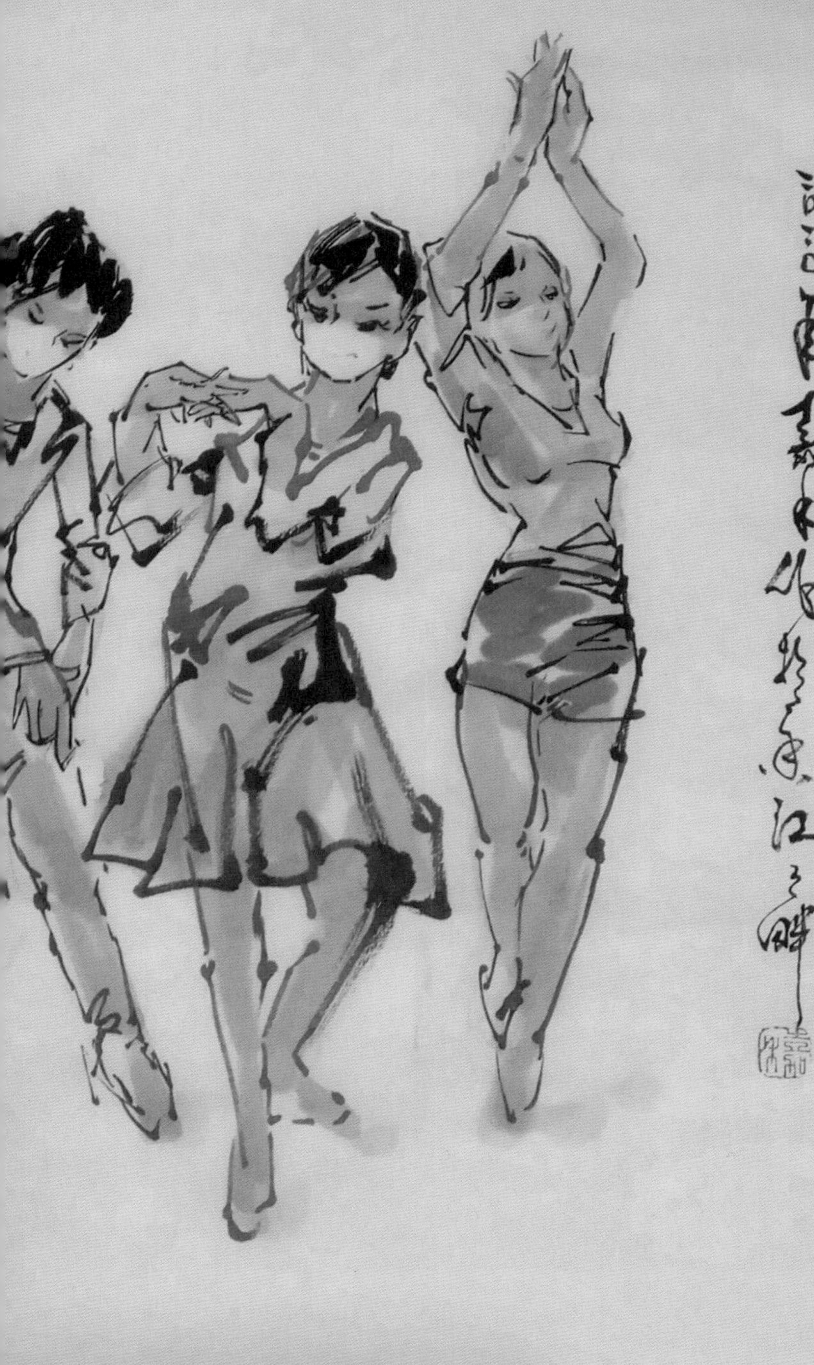
洗手舞 順序 手掌 手背 指縫 手指背
二〇二〇年 嘉木作於香江之畔

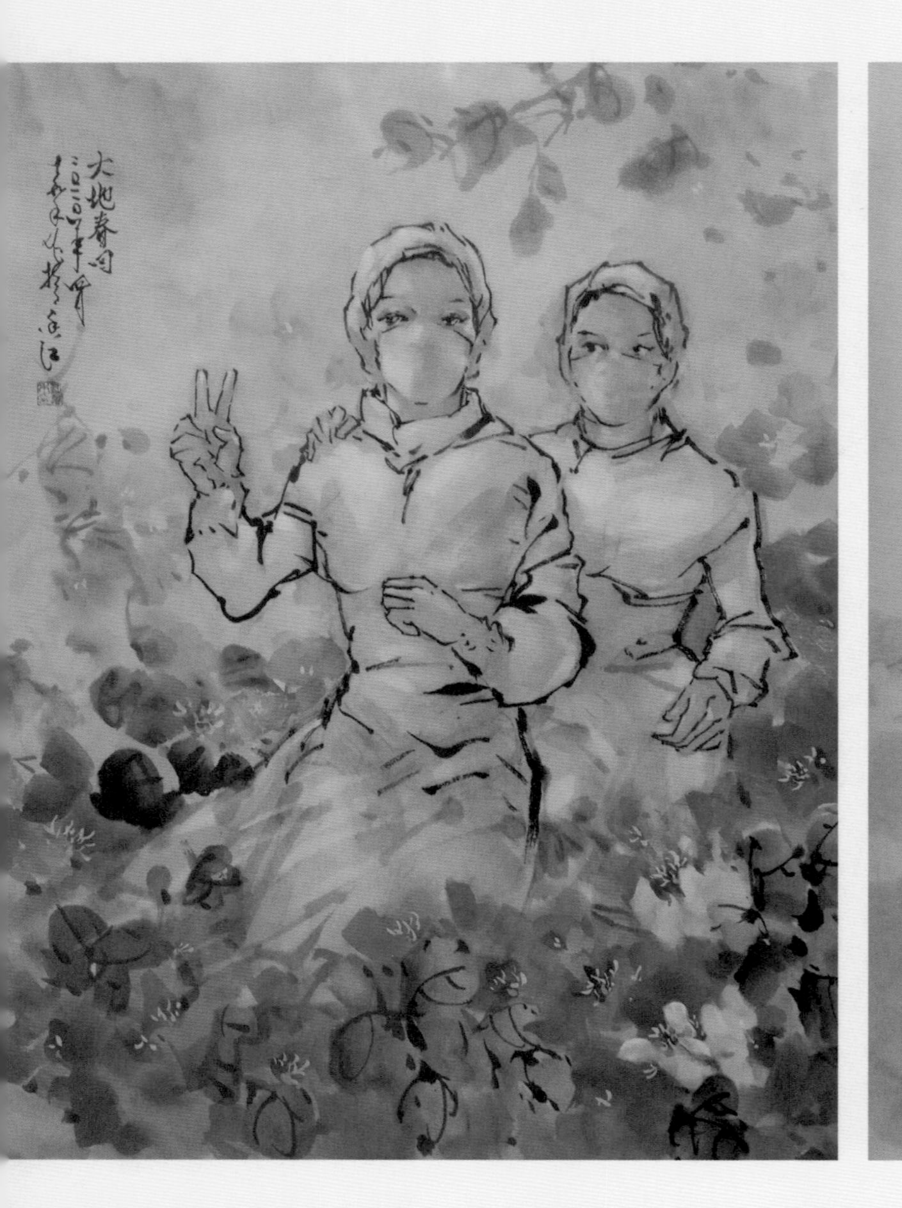
大地春回

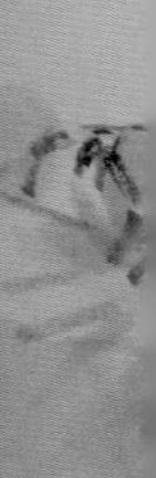

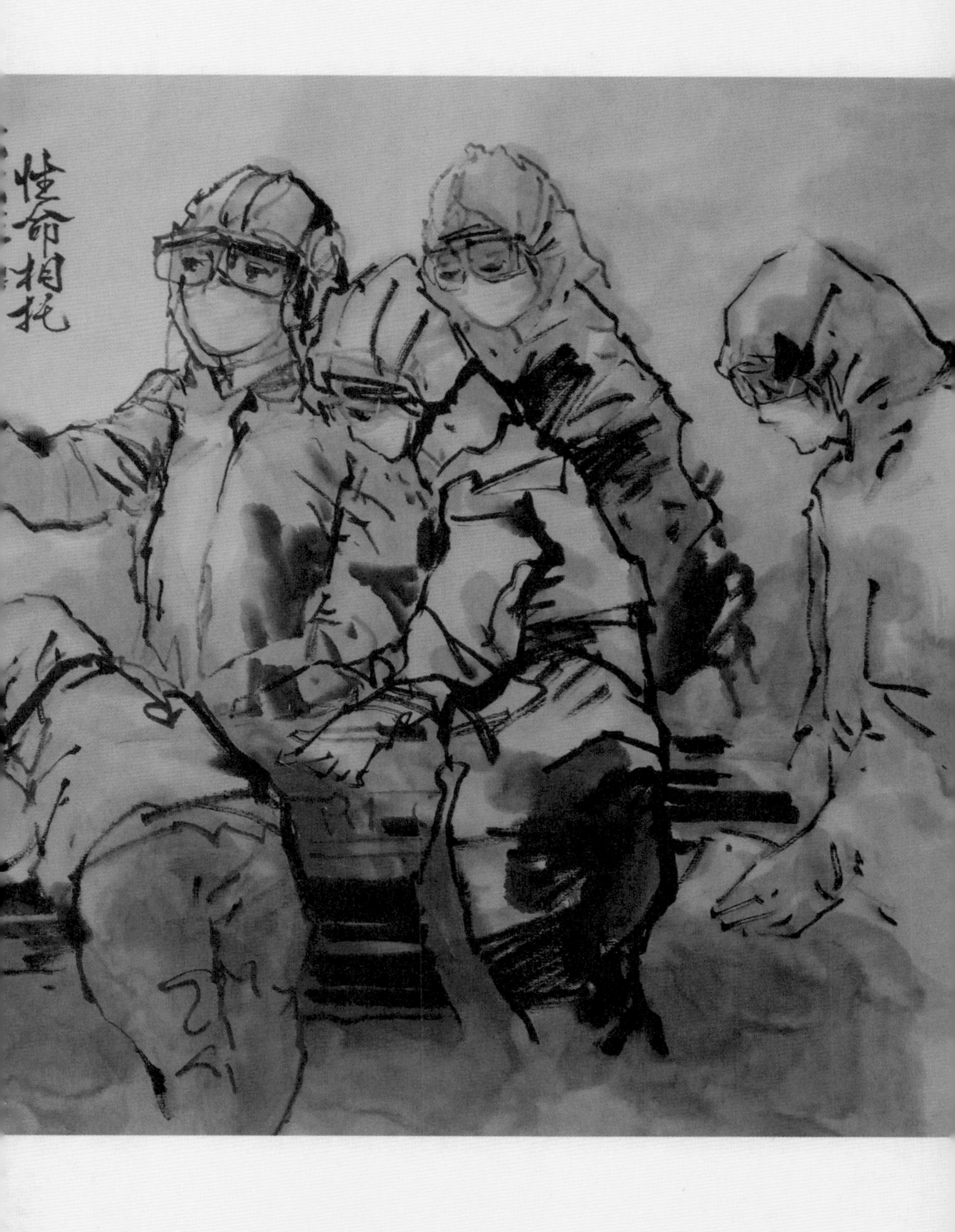
性命相托

我看不見你温柔的面孔，去看得見美麗的眼睛。我看不見你甜美的微笑，卻看得見你忙碌的身影

東區醫院

第三章 戰勝疫境

01

著名男高音莫華倫先生康復分享

撰文：東區尤德夫人那打素醫院精神科護士**吳冬媛**小姐

早前因為確診 COVID-19，在東區醫院留醫 11 日後，莫華倫先生終於康復出院。現在身體已經恢復健康，肺功能狀態良好，出院當天也能夠即時接受傳媒訪問，即場獻唱《獅子山下》。他希望用個人抗疫的經歷和歌聲繼續鼓勵其他患病者對抗疾病。

在抗疫的過程中他雖然感到少許擔憂及孤單，幸好得到親友致電關心，又得到東區醫院的醫護人員悉心照顧及治理，經藥物治療後終於康復，測試最終呈陰性反應，可以康復出院。

他表示出院的心情非常開心，因為可以「繼續為歌唱事業奮鬥」。他認為香港防疫措施嚴謹，其他國家或地區只要一次測試呈陰性，即可出院，但香港需要兩次，而且醫療設備比泰國先進，他很多謝兩地醫護人員所表現的細心及耐性，亦感謝香港政府提供免費治療。他出院後最想「食餐勁、飲靚湯」，享受赤柱泳灘陽光與海灘的生活，多游泳多做運動提升肺功能，保持身體健康。

外界一直關心病毒會否影響他日後的歌唱事業。他多謝各界的支持與關心，憑歌寄意，表示肺部未有受到影響。

他想以過來人身份提醒港人齊心抗疫，「保護自己戴口罩，

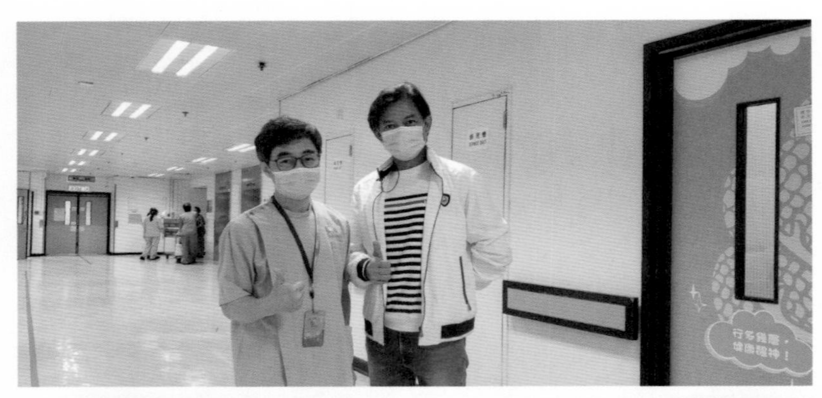

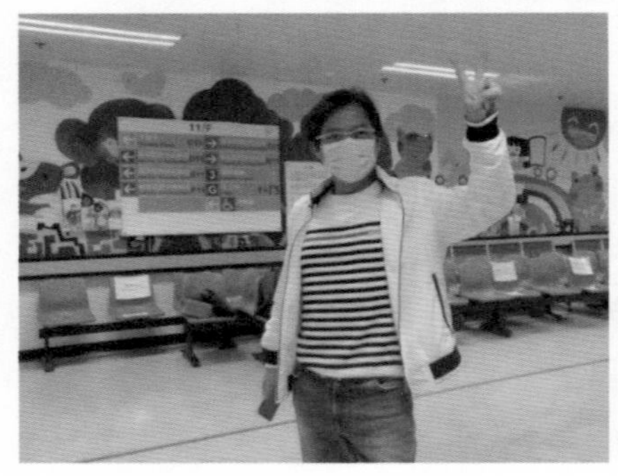

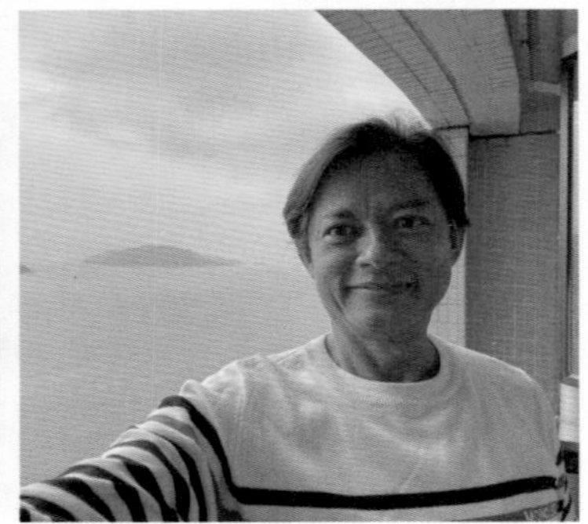

跟足政府指引「避免群體聚集」。

他將會聯同港島東醫院聯網的醫護人員一起高歌名曲《獅子山下》：「人生中有歡喜，難免亦常有淚，我哋大家在獅子山下相遇上，總算是歡笑多於唏噓。」希望能夠為香港人加油，共同抗疫。

他祝各位身體健康，抗疫成功！

02

律敦治及鄧肇堅醫院 COVID-19 病人 Mr. Henry Fan 分享

撰文：東區尤德夫人那打素醫院耳鼻喉科**黃啟泉**專科醫生

我想向大家分享我最近在香港公立醫院的一段經歷：

我最近有點咳嗽，決定去港島區一所私營醫院就診。可是，由於我最近曾到美國旅行，並且有上呼吸道感染的症狀，該私營醫院拒絕了我的求診，並要求我去公營醫院作詳細檢查。

我在香港生活了 24 年，從沒有到過任何一間公立醫院求醫。因為我在眾多不同的渠道，曾收到許多對公營醫院的負面評價，所以我一向很懷疑公立醫院的服務質素。

當日，我在無可奈何的情況下，被安排送往位於灣仔的律敦治及鄧肇堅醫院。

可是，當晚的一切經歷，與我想像中有很大的出入。當我到達醫院的那一刻，醫護人員臉上都帶著笑容，令本來徬徨的我感到很自在，心情回復了平靜。當他們聽到我的個案時，立即將我安排在一間小房間裏隔離。由於房間位於醫院的走廊，所以通風良好，溫度適中。我注意到在我之前還有兩位病人正等候見醫生。我詢問護士：「我大約還需要等候多久？」護士很有禮貌地解釋說：「醫院只有一間診室專門處理懷疑 COVID-19 個案，每位病人檢查之後，我們都會對診室進行徹底消毒，並通風一段時間，然後才到下一位病人，以確保其不被傳染，所以病人等候的時間會比一般情況稍長。」他們還告訴我，如果我需要使用洗手間，必須盡早通知職員，因為他們要疏散前往洗手間的通道，以便我這個懷疑個案的病人不會與任何人接觸。每次如廁後，他們還將對該廁格進行消毒。聽了護士的解釋後，我已經做好了耐心等待的準備。

大約等了兩個小時，終於到我見醫生了。他們再次疏散通道，並護送我去照 X 光片，感覺猶如貴賓一樣。照過 X 光片後，我返回到隔離房間。幾分鐘後，醫生打電話給我，他說 X 光片沒有感染跡象，如果我想做進一步的測試，就必須被送到一間隔離病房。我問醫生要花多長時間才能獲知結果，她說我很可能需要留院一晚才能等到結果。我想了一會，最後答應留院。15 分鐘之後，我便被送往隔離病房了。

隔離病房的大門口，有兩層玻璃門。第一層玻璃門打開後，我們進入了一個小空間。在第一扇門關閉後，第二扇門才打開，這讓我聯想起保安嚴密的歐洲珠寶店。當然，隔離病房兩層玻璃門的設計，是為了防止交叉感染。

之後我被帶到病人房格。在進入病格之前，我又遇上了兩層玻璃門。分配完病床後，護士對我進行了深喉唾液、血液和尿液樣本測試，另外還進行了一些我不懂的化驗。看來，他們不想錯過任何可以得出結果的檢測。他們每 2 至 3 小時，會為我進行溫度及血壓測量。我再次詢問還需要多少時間才有結果，他們說大約要到凌晨 2 時。

我注意到醫護人員每次離開病房時，都會更換全套個人防護裝備，例如保護衣、手套、頭髮套等。每當護士需要與我進行交談時，他們都會在病房外打電話給我，盡量減少接觸。病房內也有很多防護措施，例如：遙控器會用塑料膜包起，衛生紙和瓶裝水都有保鮮膜包著等等。每當有病人離開隔壁病房後，他們都會更換所有被褥，並用塑料袋包裹起來，然後運走處理。一些沾上了病人體液的物品亦會放在生物危害袋中分開處理。之後，整個房間會進行徹底消毒。

最後，約晚上 10 時左右，在我準備睡覺之際，醫生打電話告知：我已通過所有檢查，我不是 COVID-19 患者，可以出院。我心想：好極了！

這次的經歷，令我對自己能生活在香港而感到非常自豪。我必須對醫院及其全體員工面對疫情所採取的一切防止病毒蔓延的工作表示讚賞。醫護人員每天都有很多工作，儘管工作量和壓力很大，他們仍然很有禮貌和耐心地對待每一位病人。

我希望我的經歷，可以令某些對公營醫院有所誤解的市民，重新建立另一種看法。對於有 COVID-19 症狀的人，我建議你們盡早去求醫檢查。不用擔心，醫院正採取一切可能的措施來防止進一步的感染。

最後，請記得帶上後備手機電源、插座適配器以及牙刷，為留院觀察做好準備。

03

一封家書，一場親情的試煉

受訪者：COVID-19 確診者**森仔**（化名）

「森仔，現在 COVID-19 肆虐，不要再去健身室做 Gym 了，以免被感染。」嫲嫲在家裏說。我說：「明白！」突然電話響起了，朋友 A 說：「呀森！等你呀！我們健身中心人齊了，快要開課了！」

由於我是了健身室的付費會員，聽到新聞報道指健身中心快將關閉，為了作最後衝刺，只好赴約。我與健身室朋友交流及使用健身器材後，帶著疲累的身軀回家休息，與家人吃飯後便睡覺了。

翌日早上起床，我的身體熱得發滾，頭昏腦脹，究竟發生什麼事呢？我只好請病假去看醫生，到醫院做了唾液分泌樣本和 X 光肺部檢查。怎料醫生跟我說：「你初步確診了 COVID-19！」

「什麼！我竟然確診了 COVID-19！不會吧？六合彩未試過中獎，今次竟然中了 COVID-19！而且我與父母、姐姐、弟弟及 80 歲的嫲嫲同住，昨晚還一起吃飯，他們是我的緊密接觸者。如今我確診了 COVID-19，他們豈不是要⋯⋯」想到這兒，我頓時方寸大亂，因為我的一時貪玩，連累了我的家人和朋友，辜負了嫲嫲對我的信任，連累了在公立醫院急症室當護士的姐姐，我忍不住內疚地哭了⋯⋯

一場親情的試煉就要開始了，當醫院要求我申報住址時，我曾經想說謊虛報地址。因為我不想令嫲嫲失望，也不想連累姐姐在醫院照顧病人的工作，更不想全家人因我而被送入鯉魚門隔離營，生活失去自由⋯⋯想著想著，矛盾的心情又起伏了。

電話突然響起了，是母親的來電。我感到焦慮萬分，隱瞞病情還是坦白說明呢？最後，我在矛盾的心情之下，還是告訴了母親我確診 COVID-19 的消息，需要留院觀察治療，不能再回家吃飯了。母親聽到我確診的消息後，不但沒有責怪我，還安慰我說：「既然病倒了，就好好休息吧，其他的家中事情不用擔心，由我去處理吧。」聽到母親的一席話後，我感動得內疚流淚，因為我的輕率貪玩而確診，真的不知道該怎樣面對我的家庭成員，亦沒有勇氣去解釋。

隨著我的確診，我的父母、姐姐、弟弟和嫲嫲也相繼收到政府通知，需要立即執拾行李入住隔離營。而我就留在病房接受 COVID-19 治療，住院期間我非常擔心我的家人健康，害怕他們也感染了我的病毒，成為 COVID-19 確診者。尤其擔心 80 歲的嫲嫲抵抗能力不足，因為受感染而失去性命。我為自己的自私與愚昧感到慚愧，望著病床旁下雨的窗戶，我輾轉反側，徹夜未眠地又過了一個晚上⋯⋯

早上 7 點鐘，起床後我立即致電姐姐，得悉好消息——全家人經檢查後，初步對 COVID-19 呈陰性，家人中沒有人確診。「實在太好了！真是可喜可賀的好消息！」我喜極而泣地大叫。此刻我明白到家庭完整無缺、身體健康的重要性，平安無事已經是福氣。

下午 1 點，我突然收到姐姐的電話，壞消息來了……「嫲嫲從隔離營的樓梯跌倒在地上，現在昏迷要入醫院檢查。」本來以為大家都平安無事，想著只要我能在醫院專心抗疫便能順利渡過難關。怎料嫲嫲竟在隔離營出意外了，我的心情猶如從天堂掉落地獄，感到心力交瘁……

我很想親自到病房探望嫲嫲，但自己是 COVID-19 確診者，根本不能外出，無奈之下只能繼續等待家人的消息。姐姐來電說：「嫲嫲醒了，但跌倒受傷造成了右腿及左前臂骨折，往後的日子需要長期住院，恐怕以後不能再回家了。」爸爸搶過電話說：「嫲嫲是給你連累的，我們以後也不想再見到你。」

此刻，我心如刀割，既要對抗可怕的病魔，又要承受家庭內部分裂的壓力。幸好，在我住院期間得到醫護人員悉心照顧，又有護士小姐跟我聊天，我才能夠迅速康復。

後記：我出院後第一件事就是探望 80 歲的嫲嫲，跟她說句「對不起」。康復後，因為得不到家人原諒，自己也沒有顏面與家人同住了，於是決定搬離舊址……

這次經歷，令我很後悔和自責，對家人造成的傷害已經無法彌補和挽回。雖然，家人至今仍然未能原諒我，但我還是想衷心對他們說句「對不起，原諒我吧。」患上 COVID-19 是我一生的烙印，希望家人們一切安好，相信終有一天能跟你們團聚和好吧。

04

我爸爸入了隔離病房？

作者：東區尤德夫人那打素醫院行政部**姚劇恒**先生

在我的屋子裏，放著一隻古舊的電子錶，這是爸爸送給我的。記得若干年前，在我考公開試的第一天早上，我竟然迷糊得忘記攜帶那隻電子錶，因此擔心不已，於是連忙致電給爸爸。爸爸想也不想，即時乘計程車到試場把電子錶帶給我以應付考試。現在回想起來，我仍經常感動得熱淚盈眶，總感到那舐犢情深的可貴，每晚都為他的健康禱告。

由於自己在醫院工作，因此自 COVID-19 爆發以來，爸媽經常告誡我，千萬要做最好的防疫措施，免得感染病毒，否則後果不堪設想。

但造物弄人，近年父親身體不好，經常需要往來醫院，每次入院的時候，我內心總有莫大的擔憂。所謂「樹欲靜而風不息，子欲孝而親不在」。每當他入院時，那種牽腸掛肚、切肉不離皮的擔心和傷感實在令我每晚都難以入睡。

2020 年 7 月初，媽媽凌晨突然打電話來說：「你爸爸近兩天身體不適，不斷有嘔吐和氣喘現象，我現在要立刻召救傷車送他到醫院急症室去⋯⋯」聽了這消息後，我內心不禁惶恐不安，害怕年邁多病的老父會患上 COVID-19。剎時間，我眼裏的淚水止不住地從眼眶裏潸然落下，深怕人生的生離死別到來⋯⋯

在這疫症橫行的世代，內心的擔憂教我寢食難安。中午時分，我終於接到了媽媽的電話，她告訴我爸爸正在隔離病房靜待 COVID-19 的測試結果。

當時我們不能探病，只可在某時段裏，透過醫院的工作人員，轉交些日用品給他；隔離病房內亦沒有充電設備，因此電話沒電便沒法聯絡了。

在那個漫長的下午，我輾轉思索，忽然想起有一位在醫院工作的朋友，他不久前曾對我說，他也因鄰居確疹 COVID-19 而被強制隔離 14 天。於是我致電給他，希望請教他若然爸爸不幸確診，會有什麼的情況和危險可能會發生。但出乎意料之外，他竟然三緘其口，推翻之前一切的口供，辯說他根本不認識該確診病人，似乎暗示我他不想和這件事沾上半點關係，然後匆匆掛線。

剎那間，我想這次疫症不單傷害了無數人的身體，而且還使人與人之間的距離和信任大大減低，我頓然明白到被隔離者那種孤單、寂寞和害怕被歧視的感覺；那無助感有時更會帶來比肉體更沉痛和嚴重的煎熬。

這幾天 COVID-19 確診數字屢創新高，單日升幅超過 100 宗也時有所聞，這使本港變成一個危險和容易感染的地方，教人聞者色變。可幸的是，到了傍晚時刻，我接到母親的電話，她深深嘆了一口氣說，爸爸經檢測後，結果證實是陰性，他很快可以轉至隔離病房。儘管如此，我想著年老多病的父親，看著那塵封的電子錶，仍擔心得食不下飯，整天牽腸掛肚。在爸爸入院的幾晚，我好幾次走到醫院的病房外，看看自己有否可能窺見他的身影，但即使普通病房內亦充斥著一片緊張恐怖的氣氛；我深知無論用什麼方法都不能入內探病，只好一邊眺望遠處，一邊用電話和爸爸聊天，聽聽他那疲累惶恐的聲音，以緩和自己對他健康的擔心。

現代科學日新月異，人類經常自詡為萬物之主，但大自然的一個災害已把我們的世界弄得翻天覆地，以突如其來的海嘯、龍卷風、地震、洪水泛濫或瘟疫，將我們生命的脆弱揭露得一覽無遺。也許這次疫情是造物主對我們的警告，叫我們在發展科學的同時，也要顧及環境的保護，珍惜大自然其他生物的生命。經過今次 COVID-19 的確診疑雲，我從此更珍惜與家人團聚的時間。除了感謝上天的恩典外，我也決心和包括醫院員工在內外的全人類團結一起，共同迎接疫情的挑戰。

05

淺談中醫對 COVID-19 的預防及癒後康復策略

作者：東華三院香港大學中醫診所暨教研中心（東區）**李天嵐**醫師

COVID-19 屬於中醫「瘟疫」、「溫病」、或「疫病」等範疇。其發病成因，乃由於外感邪氣，由口鼻進入人體，侵襲肺臟而致，會引起咳嗽、發熱、氣喘、呼吸困難等症狀。中醫強調「治未病」，認為「正氣存內，邪不可干」，當人體的抗病能力充足，外邪就難以乘虛而入，引發疾病。因此，我們可以通過各種方法增強體質，提高身體免疫力，從而預防感染 COVID-19。

首先，要培養良好的飲食習慣。如多吃新鮮蔬果，讓身體保持營養均衡，從而提升免疫功能。性味辛辣、煎炸、刺激性的食物容易讓人體積熱，引起咽喉不適等上呼吸道症狀，故此應盡量少吃。生冷和油膩食物滋長濕邪，阻礙脾胃消化功能，不利營養吸收，削弱正氣，也應避免進食。

第二，建立恆常運動的習慣，同時調節定時作息，保持心境舒暢。不少人在抗疫期間因為停課和需要在家工作，日常生活的規律難免被打亂了，影響作息時間。疫情的嚴峻和變化亦可能帶來焦慮的情緒，令人難以放鬆，妨礙睡眠質素。建議每天早上可作一些伸展運動，激活氣血循環，讓經絡正氣得以流通，改善脾胃功能，有助排出體內代謝廢物。通過適量的體能鍛鍊，能增強免疫力，同時運動的排汗過程能夠讓過盛的濕氣有所去路，亦是排毒的自然方法。在調暢情緒方面，我們可以通過丹田呼吸練習，結合穴位按摩，疏導氣血鬱滯，放鬆神經，常用穴位包括風池、內關、膻中、血海、太沖等。這套呼吸按摩練習可於睡前進行，有助紓緩緊張情緒，改善睡眠。

不少人對中醫的抗炎方藥有所好奇，到底能否用中藥防治 COVID-19？事實上，翻查歷代防治疫病的中醫古籍（如明末的《瘟疫論》），先賢已對疫症的治療累積了豐富的經驗，值得我們參考。至於應用於這次疫情，還是必須以正確的診斷辨證為基礎，配以合理的用藥，才能奏效。根據國內臨床案例統計，誘發 COVID-19 的致病因素以風熱與濕邪為最常見，由此可見，要預防 COVID-19，我們可以用一些具祛除風熱與健脾化濕功效的中藥作為保健方：

材料：黃芪 10g，白朮 10g，防風 10g，金銀花 10g，藿香 10g，草果 6g，甘草 6g。

功效：該方具有益氣固表、清熱解毒的功效。方劑藥性平穩，能提高免疫力，適合一般人士服用，建議每周服 1 至 2 次。（此方由國際藥膳食療學會會長侯平教授提供）

此外，針對 COVID-19 康復期的患者，經治療康復後或會遺留一些呼吸道及消化道的病症，這時候應注重肺脾的調養，具體可參考以下食療方：

沙參玉竹雪梨水

材料：北沙參 20g，玉竹 20g，雪梨 2 個，南北杏各 10g，無花果乾 3 個，馬蹄 10 枚。

做法：以 8 至 10 碗水，煎煮 30 分鐘即可。

功效：補益氣陰，潤肺止咳。

主治：氣陰兩虛而見乾咳，咽喉不利，氣短煩熱者。

百合山藥粥

材料：百合 30g，新鮮山藥 50g，白果 10 枚，陳皮 10g，米 50g。

做法：陳皮、百合浸泡 20 分鐘，山藥去皮，將所有材料加水煮粥即可。

功效：健脾除濕，化痰益肺，促進呼吸道疾病的康復。

主治：肺炎初癒，肺脾氣虛而見神疲易倦，食慾欠佳，腹脹及大便不調者。

* 上述配方為保健作用，如出現明顯病症，建議諮詢註冊中醫師作適當診治。

除了保持強健的體魄，當然還要謹記注意個人衛生，保持社交距離，以減低病毒傳播風險。面對 COVID-19 疫情的挑戰，希望大家能夠掌握文中介紹的預防和保健方法，在防疫抗疫路上一同努力！

06

輕鬆 Talk：留在香港抑或海外更安全呢？身在香港好幸福！

作者：英國及威爾士註冊律師 Mandy 小姐

移民英國 10 多年的我，今年 1 月特意回到香港渡過新年，希望感受香港獨有的新年氣氛。

還記得年三十晚還可以跟親戚坐兩圍枱同枱食飯，誰能預料到一星期後，香港疫情 180 度轉變——由不需要佩戴口罩到政府立例必須佩戴口罩。

搶口罩潮、搶物資潮，也令我恐懼慌張。由於工作關係，放完新年假後，我便需要立即飛回英國工作。在坐飛機回程途中，大家都已經對疫情很緊張，全程 13 小時都嚴陣以待，乘客及機組人員都必須佩戴口罩。

甫踏出英國機場，已經感受到英國的疫情尚未嚴重，但我卻收到律師行人事部的通知：公司知道我由香港返回倫敦，為了安全起見，確保自己沒有確診，不會感染公司其他同事，要求我在家隔離 14 天。

當時英國政府尚未立例：英國居民外遊香港返英後須自我在家隔離。而我的直屬上司也認為律師行人事部歧視香港人，好像覺得每個香港人都確診了 COVID-19 似的，對於在香港土生土長的我，被迫在家隔離，不能在律師行上班真的很不公平。最後此事的處理方法是人事部需要我自我隔離 3 天，不用自我隔離 14 天。為了工作，我也要遵從。

直至 3 月中，英國 COVID-19 確診個案嚴重，英國首相決定把全英國「lockdown」（禁足，市民除了可以到超市及藥房購買日用品外，需要 work from home）。

當時英國政府醫院實在接收太多了 COVID-19 確診個案，英國醫療資源嚴重「爆煲」，於是英國政府便鼓勵新確診感染個案留家 14 日隔離以求「自我康復」，不要去醫院或診所，以免感染其他人，如情況嚴重可致電 111 跟醫護人員聯絡。

坦白說，如果要跟香港比較，我認為香港的醫療與 COVID-19 治療方法比英國好。香港政府至少會盡最大努力安排 COVID-19 病人入院接受治療。再者，在治療期間，有專業熱心的醫護團隊觀察病人的康復狀態。即使香港醫院床位爆滿，病人可能要延後幾天送院，但總比「留家自癒」的方法合適。

在外出管制措施方面，當時英國人被通知城市 lockdown、不能外出的通告期很短，我和家人收到消息都非常驚訝！由於大家都想為家庭「入貨」，因此每間超市都需要排隊半小時才能內進，而且很多東西包括新鮮食物、牛奶、肉類、菜、蛋、麵粉、廁紙、酒、意粉等已經沽清，我和家人都非常失望。

令我最感到失望的是，英國超市連熟食部和魚類部都關閉了，每日三餐都在家煮飯，維持了 3 個多月，外賣亦只有超市的盒飯，實在無法跟香港相比，在香港即使不能堂食，也尚有外賣燒味供應呢！

慶幸的是，上司知道我想念香港，6 月中允許我買機票回港與家人團聚，更同意我可以在香港家中 work from home 處理英國律師行的工作事務，這樣我既可以有機會越洋陪伴爸媽，又可以在家中工作，一舉兩得！

雙程機票往返香港的價錢約是 £560，但在便宜的機票價格下，仍未能吸引外地人回港。英國機場從未試過如此冷清，我在機場裏竟然找不到任何一隊排隊的人龍。我回程返香港的班機只有 25 位乘客，位置寬裕得一個人可坐 3 個位置，就好像一張床一樣可以休息。當然一上機即要進行全面座位消毒。

剛剛抵達香港國際機場，記得在機場先用了一個半小時安置檢疫手帶，先進的香港科技允許政府使用藍牙去追蹤隔離人士的居家位置，完成程序後，我便拿著行李，乘坐大會的旅遊巴士前往亞博去做深喉測試。

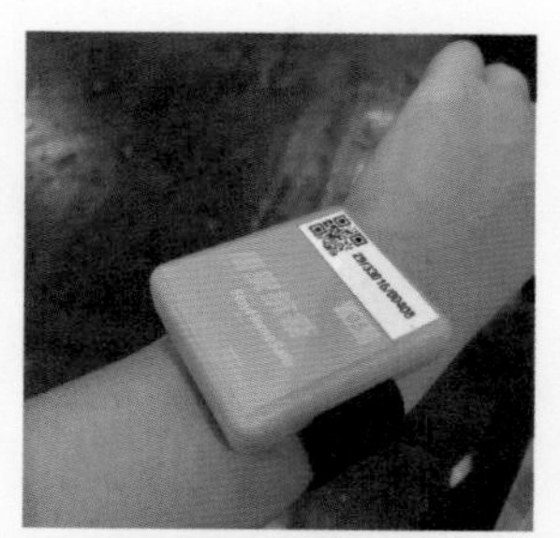

亞博深喉唾液測試的行程：

15：00，領取深喉唾液測試瓶子，再到互相分隔的「攤位」吐口水，然後就好似坐在考試試場一般呆等 9 小時，只給每人一張枱跟椅子。幸好，大會有提供三文治和水，可以在限定範圍裏做伸展活動。

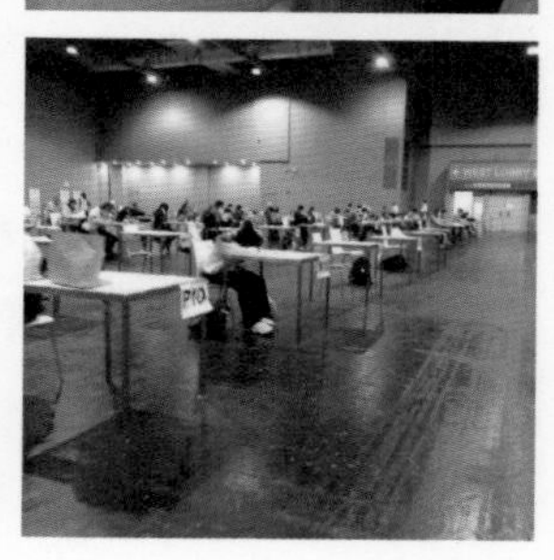

00：00，電話電源耗盡，到 Hall 前方充電（充電位置先到先得）。9 小時裏什麼都做遍了：玩電話、講電話、用手提電腦看電影、飲水、食三

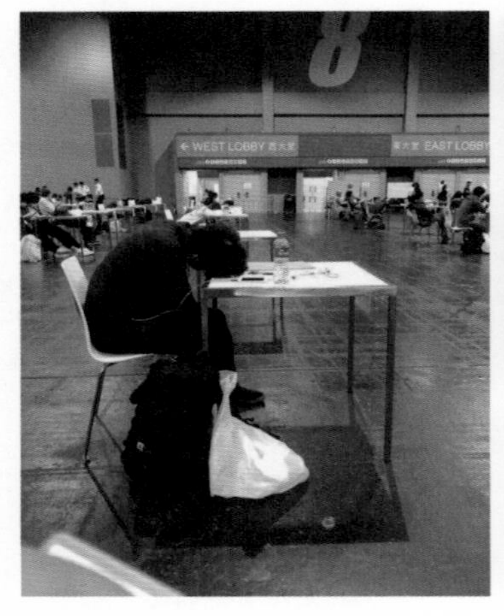

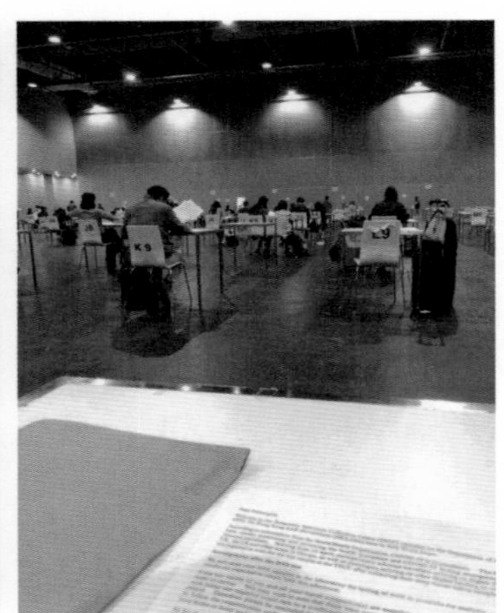

文治、讀小說、睡覺……

01：30，在亞博由下午 3 時等到零晨 12 時才有職員透過廣播表示已有結果，大家要按序上前取回文件和空瓶，在家居隔離 12 日後再進行檢驗。回到家已經零晨 1 時半，好累，由離開英國倫敦的家到返抵爸媽在元朗的家，前後足足用了 26 小時。

回想起，雖然在家中隔離 14 天，但幸好我能夠在家工作，時間尚算充實。隔離第二天、第三天和第七天都有衛生署或相關部門打電話詢問我身體是否一切正常，有沒有咳嗽、發燒等病徵。

時光飛逝，終於來到第 14 天了，我的深喉唾液結果是陰性，因此我立即自行剪斷手帶及刪除居安抗疫的 app。我重獲自由了！

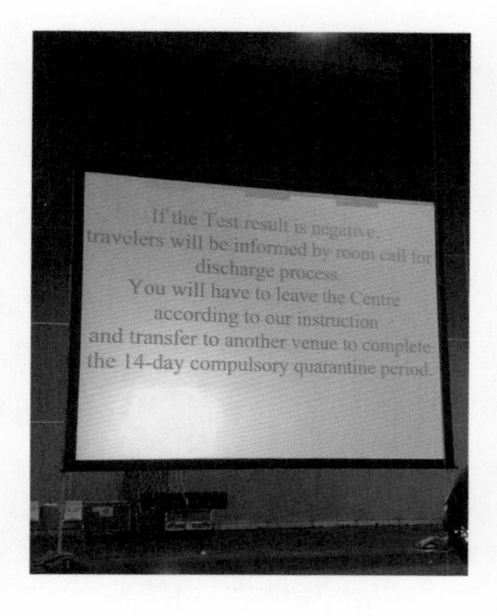

如果有人問我，英國抑或香港的防疫措施做得好，我會毫不猶豫回答：「香港好！」因為，英國人民到超市買餸及日用品時，超過 90% 以上的人都不戴口罩，防疫意識薄弱。雖然現在英國已經及時實施兩人限聚令，但居英時人民身體有任何不適，都只可以遵從政府呼籲，留在家中「自我康復」。不像香港一樣醫療系統完善，有鯉魚門社區隔離設施及亞博為確診者分流。

英國政府這決定對 60 歲或以上抗疫力及自理能力較差的長者而言，尤其危險。我很喜歡香港，不過因為工作需要，今年年尾前應該也會返回英國工作，在此寄語港人「身在福中要知福」！而我，回到英國後，只好依靠自己做好防疫措施來「自救」吧！

07

第三波疫症個案系列

作者：東區尤德夫人那打素醫院護理部護士長**鄭玉琼**女士

（一）羅伯的新皮鞋

星期六的黃昏，急症室送來一位初步確診 COVID-19 的病人，是一位 80 歲的老伯伯。全副武裝的 Candy 姑娘踢一踢隔離房間外門的腳踏，羅伯便由輪椅送進隔離房間。他面上戴有口罩，右腳掌又包著紗布；白鬚撐在口罩外，跟頭上的白髮很相襯。

Candy 之後上報主管圓圓姑娘。羅伯因為右腳上潰瘍惡化而向急症室求診，加上有發燒，急症室即時為他做了 NPS 鼻咽拭子測試，初步診斷 COVID-19 檢測呈陽性，所以他被送入隔離病房了。

原來羅伯右腳姆趾上的傷口已經折騰他半個月了，之前一直在普通科門診洗傷口卻沒有進展。羅伯患糖尿病差不多兩年，一直靠藥物控制。兩星期前到深水埗市場逛，趁減價時買了一雙簇新的黑皮鞋，還滿心歡喜地打算下次跟兒女飯聚時不用太失體面。怎料一天穿著新鞋在公園散步時，右腳大姆趾便被硬硬的新皮鞋刮損了！結果傷口就再也沒有好起來。

圓圓姑娘提醒眾人：「羅伯係 Prelim Positive，所以呢間房唔可以再收其他病人。羅伯嘅發燒，有可能係喺深水埗群組感染了 COVID-19。不過傷口感染都會發燒呀！哎！糖尿病加上隻腳有傷口，都幾難搞喎……係呢，通知咗佢屋企人未？同住屋企人都要去做檢測呀！」Candy 回應：「羅伯自己住，佢有一仔一女，都各有家室，羅伯叫我哋唔好打電話煩佢哋！啲仔女返工好忙好辛苦，又唔想佢哋擔心……仲有，羅伯兩隻耳都好聾！不過常面帶微笑，隔住口罩都 feel 到佢好有禮貌，唔該前唔該後，聽完你講嘢佢又會 rephrase 一下，確認你講嘅嘢！總之係一位有禮貌又斯文嘅老先生。」

張醫生為羅伯診症後，處方常規驗血，肺部和右腳 X 光，NPS，並囑咐盡快給予抗生素及止痛藥，同時也轉薦骨科專科診視他腳上潰瘍。Candy 為羅伯的潰瘍留了拭子標本作培菌及清理膿液，傷口由大姆趾延伸到半個腳背，過程中羅伯卻沒有叫一聲痛，只以一句「唔該姑娘」作為結語！

羅伯只吃了半份晚餐。每次 Candy 由 anteroom 隔著玻璃所見房裏的他，大多是躺在床上，雙手抱拳放胸口，滿懷心事又目不轉睛地盯著天花板！當他突然留意到玻璃窗外的 Candy，也不忙點頭微笑向她揮手打招呼，Candy 當然也會回他一個揮手！

第二個鼻咽拭子報告也呈陽性，證實羅伯確診了 COVID-19。張醫生建議羅伯使用抗 COVID-19 藥物，羅伯也沒多問一句，只感謝醫生幫忙，欣然接受治療。可是噩耗接踵而來。骨科醫生診視後，結論是傷口感染已影響末端的血管及神經，只有截肢才能保住生命。當然要得到羅伯同意，還要他身上的疫症完全控制後才可施行手術。羅伯今次也感謝醫生，不過就顯得憂心了。

Candy 如常為羅伯清洗傷口，這是跟病人溝通的大好機會。隔著 N95 呼吸器和全面罩，Candy 探問他有沒有跟子女聯絡。羅伯溫柔地說：「入院後因為未能及時交手機電話費用，手機通話服務已被暫停啦。」原來他一直跟家人失聯。Candy 心想，現今社會怎可沒有手提電話？一個老人家怎可以和他家人失去聯絡？處理完傷口後，Candy 在床邊櫃內找到羅伯的手提電話，卻已完全沒電了！

「Candy 姑娘，我有一個請求，唔知你可唔可以幫我呢？」這是羅伯入院多天以來的首個要求。「羅伯，你講嚟聽吓。」他停頓了 5 秒，咽了咽口水，道出要求：「你可唔可以幫我申請做無言老師？」Candy 心裏頓了一頓，冷不防因他這個要求而屏住了呼吸！為何有這個念頭？他那麼快便想著自己的身後安排，他家人不愛他嗎？他生無可戀嗎？他感到孤單嗎？一個心地善良的老人家，為何會是眼前的境況？羅伯的一個似是簡單的問題，卻如一堆石頭跌進 Candy 的腦海裏，挑起了千個漣漪。

快速整理思緒後，Candy 對羅伯更添多份敬意。她隨後回應羅伯：「我手上冇呢啲資料呀，我幫你問下有關人士呀！」回應 Candy 的，當然又是羅伯微笑地帶著感激的道謝。

連日來羅伯發燒未退，肺部 X 光片顯示「花」多了。他顯得疲倦，雙眼不再盯著天花板，而是經常閉上，身體蜷縮在床上。血糖指數反反覆覆，加上胃口差，傷口情況又沒進展，大家都為羅伯的情況而顯得擔心。

「圓圓姑娘，今日同羅伯抹身，佢好攰好虛弱。」良哥皺著眉向主管匯報。「呢幾日羅伯都冇胃口食飯，好似都冇退過燒，真係令人擔心……」圓圓姑娘將羅伯的情況匯報張醫生。張醫生處方打點滴，以免羅伯因沒有進食而缺水，也希望助他早些退燒。

Candy 放完兩天假，心中惦掛著羅伯的要求。接更後就到 anteroom 看看他，他真的瘦了，疾病令他憔悴，更收起了他平日的笑容。房間內是那麼的靜。羅伯也許多年來已習慣了身邊無人的靜、心中孤單的靜。

派晚餐時，媚姐發現羅伯神智不清，呼吸微弱，她立刻按叫人鐘求救。圓圓姑娘迅速通知張醫生，Candy 隨即跑去穿上全副武裝進入房間內。

醫療應用的物品頻繁地送入中間房。經過一輪搶救，羅伯被安排送往深切治療部嚴密觀察。他面上套上氧氣罩，身上貼滿監察儀器的電線，還有幾條不同的點滴在身上，由 Candy 和張醫生護送到 ICU，其他人又忙於聯繫運輸部……

忙了一個多小時，病房又回復平靜。可是 Candy 心中並不平靜，她只希望羅伯能逃過一劫，善良的人不應該有這樣的結局。但工作並不會讓你停下來，護士站的電話又響起了。

（二）揣摩

在羅伯對面床的明仔今年 10 歲，來自智障宿舍群組，宿舍內共有 10 個工作人員及院友確診，被送到不同的醫院治療，其餘 30 人送到東九龍隔離營作醫學觀察。入院後明仔一直不願進食，醫生護士跟他說話他也不理不睬，只在床上自顧自的玩，醫護人員很被動，完全摸不透他心裏想什麼。另一方面又一直聯絡不到明仔的家人。幸好明仔症狀輕微，只有發燒，肺部 X 光片顯示肺炎情況也不是太嚴重，張醫生暫時繼續觀察他的情況。

每次派飯，服務助理媚姐和良哥也扭盡六壬令明仔吃東西。他們曾經也帶過糖果、蛋糕，甚至朱古力等不同的食物給他，但都不能提起他的興趣；給他紙張和筆，他又原封不動地放在原位。因為性格關係，明仔總會把所有的東西整整齊齊列在枱面，任何人移動過，他總會把它們還原。

今晚媚姐如常餵明仔吃飯，她留意到明仔眼睛一動不動地望著鄰床威叔枱上的一袋白麵包。威叔也察覺到，便拿出一塊白麵包給他。明仔望一望威叔，望一望那袋白麵包，再望一望媚姐，正在猶豫要不要接過那一塊麵包。媚姐見狀，鼓勵明仔伸出手。最終明仔把麵包接住了，還吃得津津有味。媚姐未見過明仔吃得那麼滿足，還乘機跟他聊天。明仔還開心地唱起歌來呢。

原來尋根究底，心窗的鑰匙是一塊白麵包，明仔的要求就是這樣簡單。

鄰床的威叔是昨日由 ICU 轉過來的病人。60 歲的他剛剛退休，身型魁梧黑實。以往有吸煙，所以初染 COVID-19 時肺炎很厲害，需要用高濃度氧氣並送往 ICU。交更時同事說他性格暴燥，對護士及工作人員常常發脾氣。有些同事也怕了和他溝通。

後來良哥協助他抹身時，威叔說他的電話壞了，完全不能與外界溝通，更不知道家人的情況，心裏很是擔心。加上沒有吸煙多天，心裏總是不知怎樣的。良哥嘗試啟動他的手提電話，未能開機又不能充電，似乎確實是壞了。

護士強仔放完一個星期大假後上班，充足電的強仔精神抖擻，是明仔和威叔的負責護士。聽到威叔的情況，了解過他的個案後，強仔直接打電話聯絡威叔太太，一方面想了解他們染病的情況，另一方面告訴他威叔電話壞了。原來威叔太太也一同染病，就住在 B 座隔離病房。好消息傳來，威叔太太有兩部手提電話，一部用來通話，另一部用來「煲劇」解悶。她當然願意給威叔一部電話。自此之後威叔的情緒變得很平靜，而且常常跟太太視像通話，心情好了好多。現代人，似乎沒有了手提電話是不能成事的！

一樣米養百樣人，病人來自各式的生活圈子，要跟他們溝通，有時真的要絞盡腦汁，慢慢揣摩。要解決隱藏的問題，才可做好事情，幫到病人。

（三）安全感

尾房住了兩位確診的女病人。21 號床是來自尼泊爾的女傭 Hena，剛到香港僱主家工作一個月。前日因為確診 COVID-19 而在這裏接受治療。她只會說簡單英語，母語是尼泊爾話。有時看見她坐在床上，靜靜的不知在想些什麼。張醫生需要向她解釋使用 COVID-19 藥物治療，圓圓姑娘為她安排了翻譯服務，這也是保障醫護和病人的一種正式的做法。

另一位病人是 70 歲的麗姨，她在這個房間已有一個星期了。她本身和工人姐姐同住，每天到公園散步，下午到曲藝社練曲，生活優哉悠哉。後來因為確診了 COVID-19，工人姐姐也需要到隔離營觀察。

麗姨的症狀比較輕微。不過煩擾她的，是便秘問題。一個星期來，麗姨因步履不穩，高危跌倒，不容許自行下床活動。

後來房間內洗手間的馬桶塞了，因為要盡快維修，圓圓姑娘決定把 Hena 和麗姨轉去另外兩間房間。

Hena 首先被調出病房。可惜原先安排好的床位因原病人未能出院，麗姨可能要獨留在房間。麗姨等到傍晚仍未能調房，她開始不安，不斷按鐘到護士站哭著說：「我唔要一個人喺房，我好驚呀！」可惜暫時仍未有床位，護士只好安撫著她，開著電視分散她的注意力。不過也是徒勞無功，麗姨仍然不停按鐘哭訴。

圓圓姑娘沒有辦法，媚姐和良哥唯有不斷安撫麗姨。護士站的叫人鐘不斷的響呀響呀響！直至晚上將近放工前，終於有一位女病人血液有抗體，可以轉出二線病房。謝天謝地，麗姨可以轉房了，不用再一個人孤零零，叫人鐘不用頻繁地響了。

一晚又過去，圓圓姑娘負責早更。踏入病房便聽到夜班的 Candy 說：「麗姨成晚冇停過撳鐘，我仲俾另外同房三個女病人輪流撳鐘嚟鬧，話我哋點解放一個咁嘅病人入嚟，搞到佢哋三個冇得瞓！」Candy 覺得好委屈，「就算同佢哋解釋都冇用，麗姨確實係嘈住成間房。」

Candy 還未交更完成，叫人鐘又響起來了！「姑娘，你哋快啲入嚟啦，我好辛苦呀，同我換褔啦、同我換褔啦！」她不斷哀求著。其實夜間同事已經差不多兩小時便入房一次，不明底蘊的人，還以為我們躲懶呢！

叫人鐘仍然響個不停。我們為了應付她的訴求，也推遲了常規工作。媚姐替麗姨換了尿褊，安頓好她的早餐，護士站總算有半個小時的寧靜。

圓圓姑娘和媚姐以前都在老人科病房工作，察覺到麗姨的行為是因為沒有安全感，而且多日來困在床上，活動能力下降；身邊又沒有工人姐姐陪伴，加上有排便困難等種種問題。圓圓姑娘很想幫麗姨，陪她到洗手間一趟，希望能幫他排便。媚姐完全明白圓圓姑娘的意思，還提議陪麗姨如廁後順便為她沐浴。大家舉腳贊成！不過就要辛苦媚姐了。進入隔離病房為病人沐浴，要穿上一件比平時厚一些的防水保護衣，加上是體力活動，空間又小，任務完成後媚姐也濕透了一身。

這絕對是一個明智的做法，麗姨上了洗手間又淋了浴，身體內外都乾淨，現在的麗姨睡得又香又甜。

（四）團聚

護士站接到來自衛生署的電話，要求接收一名經深喉唾液檢測確診 COVID-19 的病人。衛生署安排病人潘先生經救護車從西貢隔離營接送到病房，支援服務助理良哥已經掌握病房的節奏，敏捷地進入 anteroom，準備好收症的物品。

中午過後，50 多歲的潘先生由救護員陪同步入房間，面上口罩也難掩他的倦容。被安排到 2 號床的潘先生是餐廳經理，因太太和兒子是 COVID-19 確診者，被定為密切接觸者，安排到西貢的隔離營作醫學觀察。前天開始有發燒及咳嗽，透過深喉唾液測試，最終確診了 COVID-19，按指引需要到醫院接受隔離及治療。

去年夏天，潘先生的妻子陪同 13 歲的兒子往英國留學。由於近月英國的疫情失控，妻兒決定回港。還記得當時報章上傳來一張震撼的照片：相中一架由英國返港的飛機艙內，留學生們全部穿上由頭包到腳的白色生化武器級別似的保護衣；機票還被搶購到 10 多萬一張…… 我完全能體會到他們的恐慌。

潘家三口跟祖父母在家中吃飯，病毒也跟著越洋飛來。潘先生說，太太和兒子因為確診，已比他早兩天被安排入院。慶幸的是自己的父母檢測呈陰性，現在在隔離營中作醫學監察。一家人各散東西，有時隔離營，有時醫院，完全是「走難」的感覺。幸好還有電話視像，科技仍然把他們一家人連在一起。

潘先生由發病開始，高燒一直未退，加上頭痛和腹瀉，人非常疲倦。當張醫生提議他使用抗 COVID-19 藥物治療時，潘先生卻不願意接受，奢望用自己的免疫系統來打贏這場仗。張醫生尊重他的選擇，但囑咐我們緊密觀察他的情況。

房間內接收了兩位確診 COVID-19 的菲律賓船員，他們接受了抗 COVID-19 的藥物，為的是希望盡快痊癒，返回家鄉與家人團聚。5 日後他們的血液中都檢測到抗體，病徵減退，進展如期，可以轉往二線病房。他們感謝香港醫療體系對 COVID-19 患者完善的照顧，讓他們能快速地接受治療。他們回鄉的願望很快便能如願以償。

房間內只剩下怠倦的潘先生，他仍然堅持自然療法。張醫生只好監察著他血液內的病毒指數。Candy 如常為他量體溫，順便關心他家人的情況。潘先生回應：「我父母仲喺隔離營。老婆同個仔就未出院，佢哋都喺呢間醫院，不過喺 B 座嗰邊。」Candy 問「掛住他們嗎？」「點會唔係掛住吖！淨係靠視像，始終都係隔靴騷癢！」潘先生無奈地回應。Candy 離開病房前安慰了他，鼓勵他多喝水，心中卻另有盤算。

Candy 將潘先生的情況跟護士長圓圓姑娘匯報。提及他的家人時，兩人都考慮到把他的妻兒轉來此病房的可行性。

圓圓姑娘跟 B 座護士主管李姑娘聯絡，得知潘太太和兒子分別在不同房間內。潘太太接受了抗病毒治療，而兒子則症狀輕微，兩人康復進展理想。李姑娘會跟她們的主診醫生相討一下換房安排。

中午接到李姑娘的電話，主診醫生和兒科醫生均同意潘太太和兒子轉房。各人刻意不把這個好消息通知潘先生，也請潘太太合作，給他一個驚喜。不消半個小時，他們一家人已經在房間團聚了，兒子更撲向父親的懷抱。很久沒見過潘先生笑了，潘家三口子對這個安排非常感激又感動，連番向醫護人員道謝。的確最大的支持莫過於家人的相聚了。

工作並沒有停下來。距離下班還有一個多小時，護士站的電話又再響起了。文員 Mary 大叫著：「圓圓姑娘聽電話，ICU 打嚟呀。」

圓圓姑娘請 Candy 到 ICU 接回病人，是羅伯，情況穩定，可以離開 ICU。媚姐和 Candy 聽到可以跟羅伯重逢都感到興奮，很高興他能逃過一劫，原來大家都掛念著這位有禮貌又善良的老人家呢！

ICU 同事交待完羅伯的病情後補充說:「之前羅伯情況唔樂觀,透過社工先聯絡到佢屋企人。原來佢啲仔女返咗大陸,暫時返唔到嚟香港。佢仲有一個大佢 5 歲嘅家姐。佢家姐後嚟幫佢交咗手機電話費,而家佢哋可以聯絡返。」

羅伯由 Candy 護送入另一個房間的 5 號床。羅伯鼻孔上插著氧氣喉,雙眼卻炯炯有神。他認得圓圓姑娘和媚姐,輕輕點了點頭,展示他友善的笑容。他的頭髮和白鬚都變長了,人雖然瘦了,但卻比之前精神,不過右腳上的傷口仍然需要打理。Candy 跟羅伯說:「如果要同家人視像見面,我哋可以為你安排,話我哋知就可以了。」羅伯的招牌微笑仍然不變。

安頓好羅伯,Candy 也準備放工了。她覺得今日很完滿又充實,潘先生一家團聚,羅伯又回到這個病房。Candy 自言自語:「成個星期啦,我都好掛住爸媽,不如今晚就返去同佢哋食飯!」

08

第三波疫情爆發：鰂魚涌社區綜合大樓社區檢測計劃抗疫感受分享

作者：東區尤德夫人那打素醫院精神科登記護士、香港護士協會中央執委、
香港公共關係專業人員協會專業會員**劉子進**先生

隨著第三波疫情不斷爆發，確診人數每日以雙位數字上升，每日都有因疫情而死亡的個案。香港市民、外傭、外籍人士都人人自危，害怕「中招」。因此政府迅速及有效率地推出了不少政策，中央政府亦大力地提供支援，防止 COVID-19 在社區蔓延，其中一個便是全民普及社區檢測計劃。

起初，我選擇自願去協助全民普及社區檢測時，心情難免忐忑不安。因為我是家中「孻仔」，而且父母年紀大，已經退休，加上我的外甥仔與我關係良好，平日愛黏我，所以擔心如果在過程中不幸染疫，他們會傷心難過。可是，當我想到自己既然穿起護士制服，便應該有身為醫護人員的「南丁格爾」精神。因為疫情反反覆覆，人人都非常害怕，這就更需要我為香港市民大眾出力。雖然個人能力始終有限，但了解到合作的重要性，只要每個去幫忙的護士同事出一分力，找出隱形病人，香港很快便會有轉機，市民就可以重回正常生活。因此，我向父母、外甥仔及其他家人講解了自己的意願，在得到他們的支持和鼓勵後，便開始了我的檢測工作。

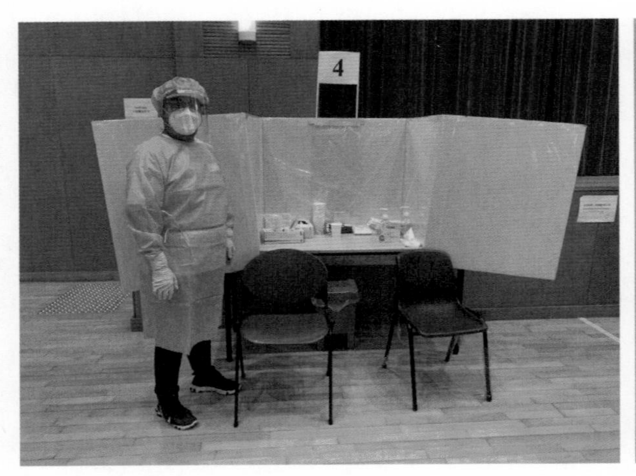

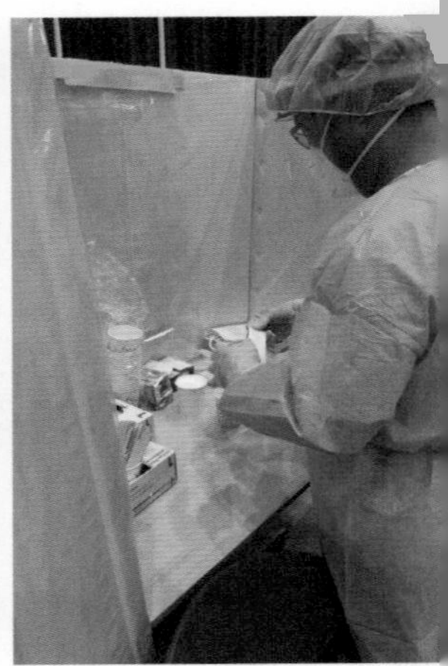

開始到檢測地方工作前兩日，我需要接受口罩型號測試及採集檢測樣本訓練。到了 9 月 3 日，即是我自願前往鰂魚涌社區綜合大樓為市民作全民普及社區檢測的第一日，我看到社區中心設有 10 個檢測櫃枱，每個櫃枱有一位採樣員，加上場內有助理隊長、隊長等各專業人士幫忙打點一切，並且放置了不少供檢測的物品，物資充足，採樣同事有需要時可以更換各種防護裝備。

到了早上 7 時 45 分，社區綜合大樓正式開始運作。接受檢測的市民首先需要在場外量度體溫，之後到達社區綜合大樓內的禮堂以身份證核實資料，並領取一個化驗樽，等候分流到檢測櫃枱。到達檢測櫃枱後，我們會向市民講解一次詳細的採樣過程、採樣棒進入鼻腔的深度、口腔採樣的位置及可能產生的情況（如打噴嚏、咳嗽等），及後便開始採集樣本，過程大約 10 分鐘，之後接受檢測的市民便可以離開，以登記的電話號碼收取通知結果的短訊。剛剛開始的上午，我們已經替約 300 位市民採樣。全賴各同事謹守崗位及分工仔細，所以過程非常順暢，並且得到廣泛市民的認同和讚賞。

在鰂魚涌社區綜合大樓工作的日子，雖然場地有冷氣供應，但因為要穿上個人防護裝備（如：PPE、N95 口罩、面罩、頭套等），大家仍然是汗流浹背，身上的衣服都完全濕透。在卸下裝備時，汗水似雨般流下，那時的心情很難用紙筆來形容。不過現在回想起，雖然工作期間非常辛苦疲倦，但只要想到為了支持政府政策和以市民大眾利益為先，我覺得自己的辛苦、疲倦只是小事一樁，只要能夠讓香港盡快回復正常，這些都是值得的！

最後，我非常感謝東區醫院、精神科部門及病房同事的支持和幫助，令我得以參加今次很有意義的社區檢測計劃。

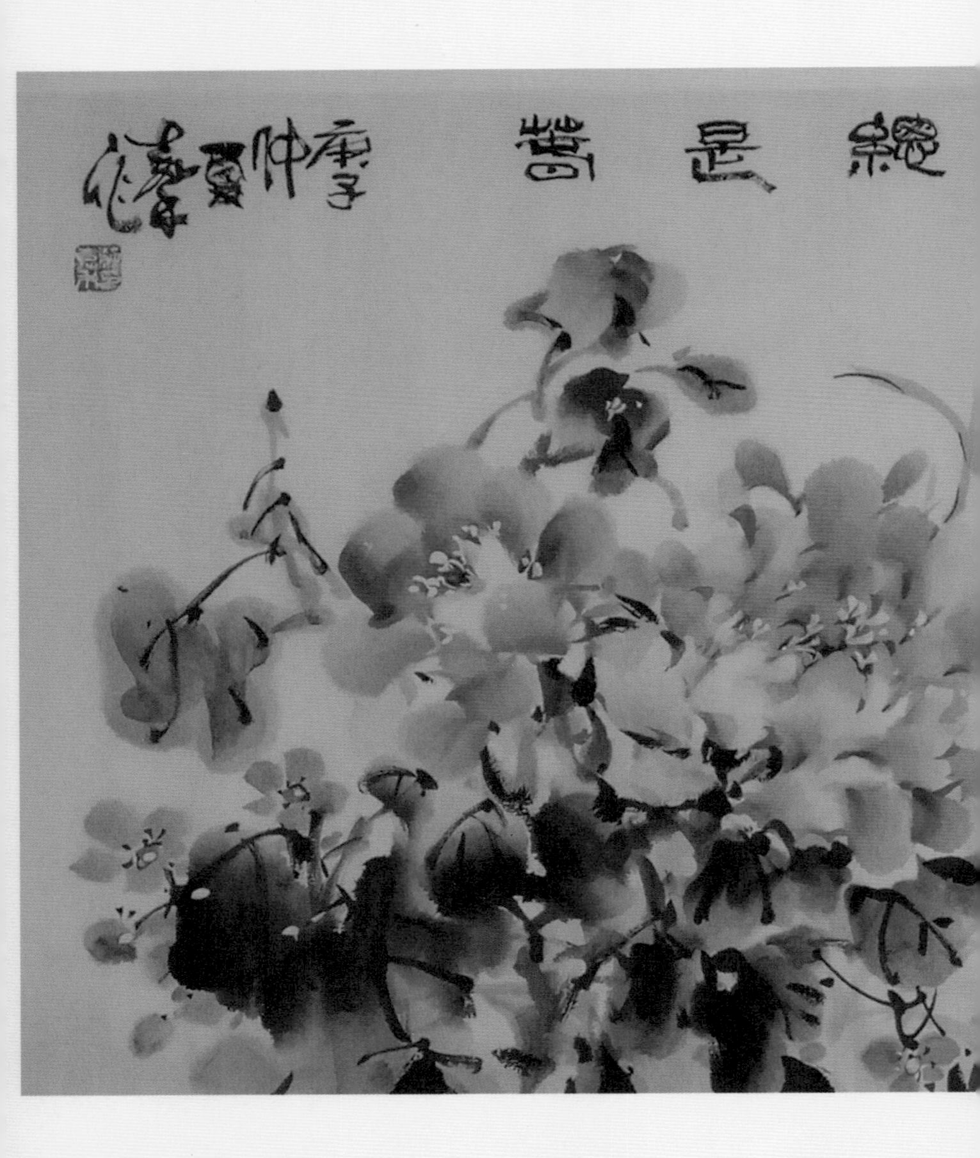
總是春
庚子仲夏

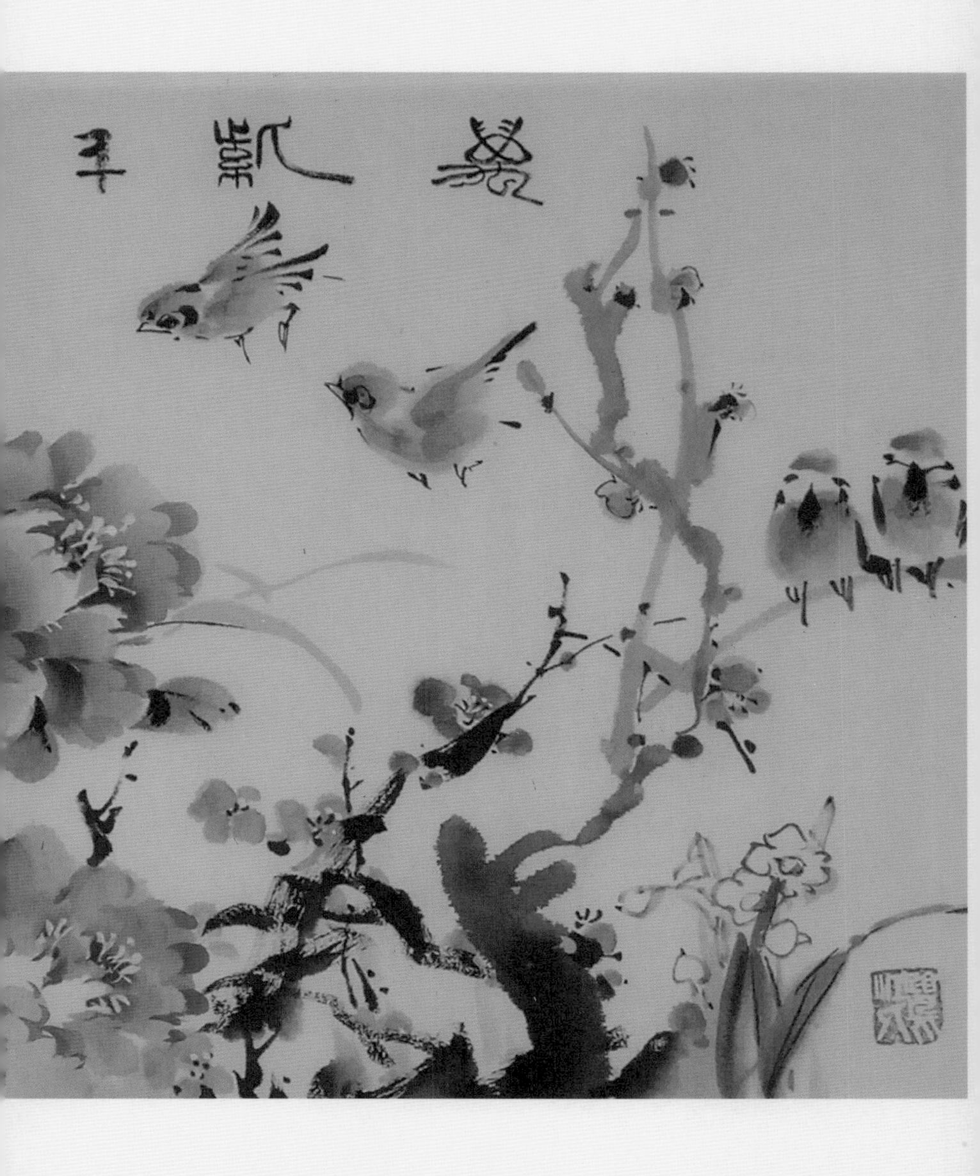

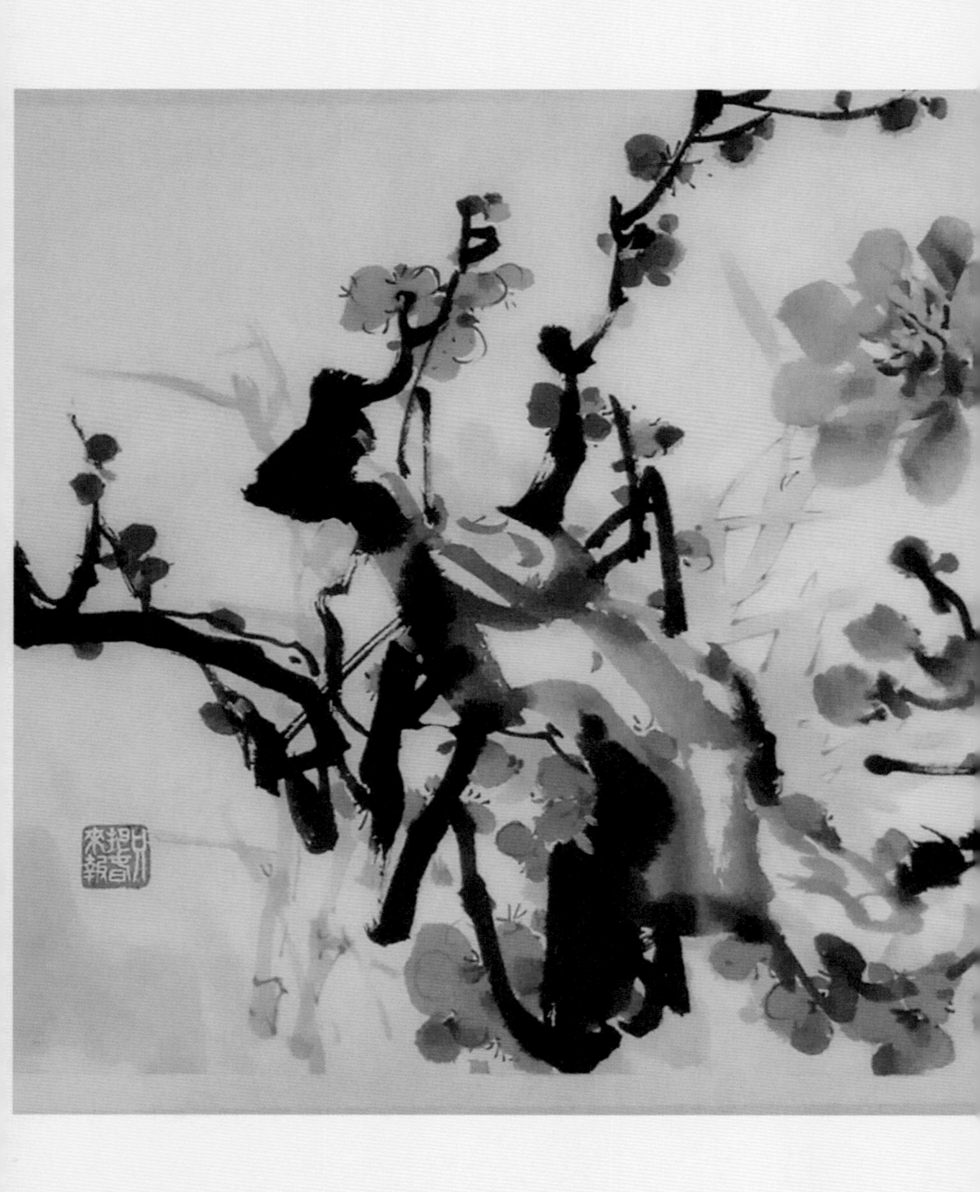

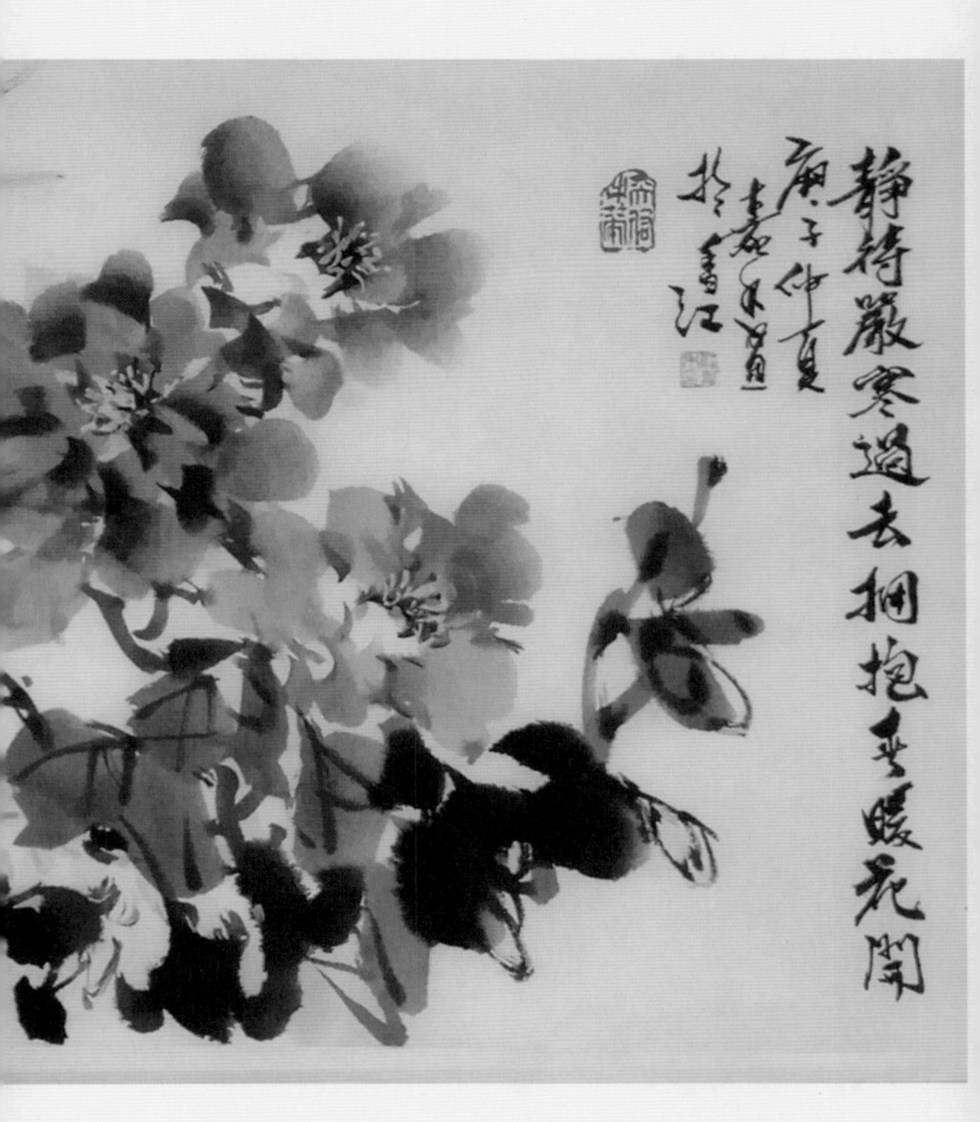
靜待嚴寒過去擁抱春暖花開
庚子仲夏
於香江

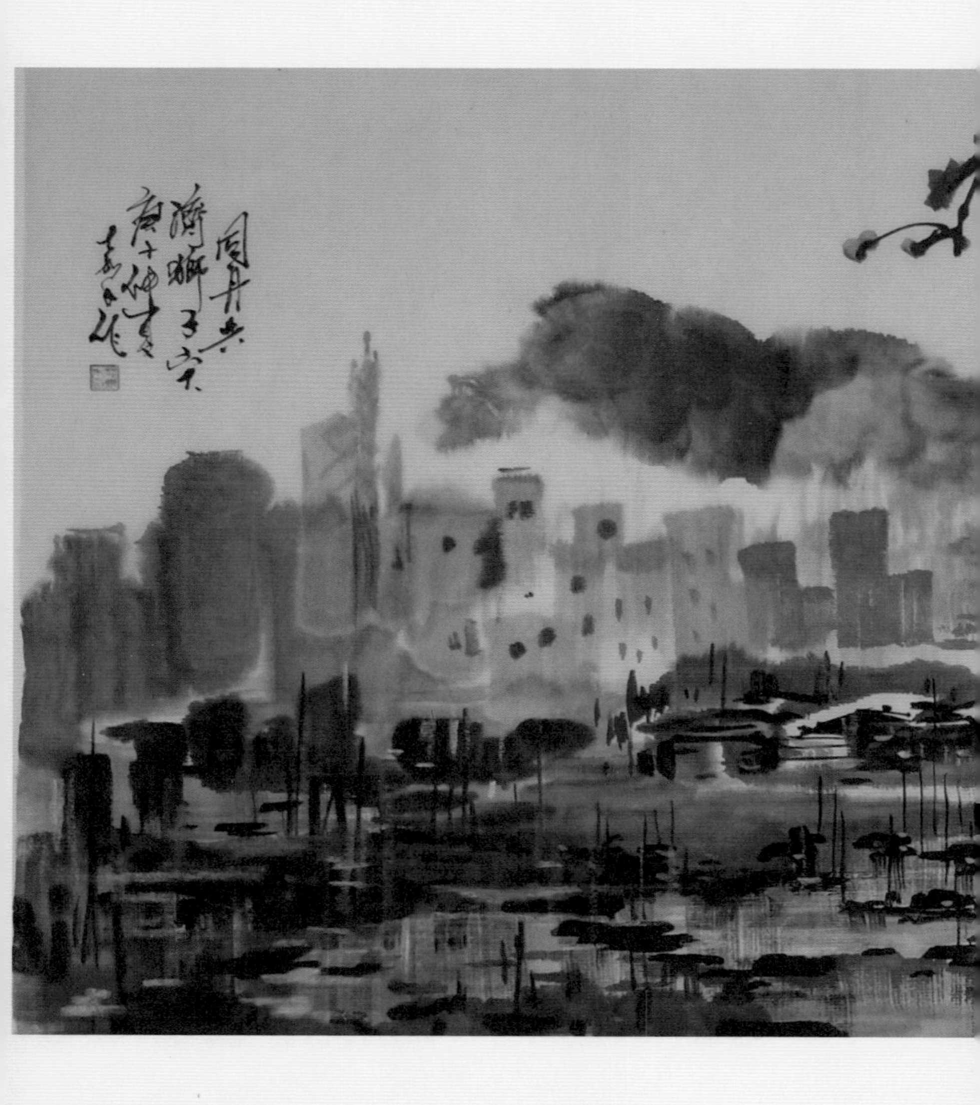

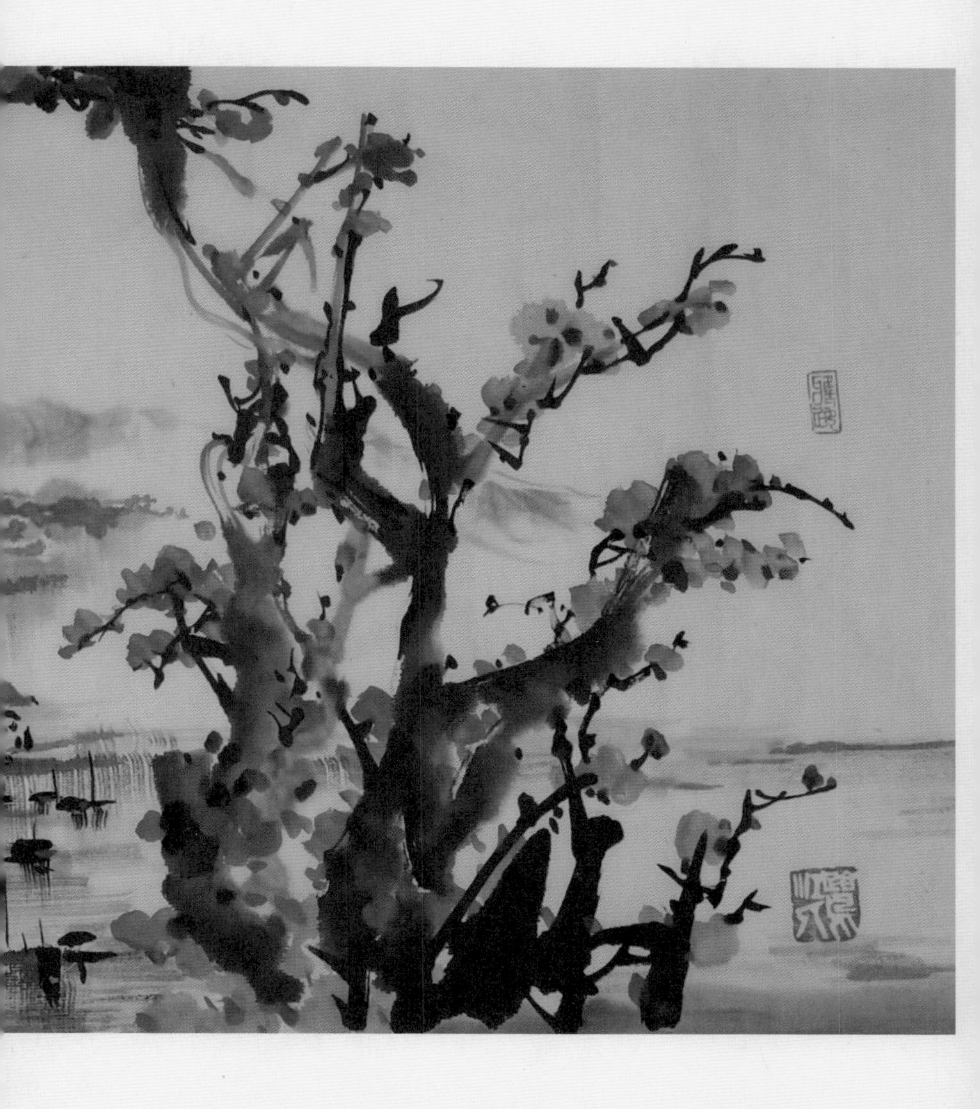

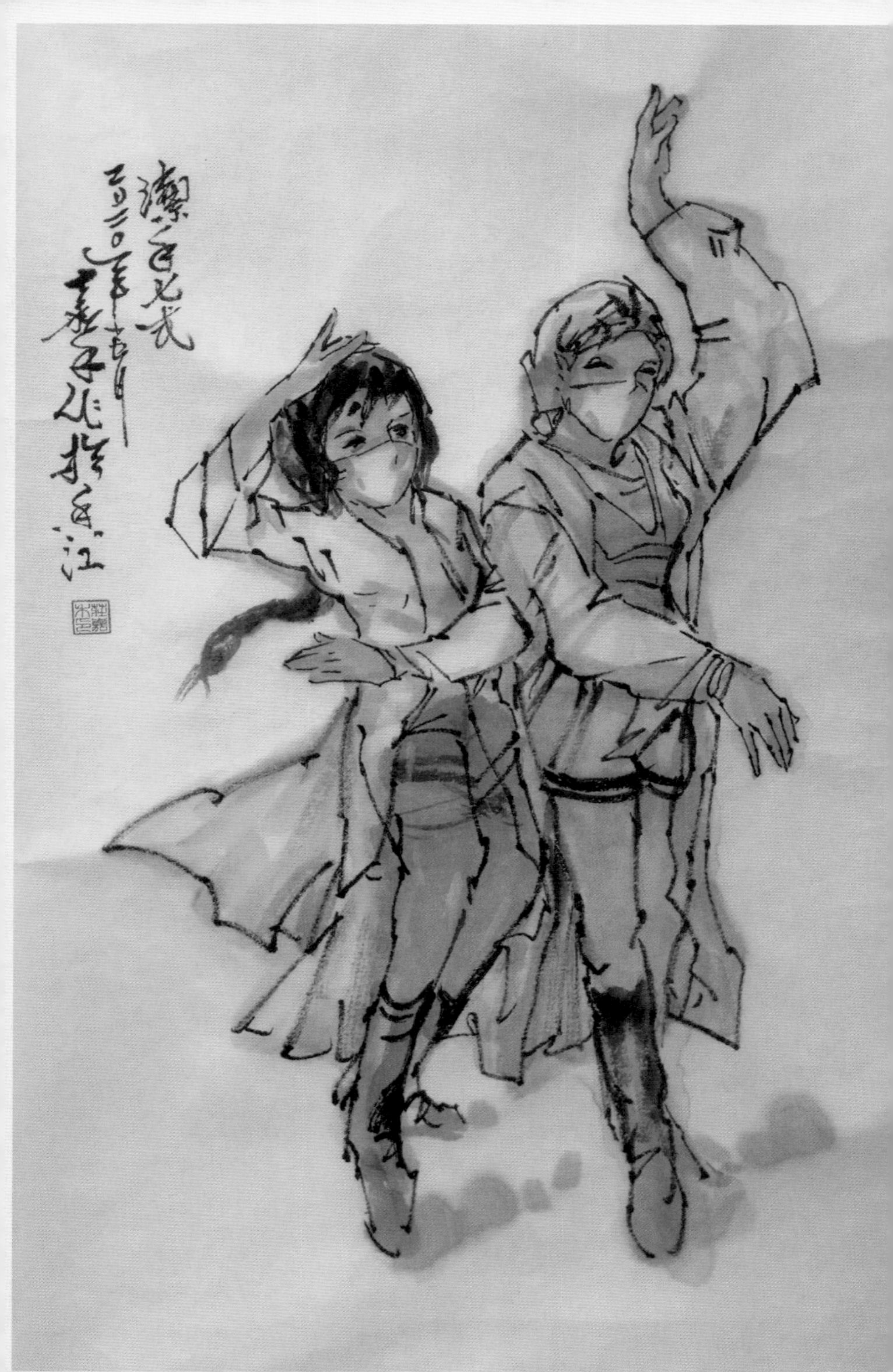

第四章 為醫護人員打氣

01

傳媒抗疫報道

2020 年 3 月 5 日：《抗疫・情》

港島東醫院聯網抗疫歌曲《堅守愛心》是一首旋律改編自《千載不變》，並重新填詞的二次創作歌曲。由藥劑師梁守仁先生及 17 位志願文宣組大使自發於工餘時間通宵改詞錄音，連夜趕製漫畫，在 3 日內完成的誠意作品。是一首反映香港醫護人員同心抗疫精神的歌曲。這份情操備受社會各界人士認同和欣賞，團隊也因此接受了 TVB 電視台採訪。訪問片段及 MV 在 TVB《抗疫・情》中播出，希望藉此為前線醫護人員打氣！

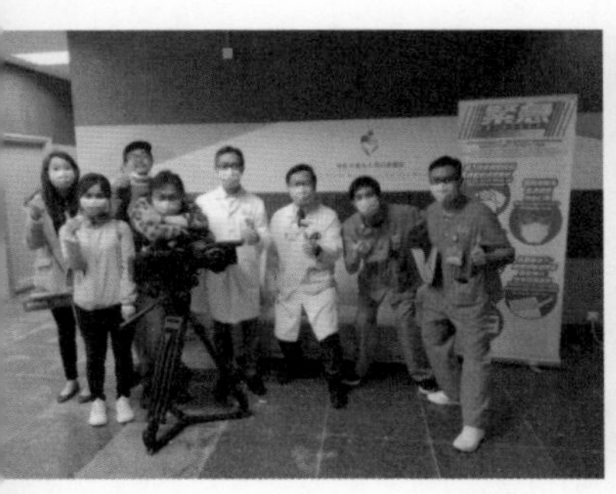

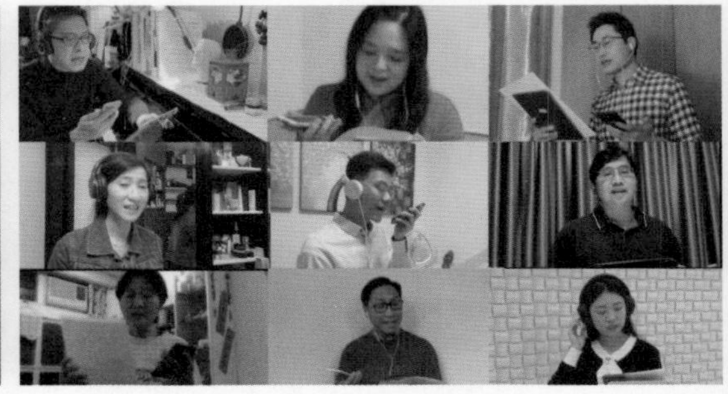

2020 年 3 月 22 日：《星期日檔案》

COVID-19 疫情爆發近兩個月，本港確診病例逾 200 宗，東區及灣仔區成為重災區之一，港島東聯網的公立醫院接收近四成個案，包括「邊爐群組」、「佛堂群組」等。《星期日檔案．疫行者》團隊採訪了港島東醫院聯網急症室醫護，訪問他們作為醫院第一道防線，如何應對重災區疫情爆發。醫院聯網轄下的護養院入住了長期病患者及肢體傷殘人士，節目內亦報道了院方如何透過視像探病，讓院內的長期病患者、肢體傷殘人士可以得到家屬和外界的關心。

2020 年 3 月 24 日：《有線新聞》

隨著香港留學生及海外港人回港，本港面對第二波疫情來襲，預期會比第一波更兇猛。如果出現社區爆發，醫療系統將會崩潰。東區醫院一眾醫護人員呼籲市民除了勤洗手和戴口罩外，更要留在家中，避免社區爆發，使公共醫療系統超出負荷。片段於《有線新聞》時段內播出。

2020 年 3 月 30 日：《鏗鏘集》

COVID-19 疫情肆虐全球，醫護人員一直站在抗疫最前線。隨著本港海外輸入確診個案急增，醫療系統正面臨嚴峻危機。《鏗鏘集．抗疫日夜》團隊走進東區醫院，記錄前線醫護的抗疫

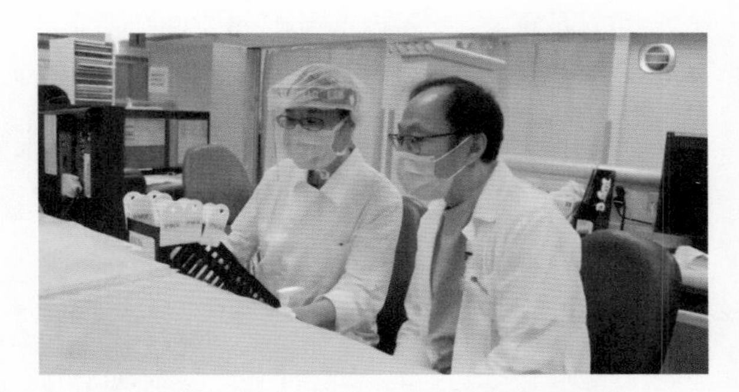

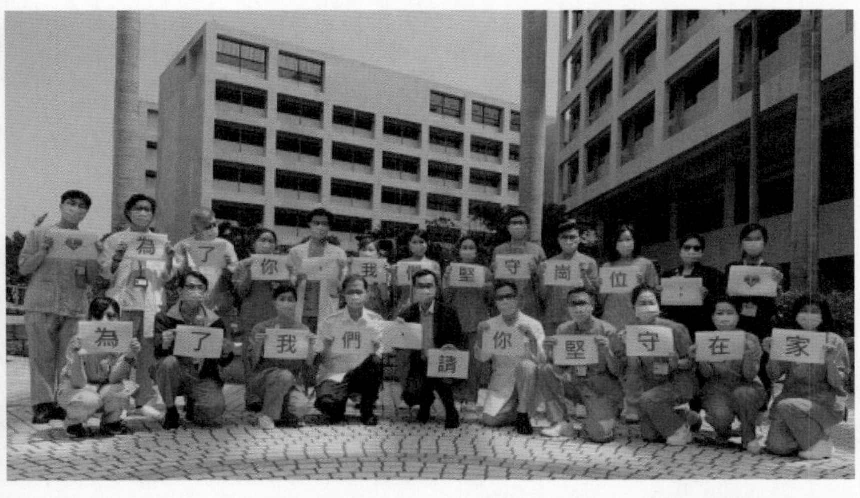

為了你，我們堅守崗位
為了我們，請你堅守在家

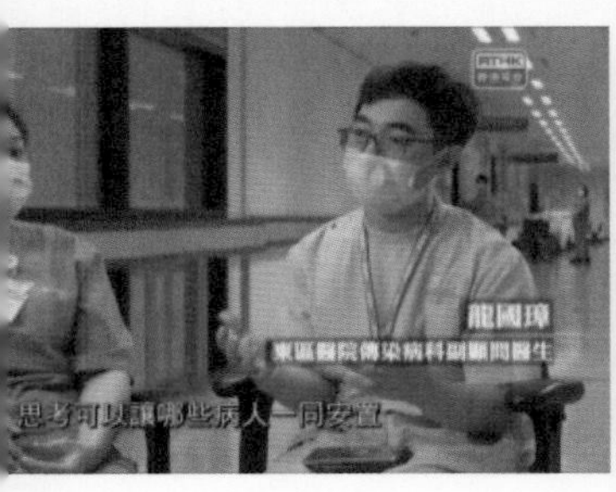

RTHK
龍國璋
東區醫院傳染病科副顧問醫生
思考可以讓哪些病人一同安置

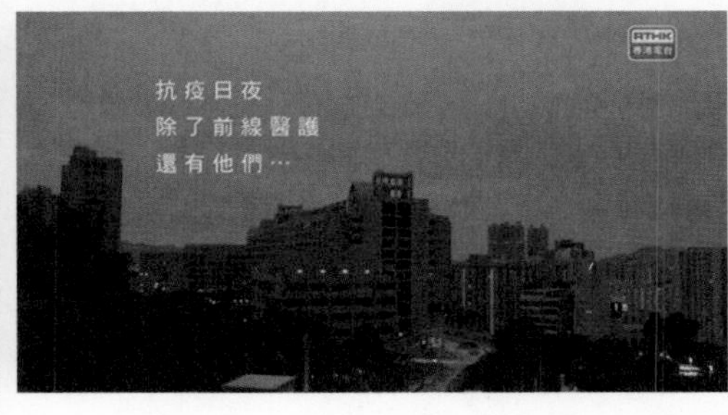

RTHK
抗疫日夜
除了前線醫護
還有他們…

歷程和心聲。節目中拍攝了東區醫院傳染病專科醫生龍國璋醫生與一眾傳染病科醫護人員在醫院工作的片段，記錄他們在疫情下日常生活的變化。《抗疫日夜》播出之後，接受訪問的醫護人員均表示，收到來自四面八方的鼓勵和支持，非常感動。

2020 年 5 月 7 日：《精靈一點》

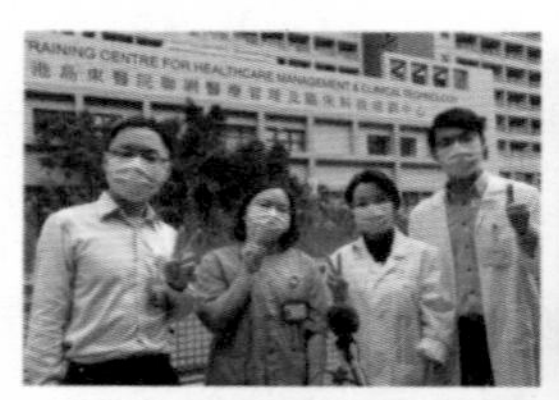
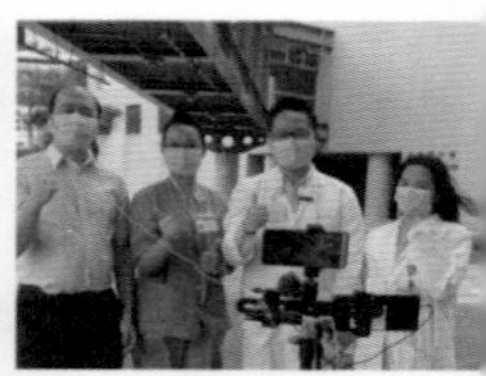
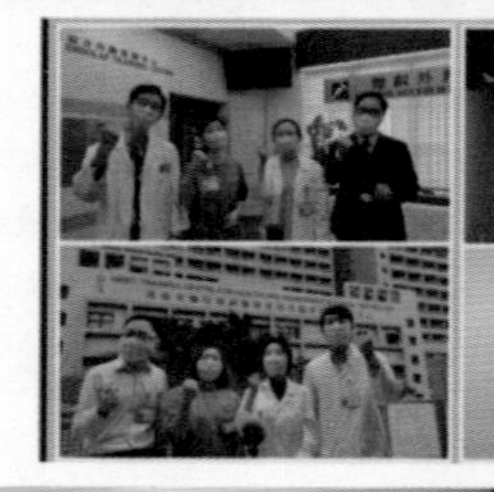
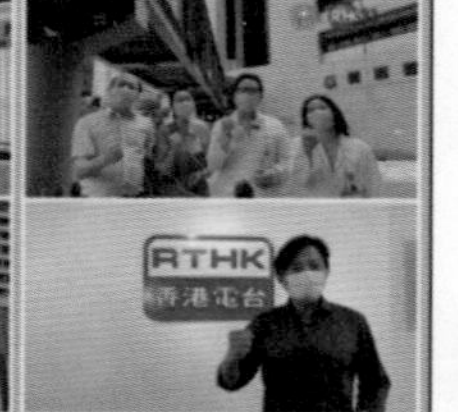

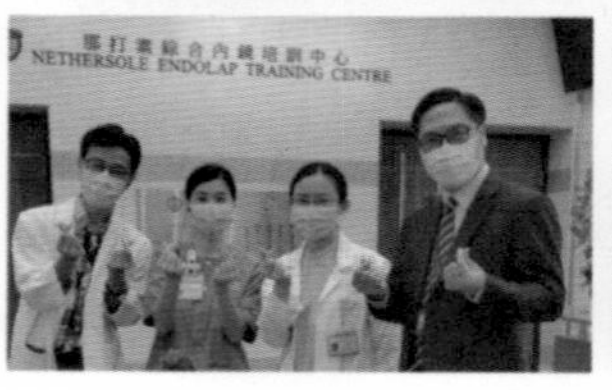

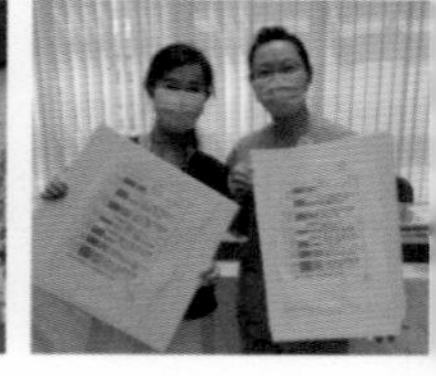

著名男高音莫華倫先生早前因為確診 COVID-19，在東區醫院留醫 11 日。在醫護人員悉心照顧及治理下，經藥物治療終於康復。出院休養數星期後，在肺功能狀況良好的情況下，莫華倫先生接受了香港電台《精靈一點》專訪，分享自己作為病人的感受。最後，更聯同港島東醫院聯網的醫護人員於直播節目中隔空合唱膾炙人口的名曲《獅子山下》，透過大氣電波，以歌聲表達對醫護的謝意，並祝願各位醫護人員身體健康，抗疫成功！

02

集氣同心抗疫，MV《堅守愛心》隆重登場

等我都 RAP 吓先！有韓風又 young！還有經電腦剪接成的漫畫風 MV，你看過沒有？「從來世界怎麼轉，護理的心不損⋯⋯堅守愛心向前，為懷天職永不改變」是其中幾句最觸動人心的歌詞。《堅守愛心》的 MV 由志願文宣組成員共同創作，並重新填詞。漫畫全是由志願文宣組繪畫，並加入電腦效果剪接，旋律則改編自勵志歌曲《千載不變》。作品的奇妙之處在於大家在抗疫的情況下，不能聚集在一起練歌和錄音，只能各自錄音，透過 WhatsApp 傳送給負責同事，再用電腦軟件集合。

我們的二次元創作獲得環球唱片公司正式授權，是一首反映香港醫護人員同心抗疫精神的歌曲。這份情操備受社會各界人士的認同和欣賞。

由同事們作詞、繪畫、各自手機錄音等，到電腦剪接，前後只用了幾天的時間完成，因為志願文宣組希望把這份小小心意盡快送給前線醫護同事，以表示支持及鼓勵。

群策群力的 MV 面世，與大家加油打氣！《堅守愛心》是由 17 位文宣大使合唱而成的誠意作品：「我哋知道，MV 不能當飯食，不能當個人防護裝備（PPE）用，更加不能當宿舍瞓⋯⋯」

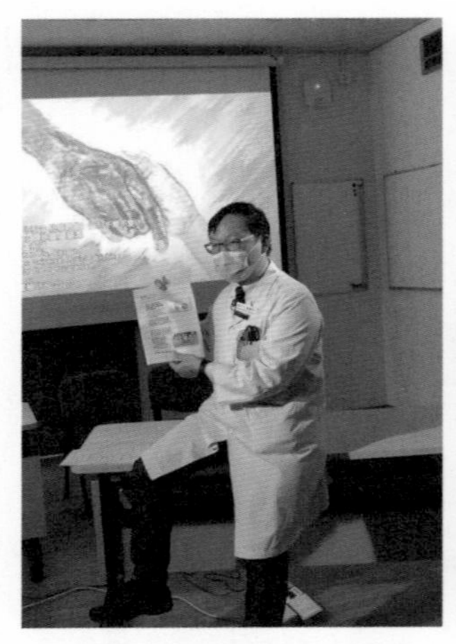

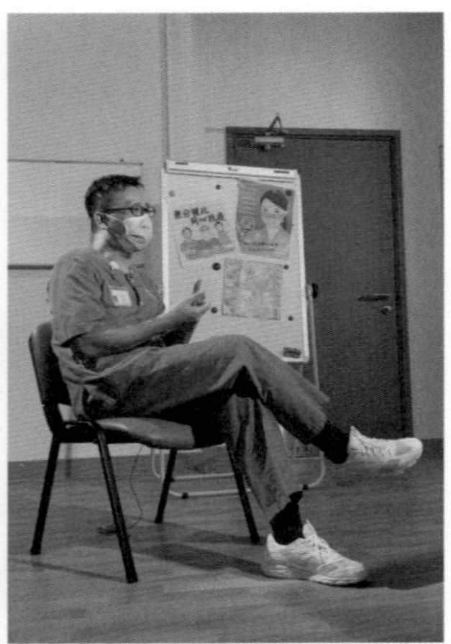

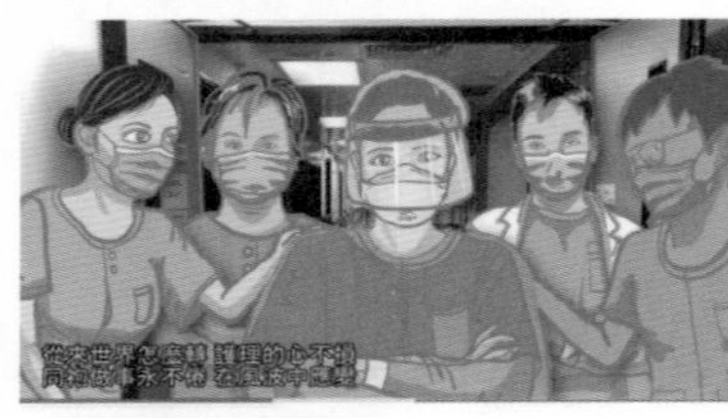

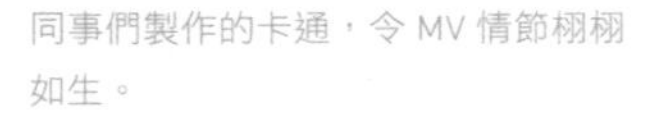

同事們製作的卡通，令 MV 情節栩栩如生。

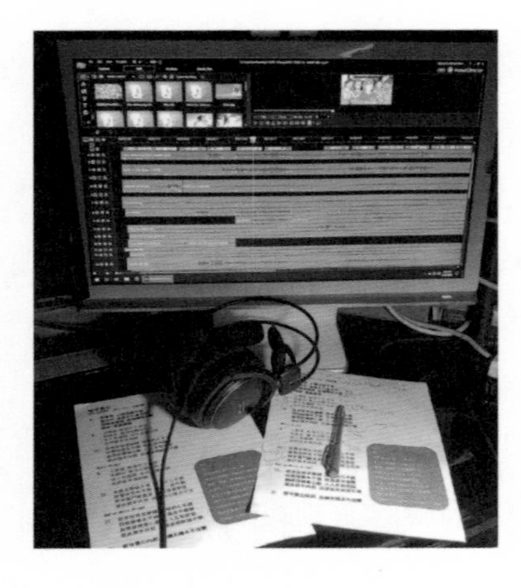

17 位同事的歌聲，經過電腦軟件集合起來，再配上卡通畫面，製成 MV。

「我哋大家都係前線醫護人員，打仗要講士氣，我哋只想令你知道，我哋好想分擔你嘅憂心，明白你嘅顧慮，了解你嘅恐懼……」「基於工作和防疫關係，我們沒有聚首為這首歌曲綵排和錄音，整首歌曲都是由個別志願同事自我手機錄音後剪接而成，希望為同事打氣，並獻出我們的一份心意。大家加油！」

《堅守愛心》（HKEC 抗疫歌曲）

原曲：《千載不變》

音樂統籌：Simon Leung

畫面統籌：Pun Kwong Lik

填詞：Stephen Yiu / Alex Cho / 黃比利（及志願文宣組組員）

演唱：

Peter Chee / Alex Cho / Louis Fung / Ben Hui / Lai Hang Kei / Arthur Lau / Jessica Law / Leung Chui Ying / Simon Leung / Tina Ng / Victor Tang / Rebecca Tsang / 黃比利 / Fergus Wong / Wilson Wong / Stephen Yiu / Vincent Yung

插圖：

Leanna Fong / Mak Yan Kit / Tina Ng / Pun Kwong Lik / Tommy Tsai / Rebecca Tsang / Cammi Wong / Jeffrey Yeung / HKEC Working Group on Support of You（SOY）/ 2019 冠狀病毒病員工關懷小組 / 東區醫院社區及病人資源部 / 律敦治及鄧肇堅醫院健康資源中心

（特別鳴謝香港作曲家及作詞家協會以及歌曲版權人環球音樂授權創作）

《堅守愛心》（HKEC 抗疫歌曲）歌詞

從無怨 人情冷暖乍現
都市中 為覓片口罩沒完
徬徨苦惱間 疫情鬧哄不斷
眼前這毒最猙

* 人情暖 能溶化了冷淡
苦困中 盡力去關注別人
旁人苦痛間 共行互愛出現
我們要多捐與獻 *

從來世界怎麼轉 護理的心不損
同袍做事永不倦 在風波中應變
勤勞拚搏愛心獻 人人互助眾勉
彼此挽手向前 沿途披荊斬棘不變 #

Repeat**

承傳友愛似天使 赤子之心不損
營營役役也不倦 認真一起作戰
齊來奮鬥獻真意 寒夜漸漸變暖
彼此挽手向前 毋忘初心曙光可見

RAP：
喂 就算醫護反應快又勤力慣
屋企托我網購口罩數盒唔係好玩
酒精、廁紙一夜間變搶手貨
我會問上天係咪諗住考考我
就算世界覺得你做錯定啱
崗位內外貫徹醫護精神俾你揀
有你撐住我 疫症惡我決意鏈過
聽說絕處會有光
計我話 我係前線香港有難我一定幫

Repeat##

堅守愛心向前 為懷天職永不改變

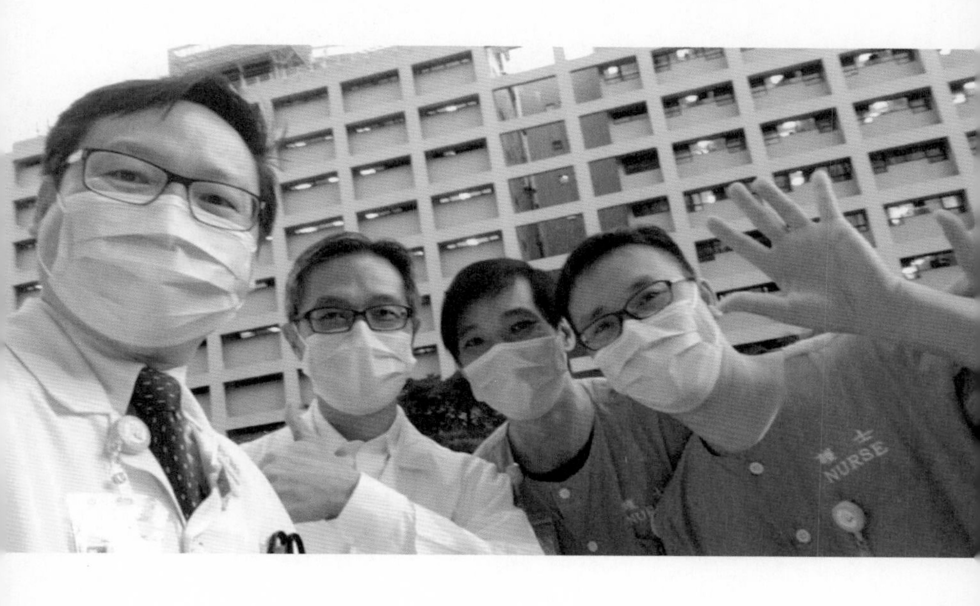

不少香港市民看過 MV 後都留言：

1.「謝謝真心付出守護病人、守護香港的真醫護，無言感激。」

2.「令人敬愛的港島東聯網醫護人員，你們好！我剛剛聽到你們嘹亮的歌聲！你們創作出這首《堅守愛心》（HKEC 抗疫歌曲），表達出堅毅不屈、極有愛心的精神，努力抗疫，守護病人！十分令人敬佩！繼續努力加油，加油，加油呀！」

集氣同心抗疫《堅守愛心》MV 首播後，經《星島日報》、《頭條日報》及雅虎新聞連日報道，在社交媒體分享並轉載，更獲 TVB 邀請採訪，Youtube 點擊率已經在 3 天內打破 1 萬！可見「堅守愛心向前，為懷天職永不改變」確能感動香港，在抗疫期間發揮互勉互勵的精神。請大家一起守護香港！繼續加油！

03

音樂：抗疫中的心靈良藥

作者：東區尤德夫人那打素醫院藥劑部**梁守仁**藥劑師

自從 COVID-19 迅速蔓延，世界各地紛紛實施社交距離限制及人流封鎖。世界上大部分人被隔離在家，彼此接觸的機會減少，社交媒體上的音樂和 Music Videos 因此而深入民心，發揮其「抗疫靈藥」的角色 。

各類音樂人、合唱團和樂隊亦抓緊了這次機會，在社交媒體上分享他們的音樂。在疫情下，這也許是他們僅有可以和世界聯繫和「表演」的方法。各式各樣的線上音樂作品的確能為各地網民在逆境中帶來心靈慰藉和免費娛樂。到底，音樂有什麼力量？音樂能怎樣幫助我們對抗疫情？

聆聽愉快的音樂能夠釋放多巴胺（dopamine）和宣血清素（serotonin）進入大腦，有助我們放鬆。這些化學物質會給我們帶來快樂的感覺，有提振情緒的功用。優美的音樂和有意義的歌詞，更加可以帶給人們無比的激勵。成功的音樂作品亦能夠吸引聽眾一同合唱，引發共鳴。

自今年二月開始，YouTube 已出現了不少專為 COVID-19 而創作的原創歌曲，也有舊曲新詞形式的二次創作，以輕鬆的手法，鼓勵人們正向面對疫情，又或從中灌輸勤洗手和其他正確的防疫知識。

為人熟悉的舊曲新詞，也較易令人一起高歌，傳播力絕不遜於病毒！我們知道，催產素（oxytocin）是一種在唱歌時釋放的激素，可以減輕壓力和焦慮。有研究即發現，唱歌可以減少抑鬱和孤獨感。在合唱團唱歌，不僅可鍛鍊心肺功能，更已被證明可以減低患上認知障礙症的風險，甚至延長壽命。因此，醫護人員除了可給予病人最佳的治療之外，也可嘗試利用音樂藝術給予市民一片「心靈綠洲」。

非常感恩，港島東醫院聯網管理層一直十分支持同事們利用音樂和藝術關懷病人，同事參加音樂活動也可達致良好的 work-life balance。我們的原創歌曲包括協助活動推廣的，如鼓勵流感疫苗接種的 Rap 歌《流感大王 You Jump I 針！》，以及多首醫院周年紀念歌曲如《融情廿載》、《與有榮焉》、《凝聚眾心廿五載》、《真摯同行》等等。這些歌曲的 MV 製作過程，不但促進了團隊合作，也讓我們將愛與關懷傳遞給各界。

多年來這些實戰經歷，也許是我們在 COVID-19 突襲時能迅速作出反應的原因。

2020 年 2 月，COVID-19 在香港快速蔓延，醫護人員人心惶惶。同事們很快便想出了再次利用音樂來給前線同事打打氣的方法。我們為一首勵志輕快的 Cantopop 填上新歌詞後，希望盡快錄製歌聲，於是使用虛擬合唱團（virtual choir）的概念，請我們 17 位同事自己用手機錄音，並傳送給我做電腦後期混音。他們熱血的歌聲，再加上鬼馬的 RAP 詞、生動有趣的電腦漫畫，在 3 天內創作成這支獨一無二、香港醫療界的抗疫 MV。

《堅守愛心》YouTube MV 像超級病毒一般，在發放的 72 小

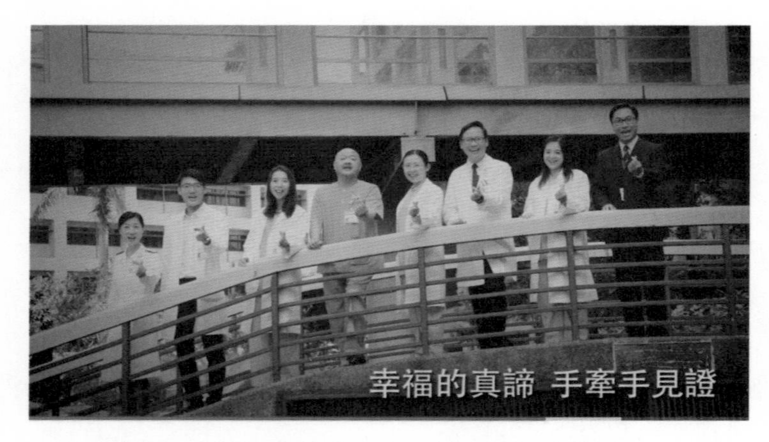

東區尤德夫人那打素醫院二十五週年紀念主題曲 -「凝聚眾心廿五載」 PYNEH 25th Anniversary Music Video

收看次數：8,481 次

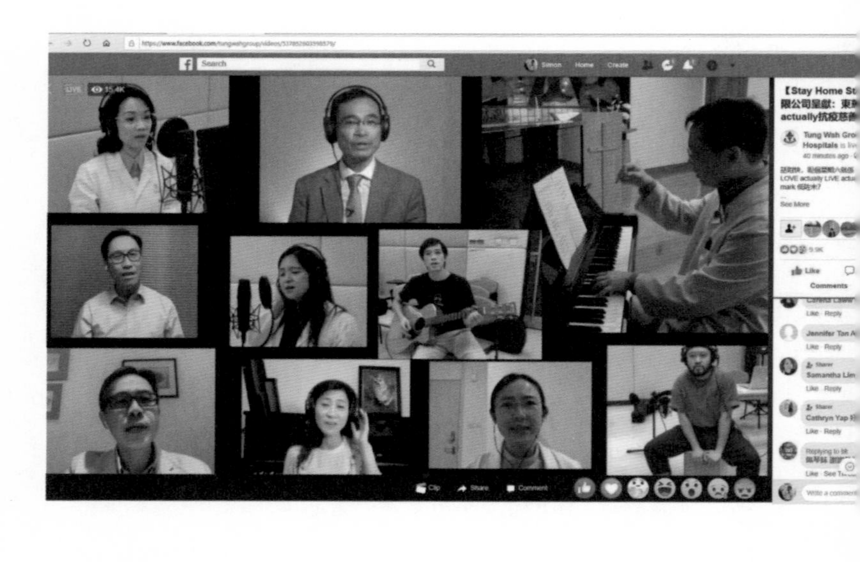

時內獲得了超過 1 萬次瀏覽量！它受到電視台記者的關注，及後也來訪問了我們的製作團隊。我們怎樣也意料不及，在疫情下製作的一個 MV 可以有這麼大的感染力，甚至令我們出現在《鏗鏘集》和《星期日檔案》等節目內！

其後，我們更非常榮幸被東華三院的網上慈善抗疫音樂會「LOVE Actually LIVE Actually」邀請，以 Virtual Video 模式獻唱《堅守愛心》，為香港和世界各地的網民傳播關懷。由港島東醫院聯網同事組成的 Live Band 更被安排為歌星連詩雅奏樂，讓 Shiga 和我們幾位醫生及藥劑師合唱她的名曲《到此為止》，可說是當晚網上音樂會的一個驚喜！

音樂的確具有無窮無盡的力量和感染力。在這困難和無助的年頭，音樂發揮它獨特的作用，透過網絡科技，為成千上萬足不出戶的人們，傳遞其慰藉心靈或振奮人心的魔術。除了醫護人員的悉心治療，我們相信，音樂應該是不可或缺的心靈良藥吧！

04

以舞抗疫：《HKEC 舞走 COVID-19》

《HKEC 舞走 COVID-19》MV 簡介：

《HKEC 舞走 COVID-19》MV 作品取得 Sony Music HK 的《Ghen CoVy - Corona virus Song》歌曲的使用版權。《HKEC 舞走 COVID-19》希望透過「舞」蹈短片向公眾宣揚抗疫意識，藉此趕「走」COVID-19。我們相信抗疫是每個香港人的責任。

港島東醫院聯網的醫護人員二次創作出一套屬於 HK version 的洗手舞（洗手七式），短片內容向公眾宣傳戴口罩、勤洗手、保持社交距離等防疫意識，並以一名 COVID-19 患者的簡單故事串連多個情節，藉此感謝醫院上下努力抗疫。

基於工作和防疫關係，醫護同事利用工餘時間，在拍攝短片前，在家中各自透過觀看影片練習舞步，並相約於放假時間用短短 6 小時完成拍攝。

祝各位身體健康，抗疫成功！雖然疫情近日有緩和跡象，但大家千萬不要因此鬆懈！

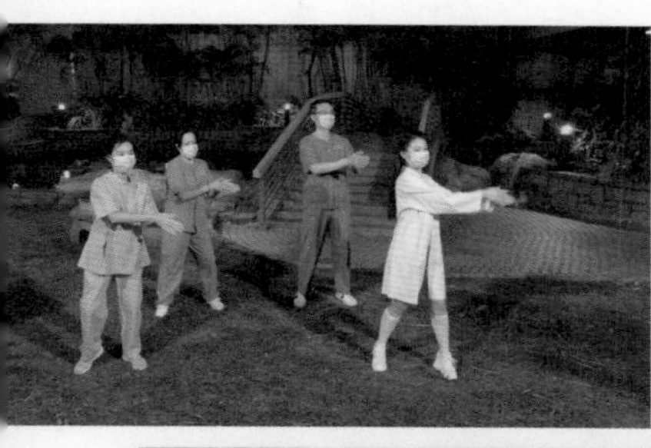

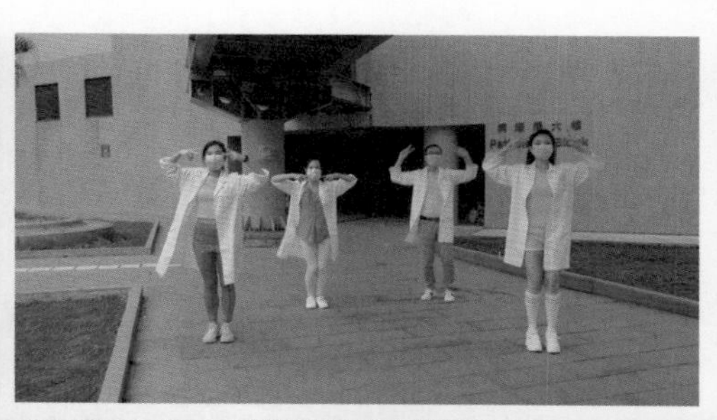

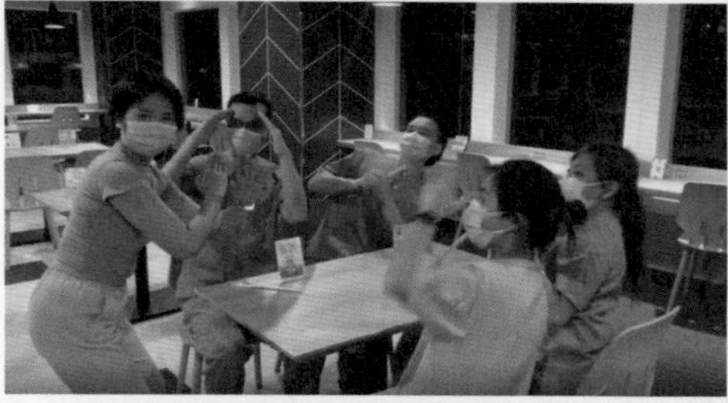

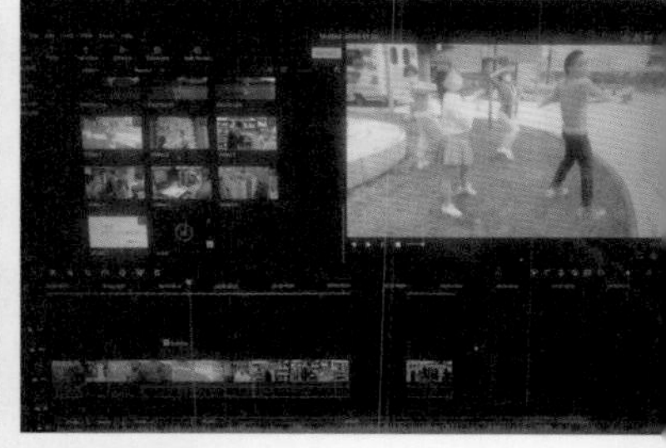

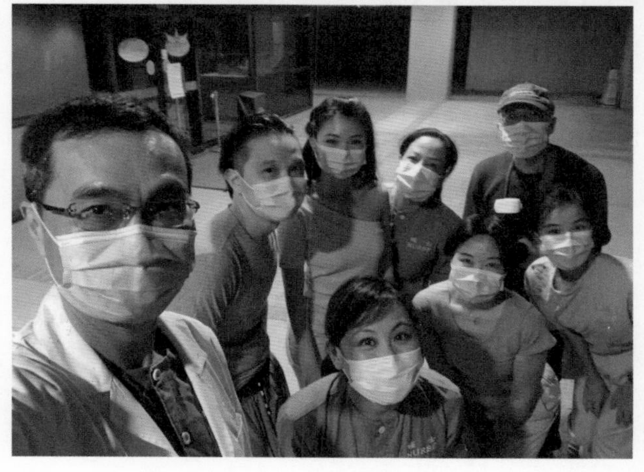

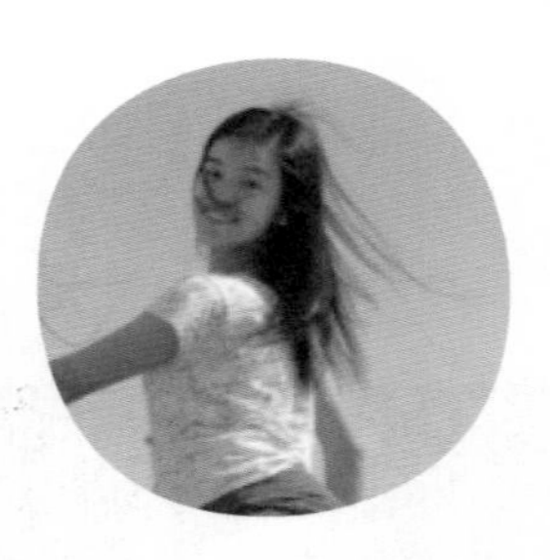

陳衍雯（Yvonne）

東區尤德夫人那打素醫院院務經理

留意到 COVID-19 疫情持續，但市民防疫意識開始鬆懈，我們希望用較輕鬆的方法互相提醒，繼續堅持抗疫。那時候，我們發現越南政府與歌手合作推出洗手歌，而越南舞者的「洗手舞」更在網路上爆紅，引起全球模仿熱潮，成功喚起大眾對洗手的關注。於是，一班對跳舞有熱誠的同事自發組成了跳舞小組，開始製作 HKEC 版本的舞蹈短片，包括香港版的「洗手七式」，提醒大家保持環境清潔和社交距離等，並虛構一位患有 COVID-19 的病人在醫院的治療旅程作為整個簡單故事的串連，以表現醫院上下各部門齊心抗疫。

值得一提的是，醫院的清潔部得悉劇本中有清潔病房的片段，更特意邀請兩位前線的同事，帶來清潔道具，教導舞者如何正確地清潔病房的「天、地、牆」！他們對清潔的執著以及專業的態度實在讓我敬佩。感謝多位抱有相同理念的同事，以及其他在背後默默支持這個製作的同事。更感激的是，為抗疫努力付出的每一位。

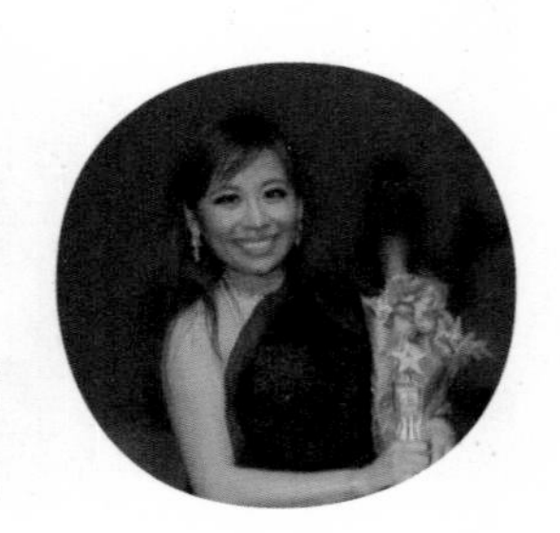

秦苑君（Emily）

東區尤德夫人那打素醫院深切治療部

資深護師

在緊張的抗疫氣氛底下，醫院裏面仍然有不少充滿熱誠的醫護人員，他們利用工餘時間，製作了一輯短片，目的是以輕鬆的手法給大眾帶出正面又正確的訊息。

不得不稱讚一下《HKEC 舞走 COVID-19》的各個準備單位，包括配樂、為 MV 加上故事性，以及剪接短片的同事。沒有他們，影片就沒法完成。

真的很高興能夠參與這次短片製作。祝各位身體健康，抗疫成功！

施明珠（Pearl）

東區尤德夫人那打素醫院兒科護士

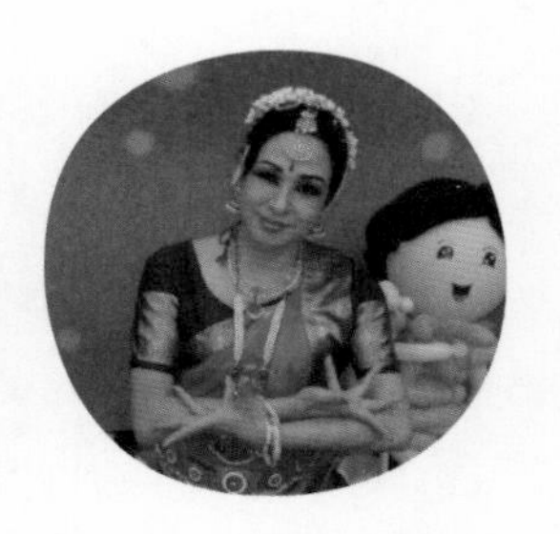

當日接到邀請，想找義工拍攝 dance drama 片段，希望藉以鼓勵同事積極面對這次疫情，覺得頗有意思，就毅然參加。因為要保持社交距離，我們只能夠看著網上片段各自各練習舞步，期望拍攝當日能夠「一拍即合」。由於未知道實際情況如何，大家都只能摸著石頭過河，在攝過程中戰戰兢兢。幸好，大家都十分投入，互相包容和交換意見，亦互相欣賞彼此不同的風格，作出調教。為了「輸人不輸陣」，我們就連跳舞衣也揀選了東區醫院院徽的顏色——粉紅及灰，自由配搭，令到拍攝效果更加和諧。

其實我們拍攝的題材，如洗手、保持社交距離等，大家一點都不陌生，每日都會從不同渠道聽到。而我們的使命，就是將這十分重要卻又十分沉悶的話題，用輕鬆手法去提點醫院上下各位員工。我們沒有燈光效果，更沒有高科技拍攝儀器，只有一顆熱切的心去完成這一個使命。最厲害是我們的導演加上剪接，淡化了各種瑕疵，化腐朽為神奇，製作出一條有趣味、有意思的宣傳影片，送給大家欣賞。

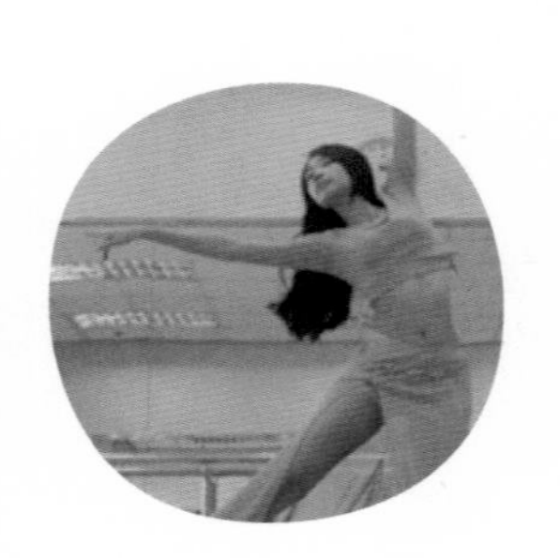

吳冬媛（Tina）

東區尤德夫人那打素醫院精神科護士

很榮幸能夠參與港島東醫院聯網的 COVID-19 抗疫短片《HKEC 舞走 COVID-19》拍攝，幫忙導演及剪片工作，亦感謝 Sony Music HK 唱片公司支持，授予《Ghen CoVy - Corona virus Song》歌曲的使用版權，作為短片作品的背景音樂，令作品更切合抗疫主題。

《HKEC 舞走 COVID-19》希望透過「舞」蹈短片向公眾宣揚抗疫意識，藉此趕「走」COVID-19。隨著香港近日疫情緩和，相信我們很快就可以趕走病魔，走出陰霾。

其實製作一套舞蹈 MV 並不容易，因為拍攝舞蹈 MV 的過程比拍攝一般短片的要求更嚴格，舞蹈鏡頭需要一 take 過完成，非常講求組員之間的合拍度和默契，對於我們來說也是一種新挑戰。多謝支持和配合我們舞蹈 MV 拍攝的醫院同事們，不勝感激，盡在不言中。

楊曉輝（Jeffrey）

東區尤德夫人那打素醫院精神科護士

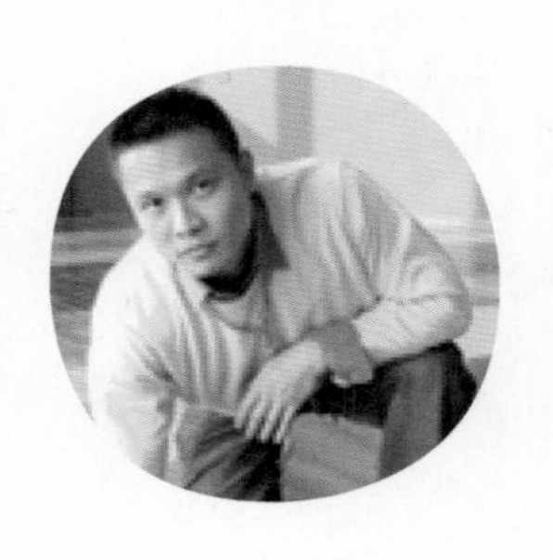

很榮幸除了在工作上為香港的疫情作出努力外，還可以參與拍攝宣傳保持社交距離和清潔雙手的《HKEC 舞走 COVID-19》宣傳短片。

因限聚令的關係，我在拍攝當天才和其他跳舞組員一起排練了不足兩小時。我自問跳得「雞手鴨腳」，但憑著幫忙剪片的同事出色的剪片技巧，拍出來的效果看似還不錯。希望這個宣傳短片可以幫助公眾注意保持社交距離及雙手清潔的重要性。

讓獅子山下的香港人一起「舞」走疫情。

真心祝願香港平安，香港加油。

曾麗玲（Rebecca）

東區尤德夫人那打素醫院精神科護士

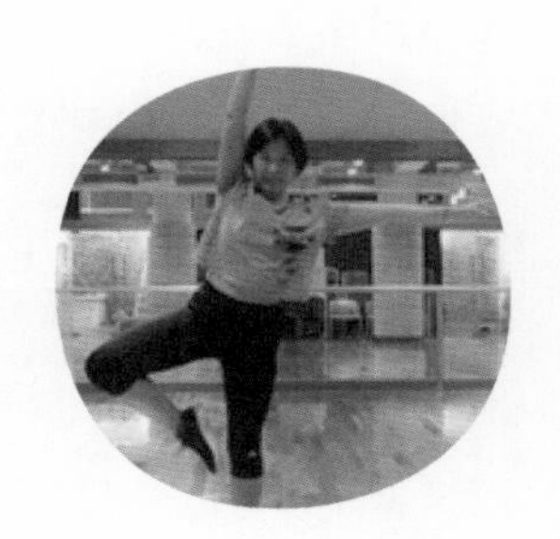

舞 者雲集新作 **為**，
走 在一起為了 **愛**。
新 知舊遇商抗 **疫**，
冠 履倒易互交 **流**。
肺 腑之作志相 **同**，
炎 夏勞心並肩 **上**。

05

抗疫祈福板

作者：東區尤德夫人那打素醫院骨科**麥仁傑**副顧問醫生

抗疫祈福板是我們小組的共同創作，最初是我們 Q&S 主管劉醫生的概念。我們在這突如其來的疫症中有很多鼓勵和祝願的說話想跟同事說，也有不少感想，相信同事們也有同樣的想法。當時正值日本櫻花的花期，但大家都無法到日本賞花，所以我們希望在醫院找個地方佈置一下，讓同事們在忙碌的工作中可以有點眼目的滋潤，同時又可以表達心意。就在這概念的推動下，我們由最初想樹立櫻花樹，慢慢演變成櫻花抗疫祈福板。我們的團隊有很多來自不同部門的同事，也有不少院外義工，有創作氣球裝飾的、摺紙櫻花的、繪畫及製作祈福紙的，還有負責模型製作、木工和燈光的；我們每人負責自己最擅長的工序，大家眾志成城，用了差不多兩星期就完成製作了。我們把它放在醫院的池畔餐廳入口，加上大量的氣球裝飾，一時間把那小片地方變得詩情畫意。最開心的是看著寫上祝福語的祈福紙慢慢地佈滿在祈福板的每個角落，大家不分宗教地祝願彼此平安、疫情退卻，當中還有很多市民給我們的支持、鼓勵和祝福。希望他日疫情過去後，大家仍會繼續互相祝福及鼓勵。

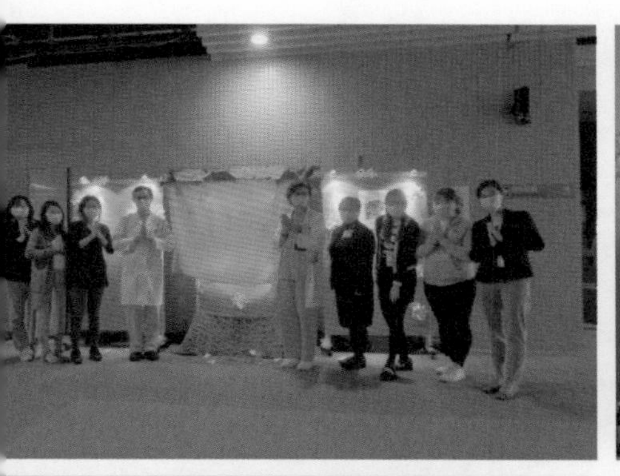

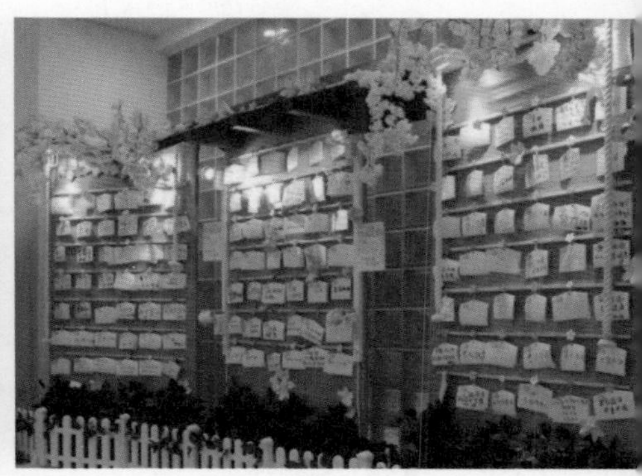

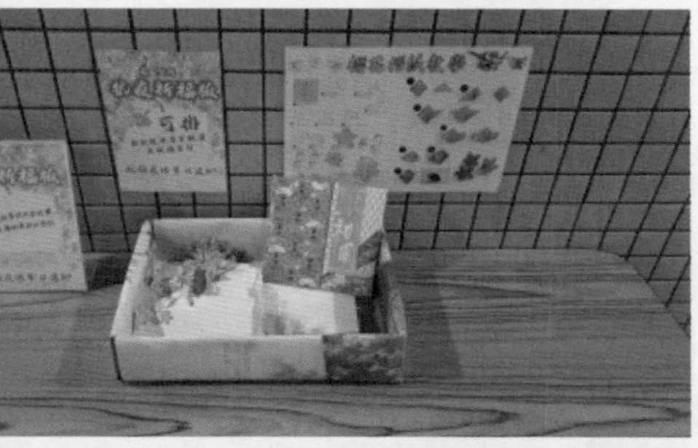

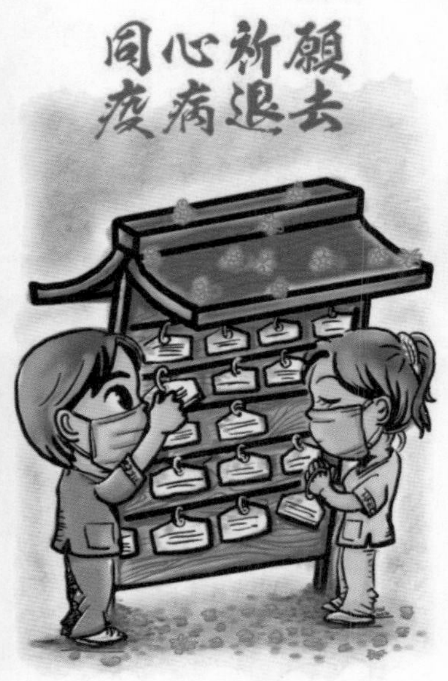
同心祈願
疫病退去

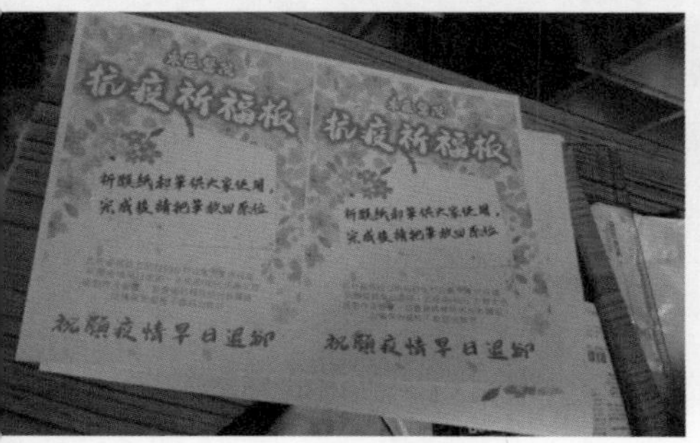
抗疫祈福板
祈願紙和筆供大家使用，
完成後請把筆放回原位
祝願疫情早日退卻
抗疫祈福板
祈願紙和筆供大家使用，
完成後請把筆放回原位
祝願疫情早日退卻

06

文宣藝術組作品

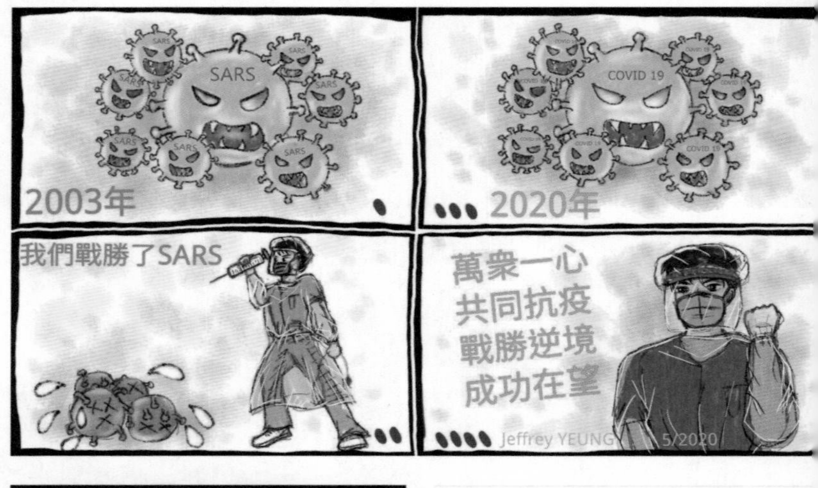
SARS
2003年
COVID 19
2020年
我們戰勝了SARS
萬衆一心
共同抗疫
戰勝逆境
成功在望
Jeffrey YEUNG
5/2020

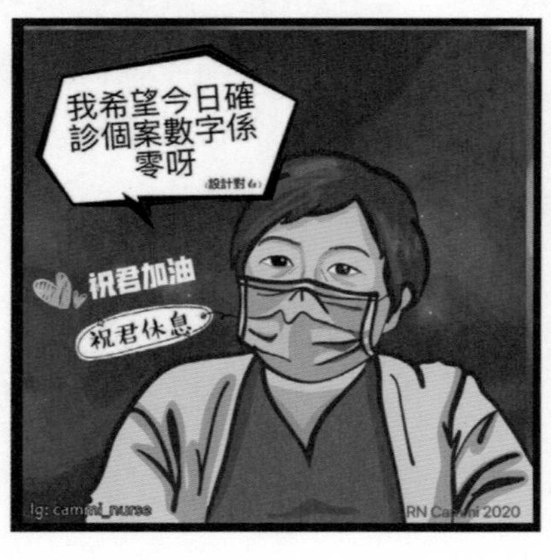
我希望今日確
診個案數字係
零呀
祝君加油
祝君休息
Ig: cammi_nurse

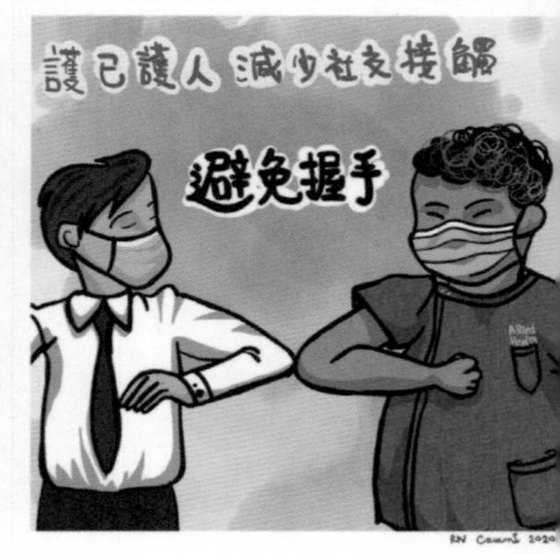
護己護人 減少社交接觸
避免握手

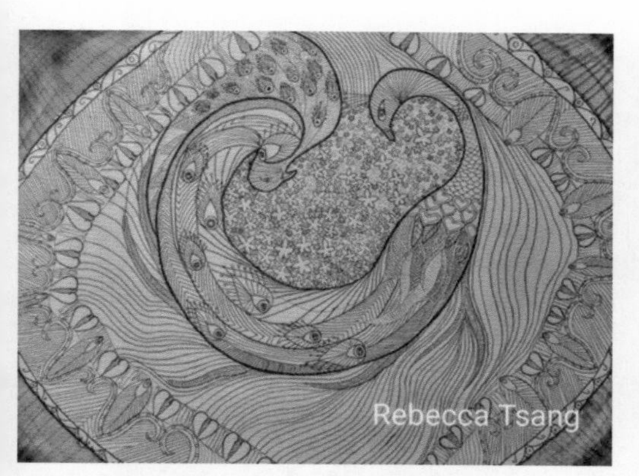
Rebecca Tsang

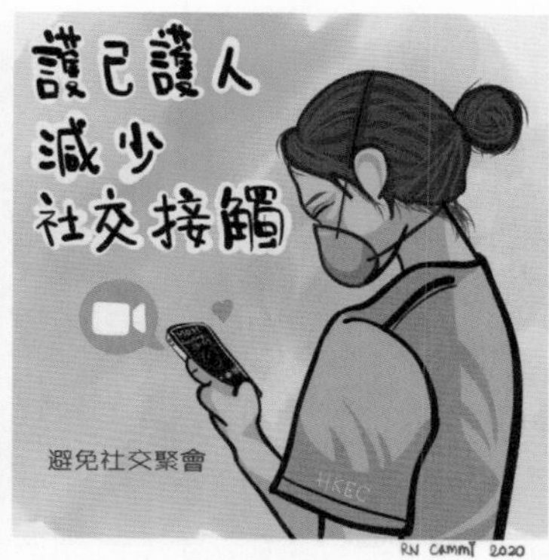
護己護人
減少
社交接觸
避免社交聚會
HKEC
RN CAMMY 2020

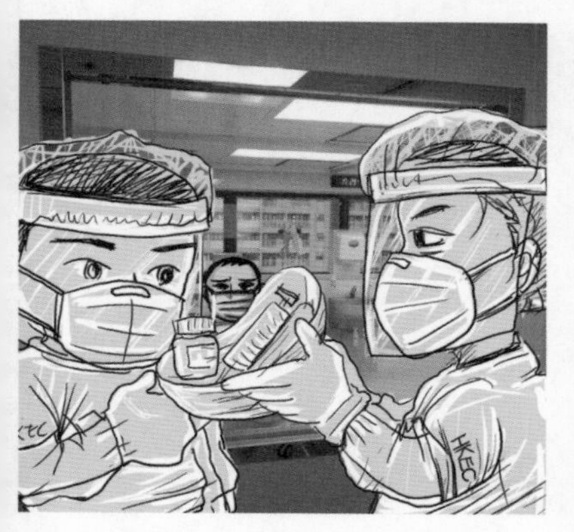

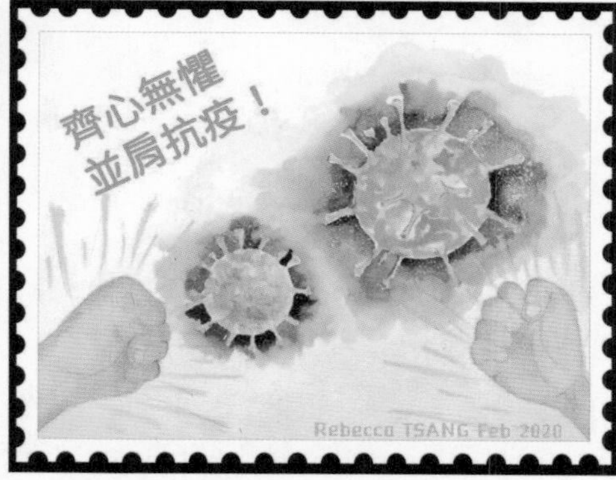
齊心無懼
並肩抗疫！
Rebecca TSANG Feb 2020

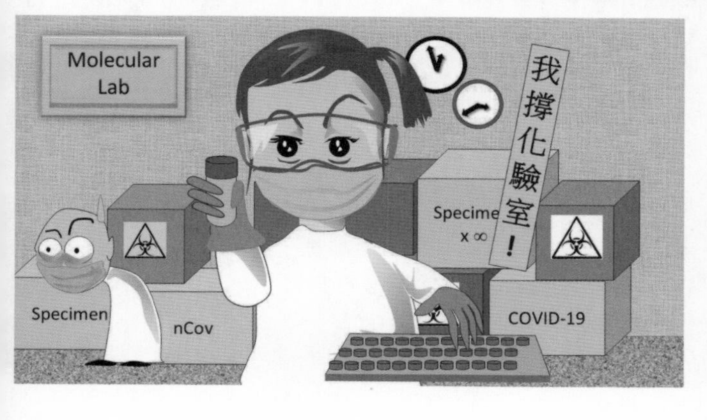
Molecular
Lab
我撐化驗室！
Specime
x ∞
Specimen
nCov
COVID-19

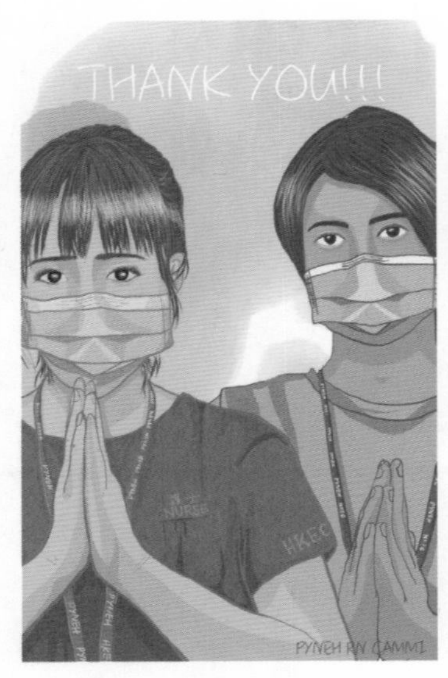
THANK YOU!!!
PYNEH RN CAMMI

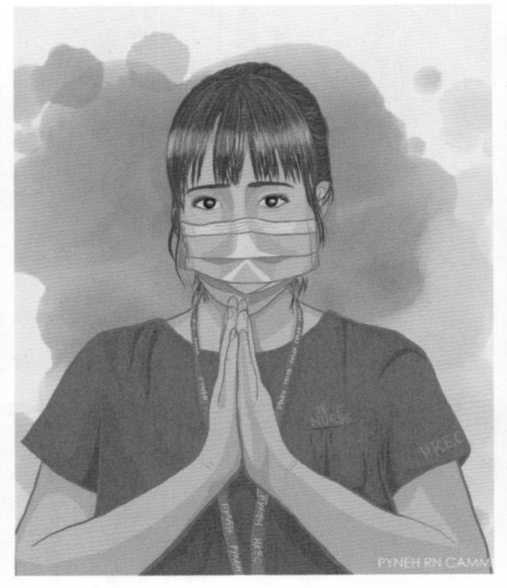
PYNEH RN CAMM

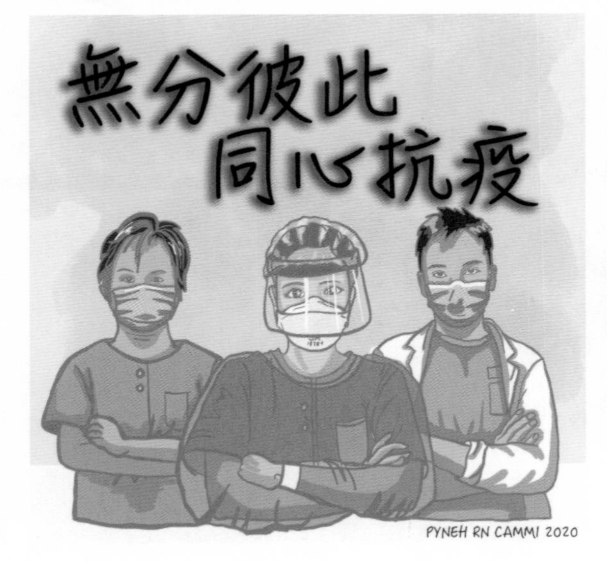
無分彼此
同心抗疫
PYNEH RN CAMMI 2020

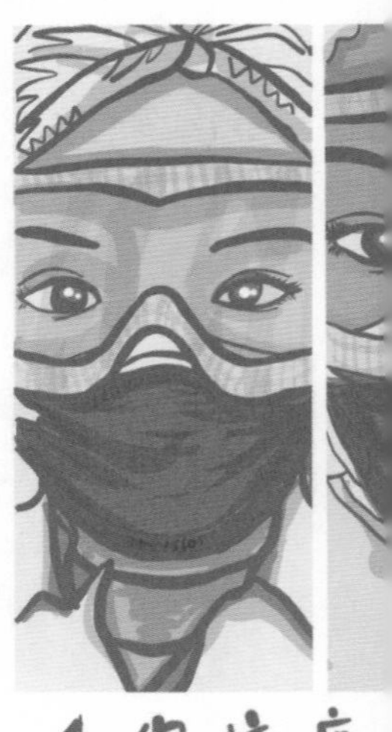

我的抗疫

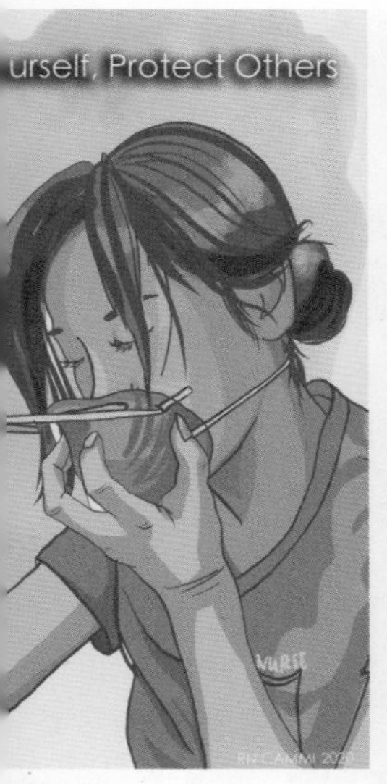
urself, Protect Others
NURSE
RN CAMMI 2020

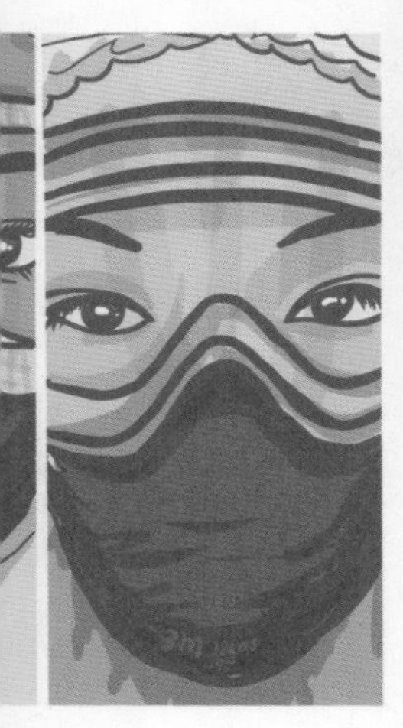

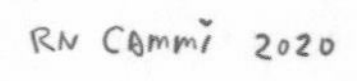
RN CAMMI 2020

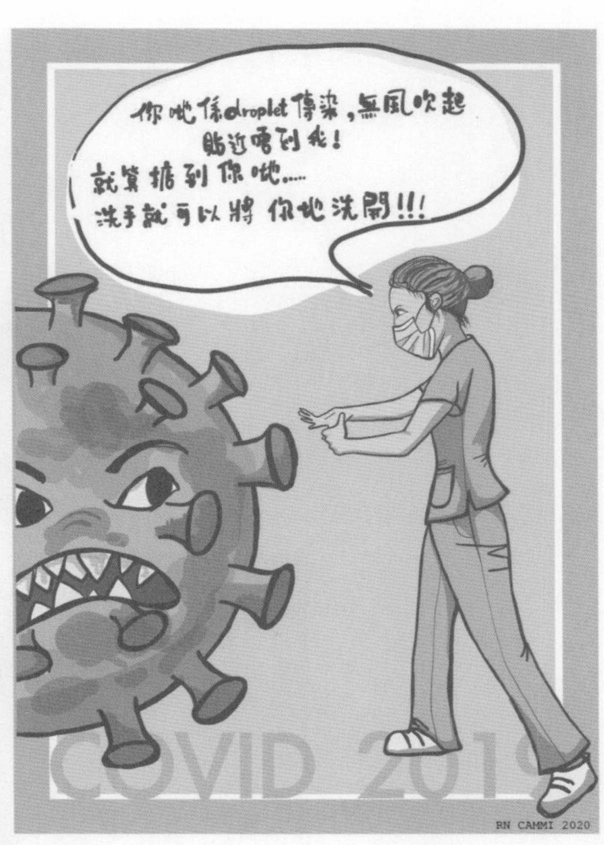
你哋係droplet傳染，無風吹起
貼近噴到我！
就算揸到你哋.....
洗手就可以將你地洗開!!!
COVID 2019
RN CAMMI 2020

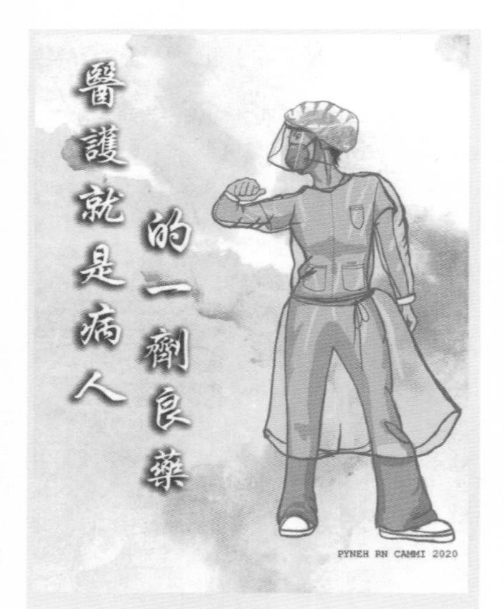
醫護就是病人
的一劑良藥
PYNEH RN CAMMI 2020

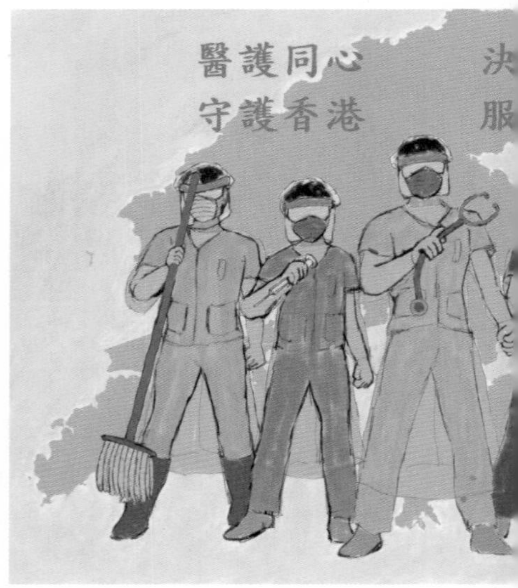
醫護同心
守護香港

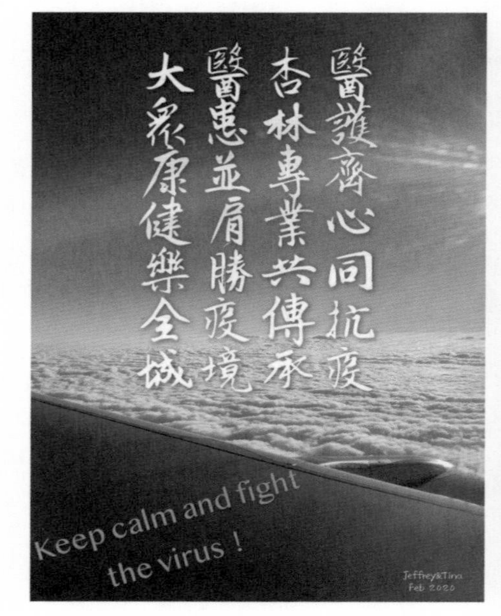
醫護齊心同抗疫
杏林專業共傳承
醫患並肩勝疫境
大衆康健樂全城
Keep calm and fight
the virus !
Jeffrey&Tina
Feb 2020

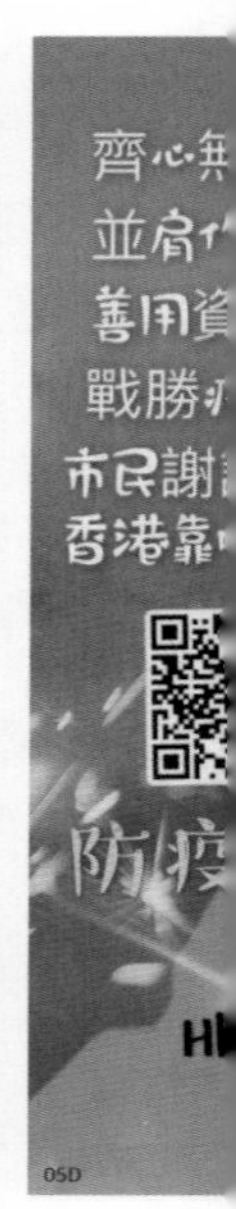

frey Yeung 2020

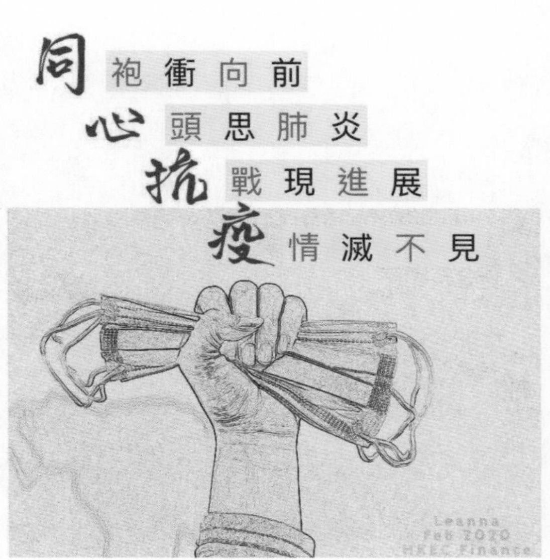
同袍衝向前
心頭思肺炎
抗戰現進展
疫情滅不見
Leanna
Feb 2020
HKEC Finance

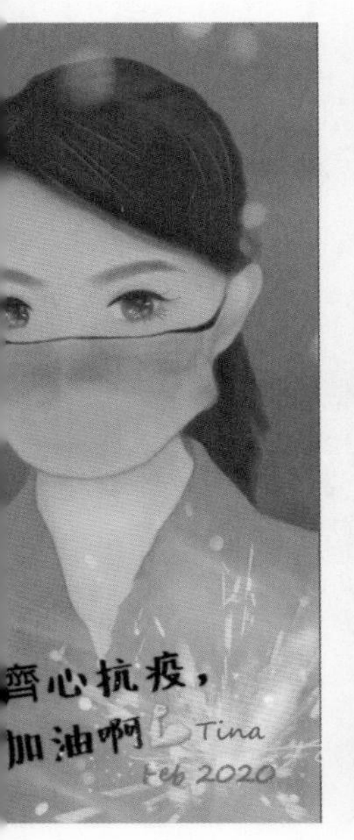
齊心抗疫，
加油啊
Tina
Feb 2020

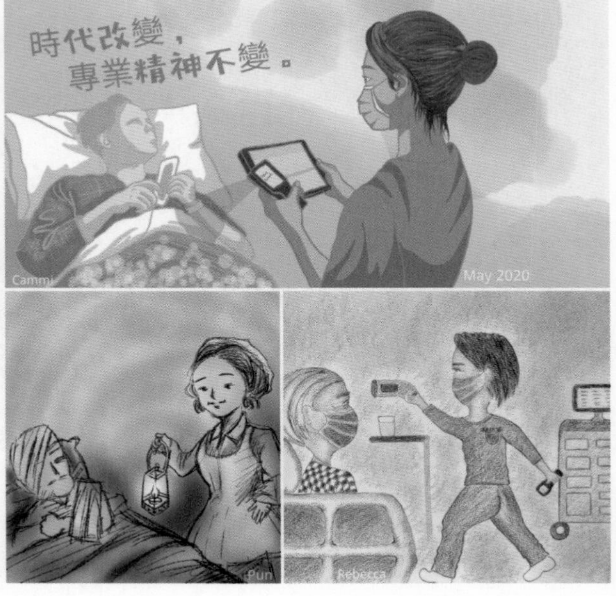
時代改變，
專業精神不變。
Cammi
May 2020
Pun
Rebecca

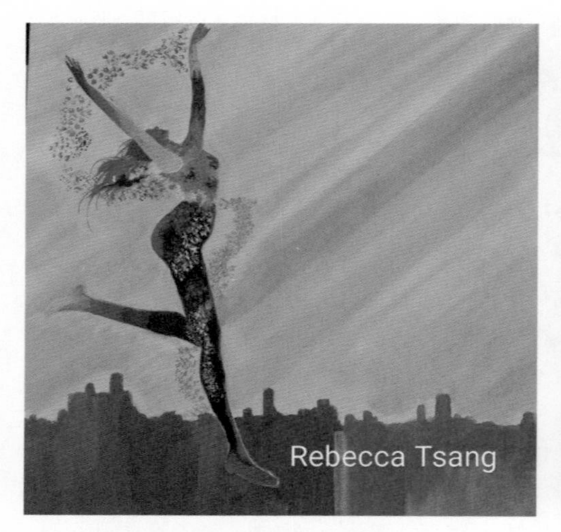
Rebecca Tsang

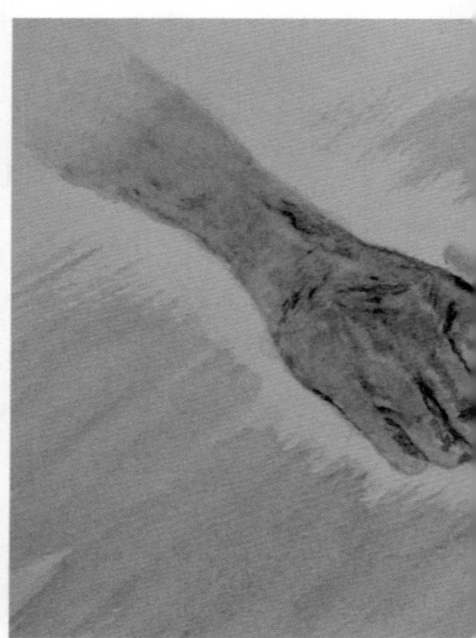

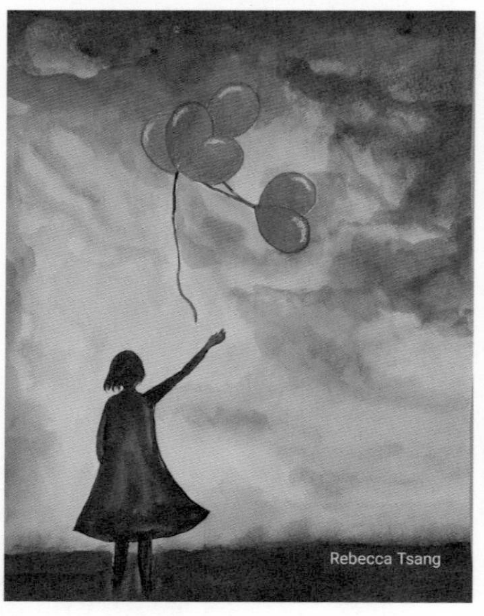
Rebecca Tsang

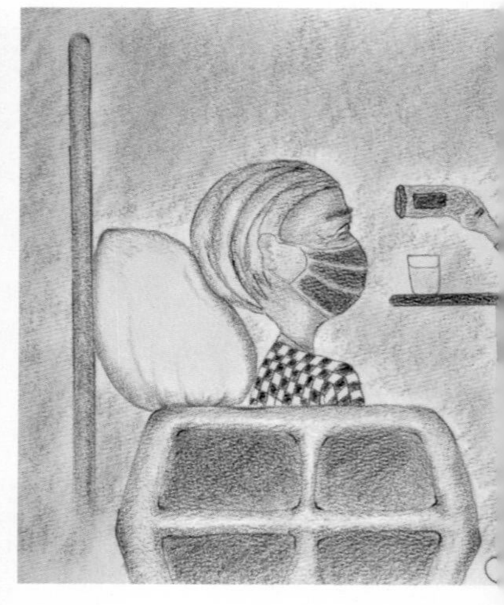

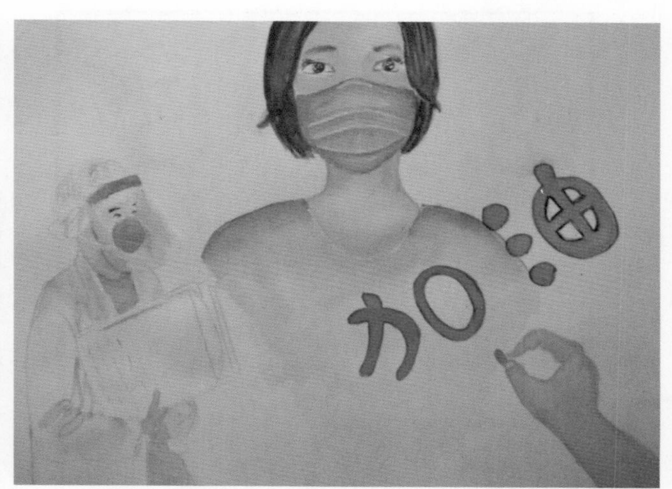
加油

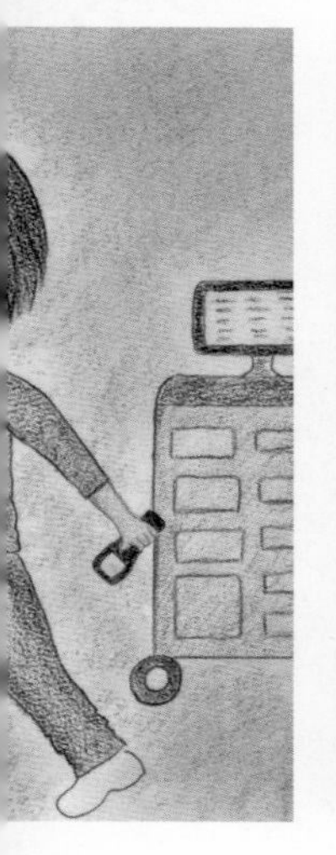

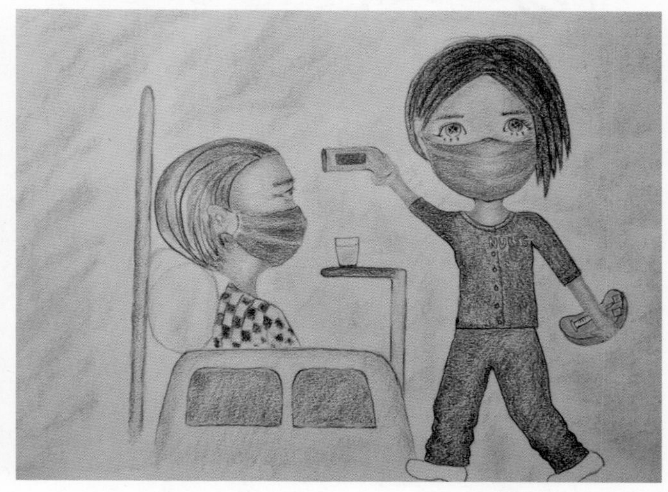

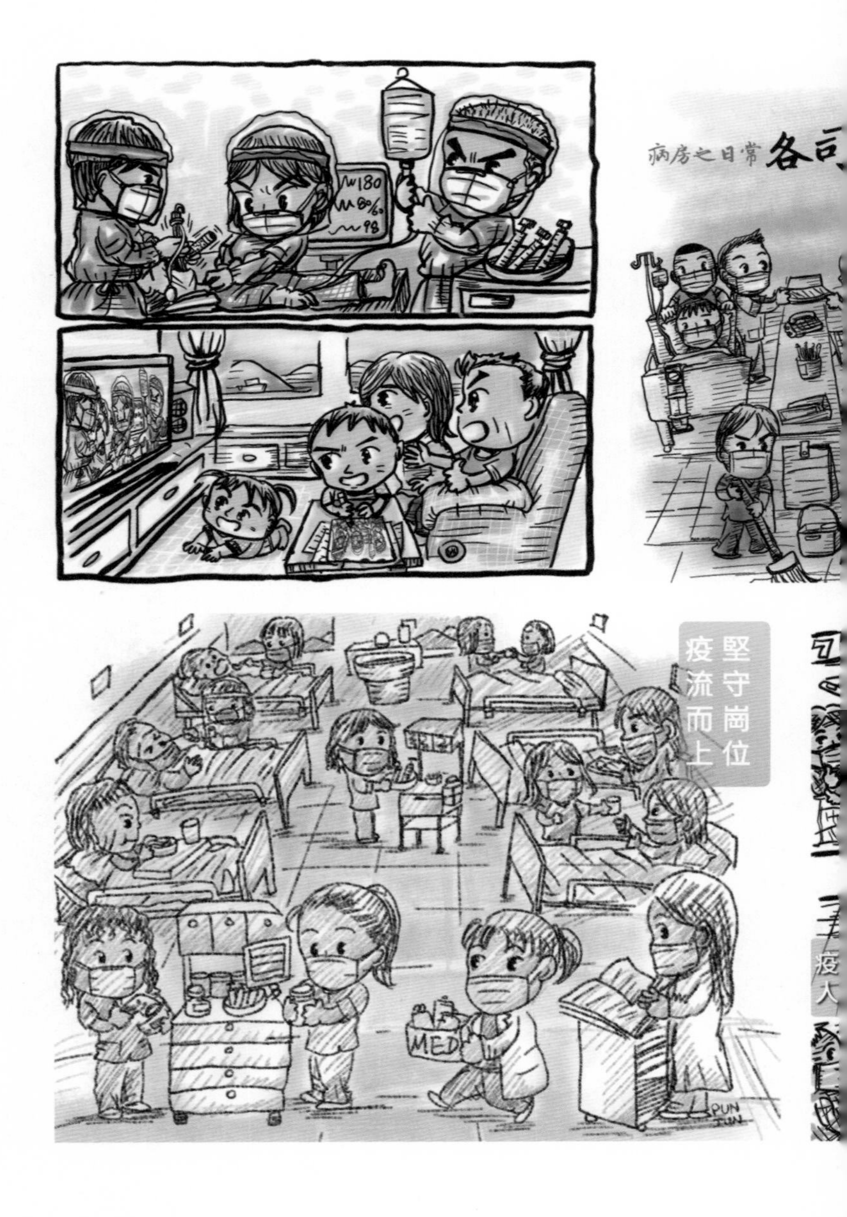

病房之日常 各
堅守崗位
疫流而上
MED
PUN JUN

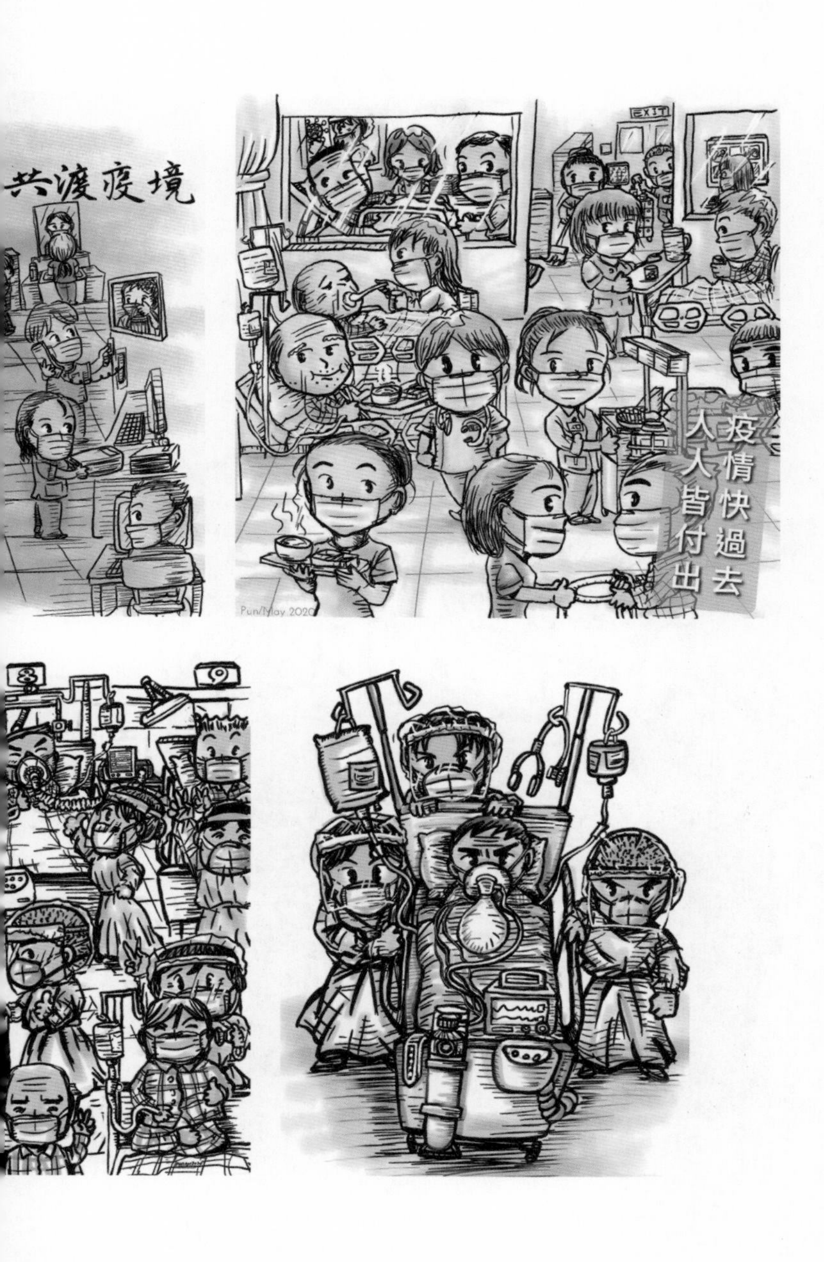
共渡疫境
疫情快過去
人人皆付出
Pun/May 2020

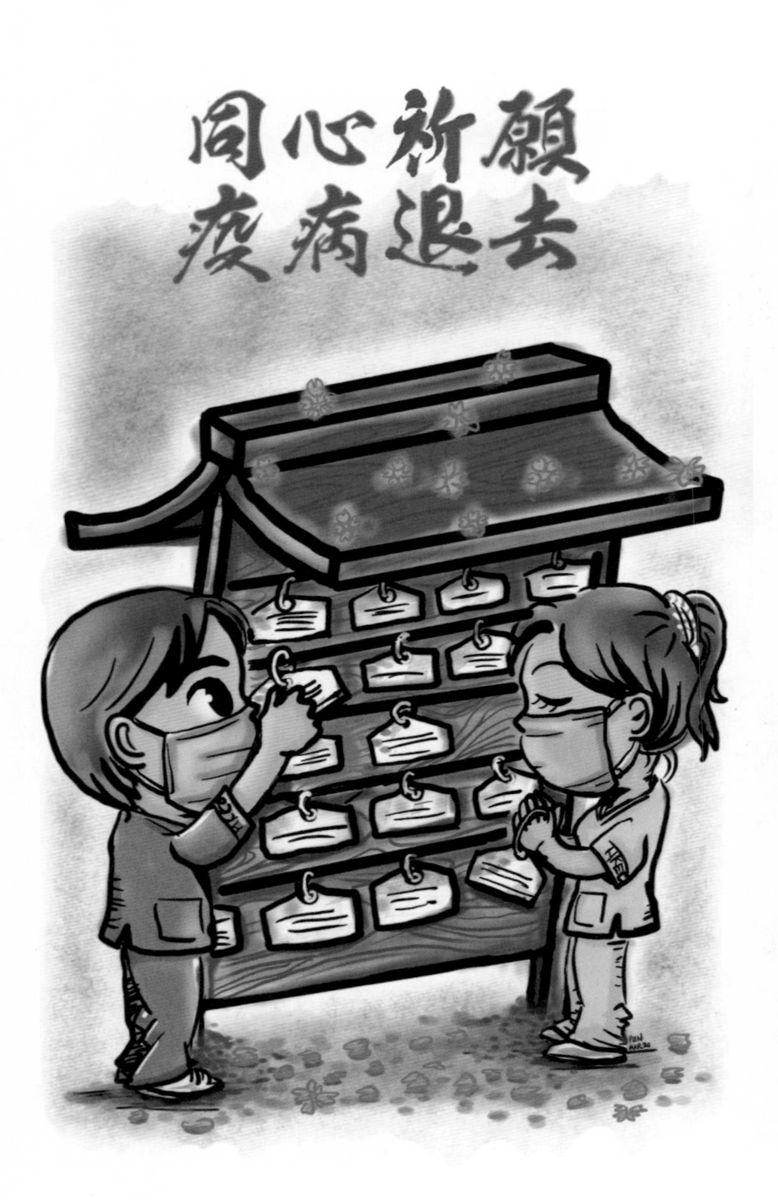
同心祈願
疫病退去

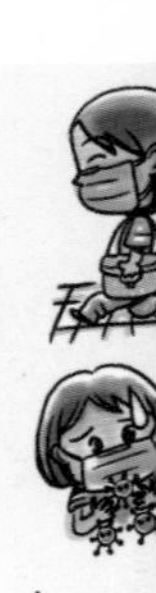

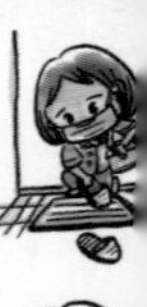

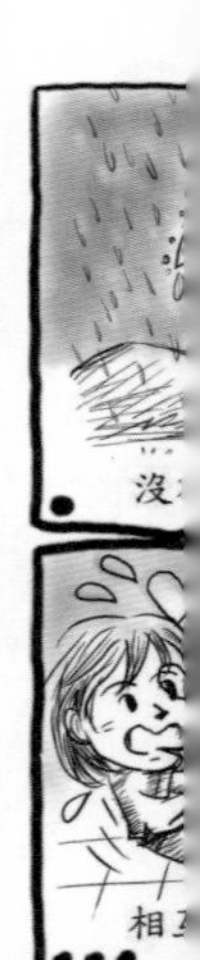

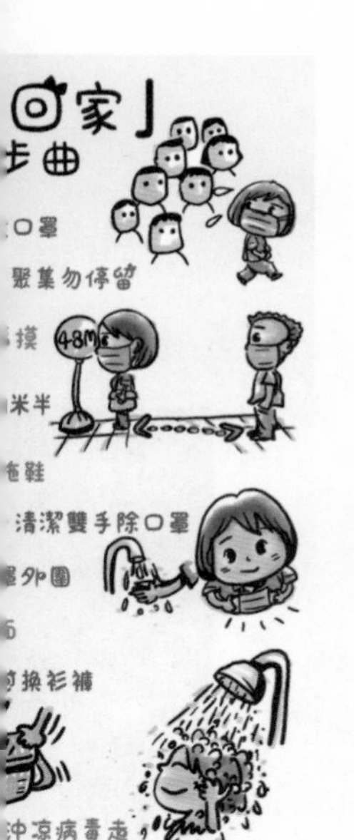
回家」
步曲
口罩
聚集勿停留
摸
米半
48M
拖鞋
清潔雙手除口罩
外圍
換衫褲
沖涼病毒走
PUN & Sonny Jul 2020

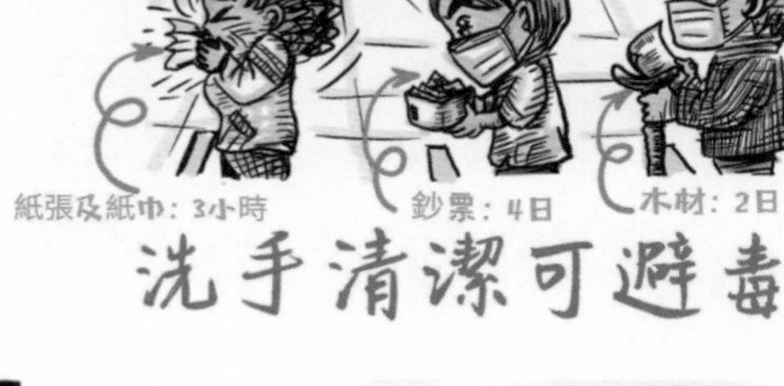
病毒暗藏環境中
外科口罩(外層):7日/(內層):4日
玻璃:4日
ENTRANCE
不銹鋼:
7日
塑膠:
7日
衣物:
2日
紙張及紙巾:3小時
鈔票:4日
木材:2日
洗手清潔可避毒
資料來源:香港大學(2020)

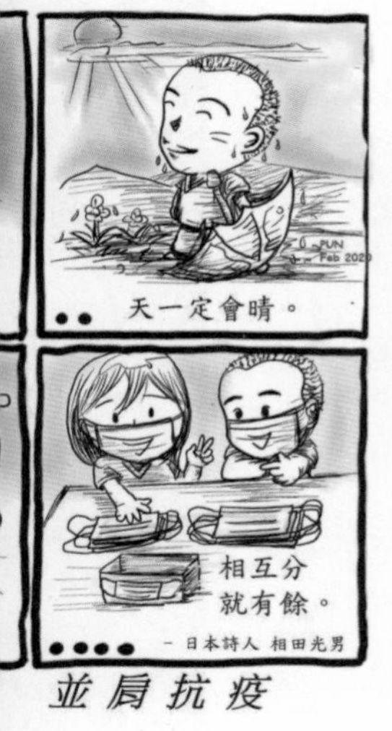
PUN
Feb 2020
天一定會晴。
相互分
就有餘。
－日本詩人 相田光男
並肩抗疫

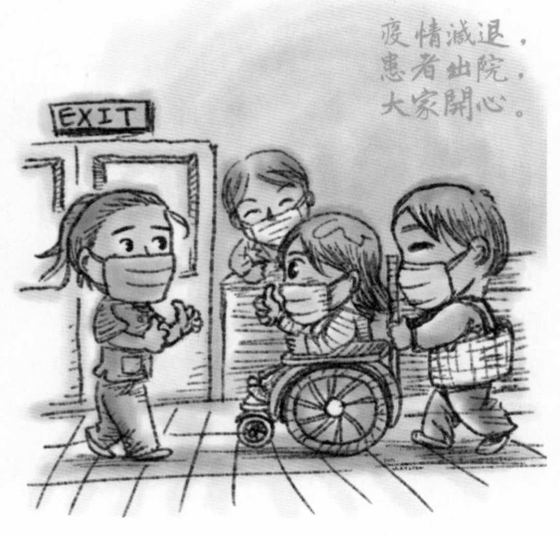
疫情減退，
患者出院，
大家開心。
EXIT

07

「Support of You」
抗疫攝影比賽作品

《COVID-19 抗疫之路：香港醫護的心路歷程》

「港島東的日與夜——疫光片羽」職員攝影比賽

COVID-19 的疫情持續，大家都經歷著醫院內外不一樣的工作模式及生活上的轉變。而身處醫院的所有同事即使要面對艱辛的工作，擔心防護物資的供應，大家亦未曾退縮，努力地守護每一位香港人。

港島東醫院聯網「Support of You」（SOY）希望藉著「港島東的日與夜——疫光片羽」職員攝影比賽，收集同事在疫情下的難忘片段，包括同儕之間齊心抗疫、互助支持的時刻，或日常生活及留守在家（Stay at Home）的生活點滴，體現愛與關懷，以影像作為歷史的見證。亦希望透過這些相片，成為你生活的正能量，如醫院內的同事一樣，即使在艱辛的疫情底下，仍能發現身邊有很多美好及珍貴的人和事。

一張張照片，提醒著我們，曙光一直在我們身邊，它會化作正能量支持我們渡過每一個難關。

疫情下的曙光

「使命感」對普羅大眾來說，可能只是抽象的名詞。看看醫護人員的背影，我們可感受到醫護走在抗疫最前線的這一份使命感。

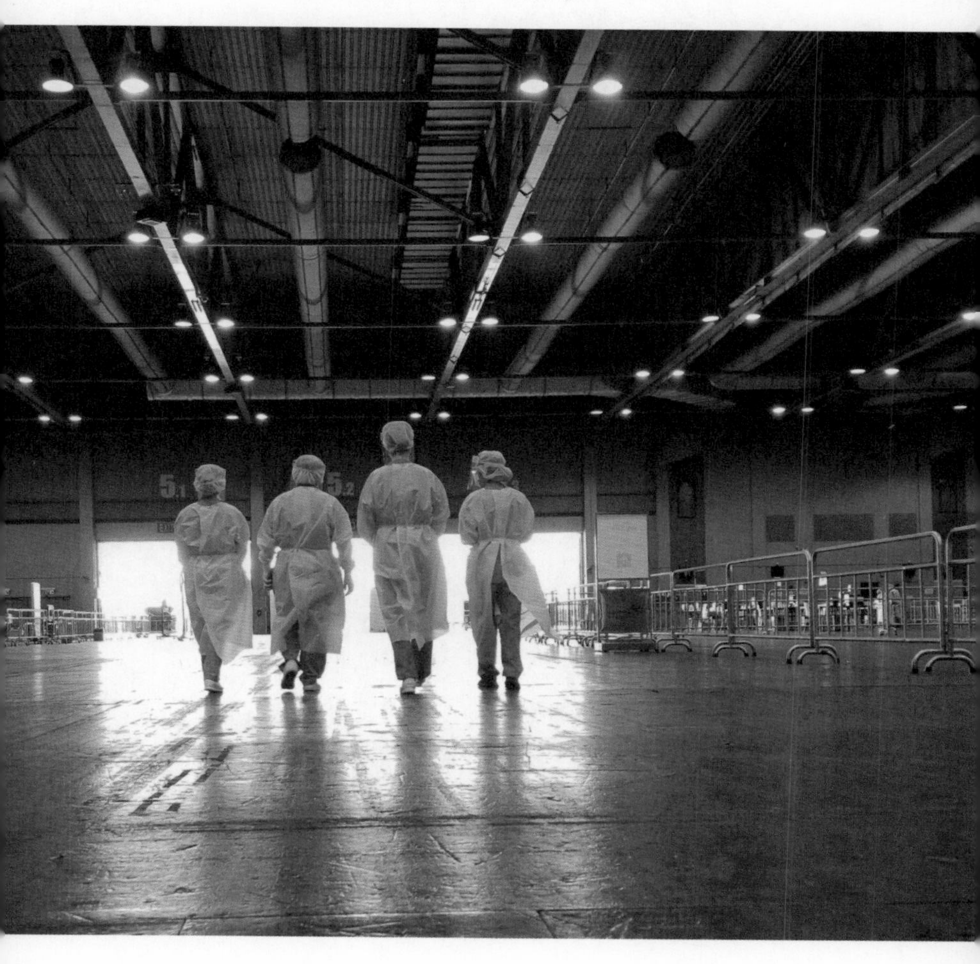

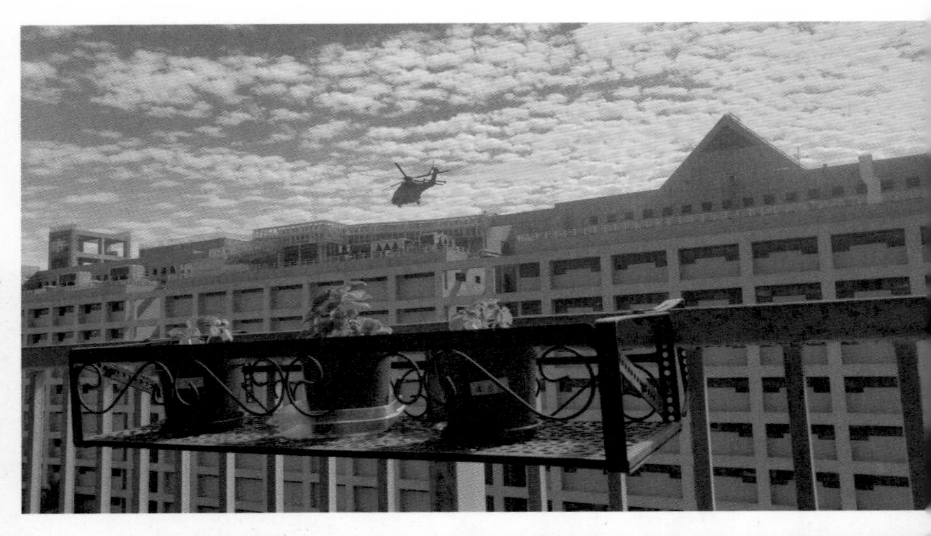

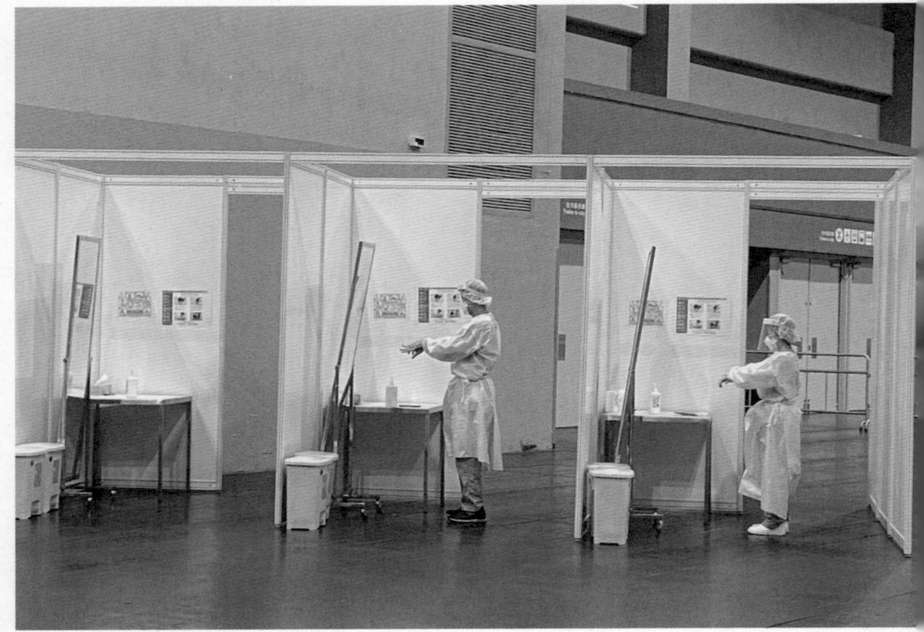

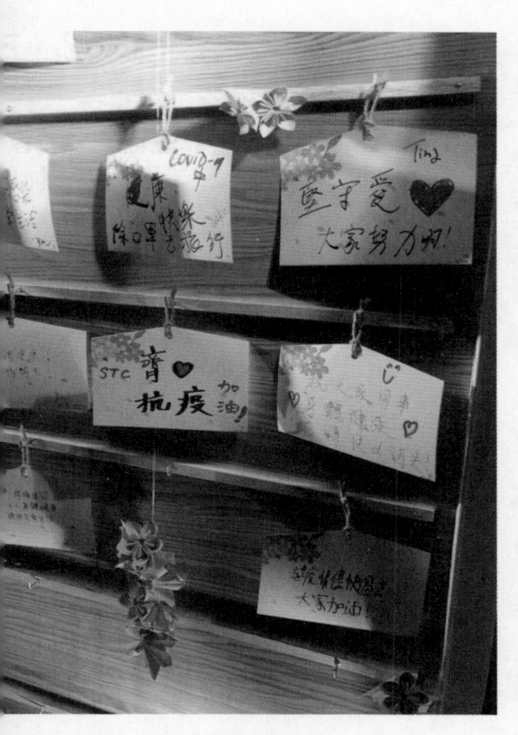

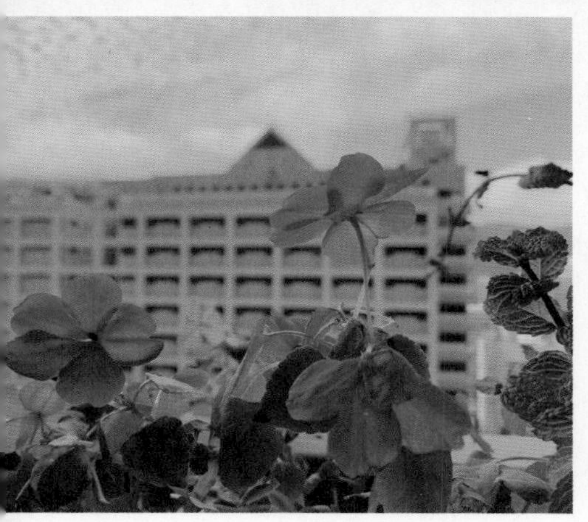

左上｜世間始終美好

忙碌緊張的工作中，偶爾看看四周的景物，藍天白雲，植物茁壯成長，同事努力不懈，為自己打打氣，繼續努力。

左下｜感染控制好，你我做得到！

為了你，為了我，為了大家……感染控制好重要！

右上｜齊心抗疫

眾志成城，齊心擊退疫症。

右下｜生命之展現

疫症無情，但醫院卻從不輕言放棄每一條生命，堅守下去，生機就在我們身邊，期待更豐富的明天。

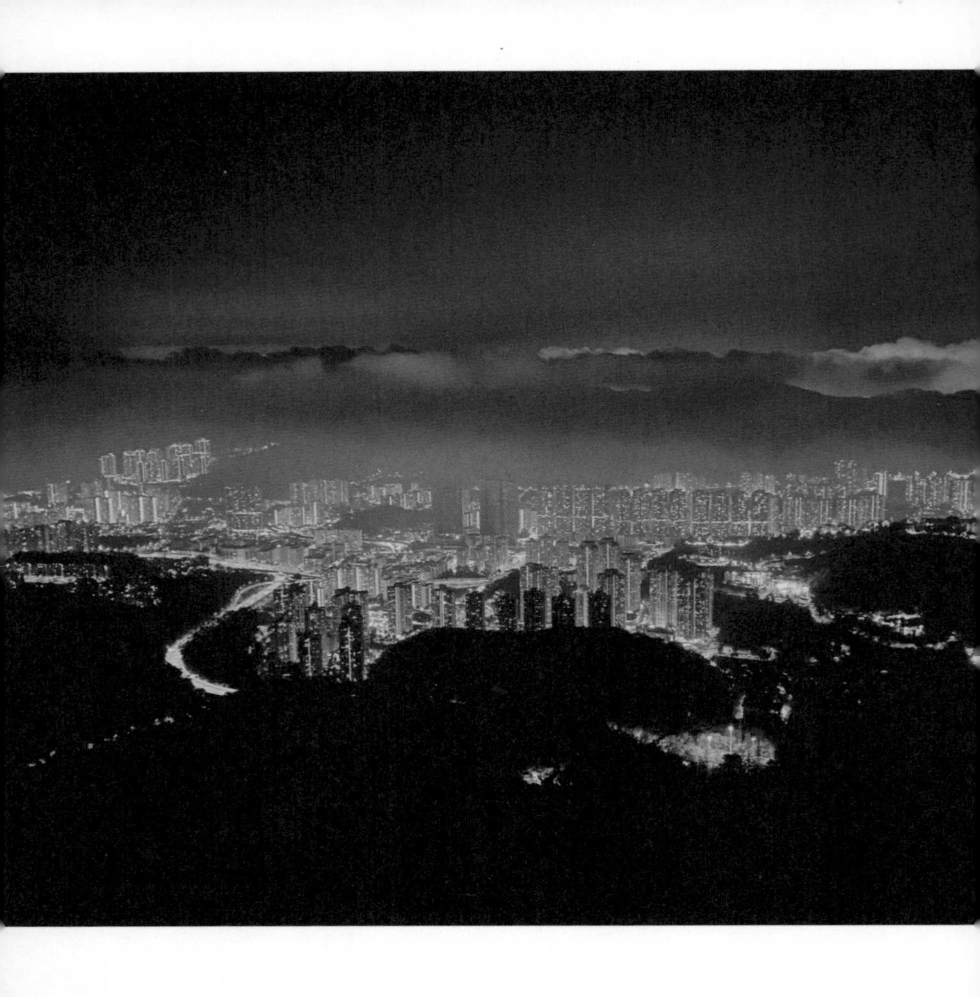

左｜**疫光**

萬家燈火，齊心抗疫。

右上｜**英雄照駿洋**

庚子年春天的印記

右下｜**人生馬拉松**

一直跑，儘管衣衫滲汗；捱下去，儘管面容疲累。不求人，全程頑強面對，總有天雲霧會散開，天氣會清朗，帶笑歸去。

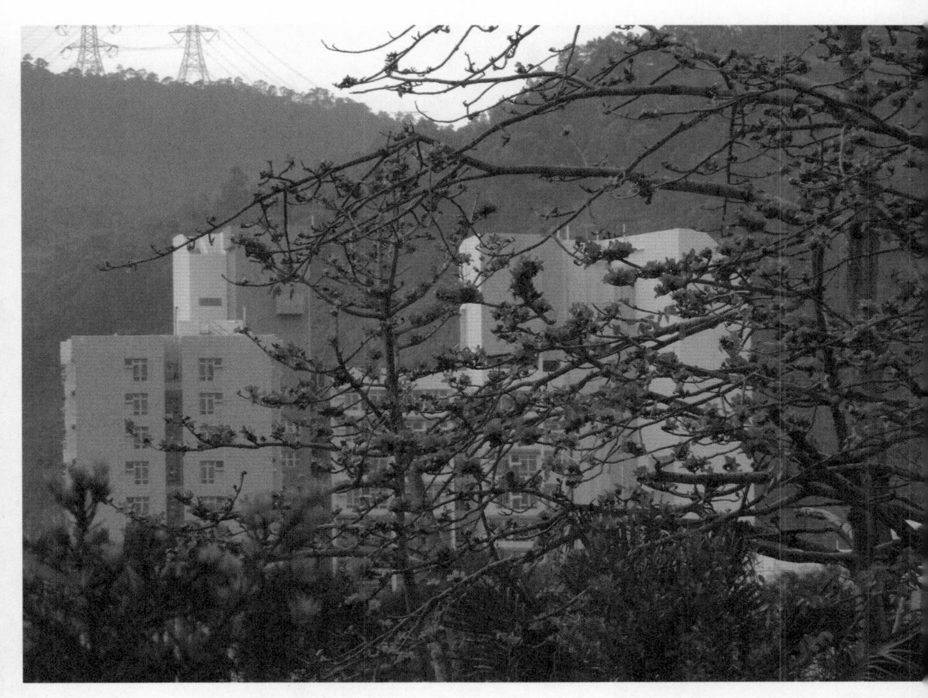

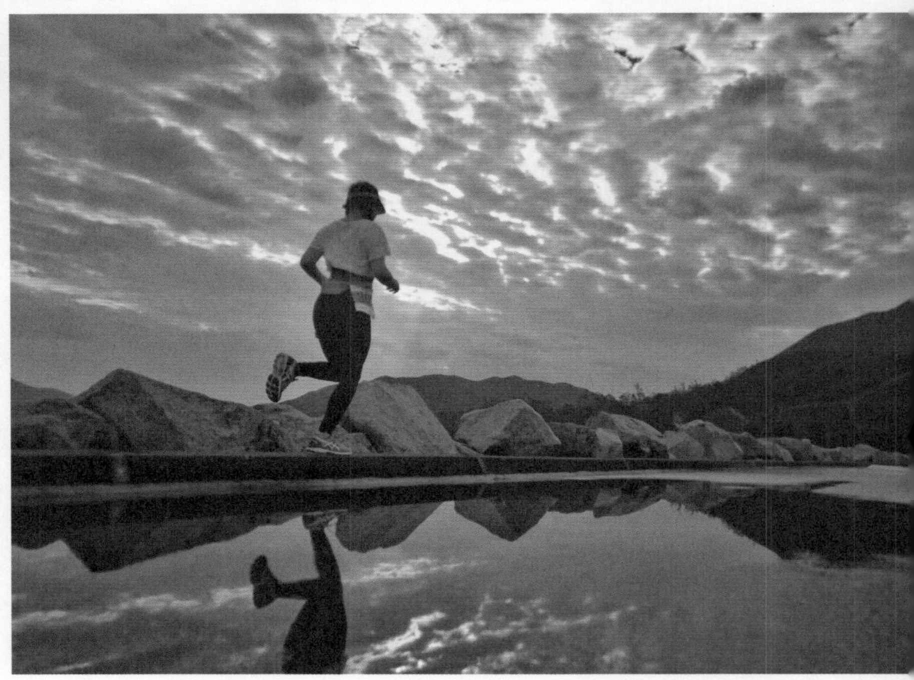

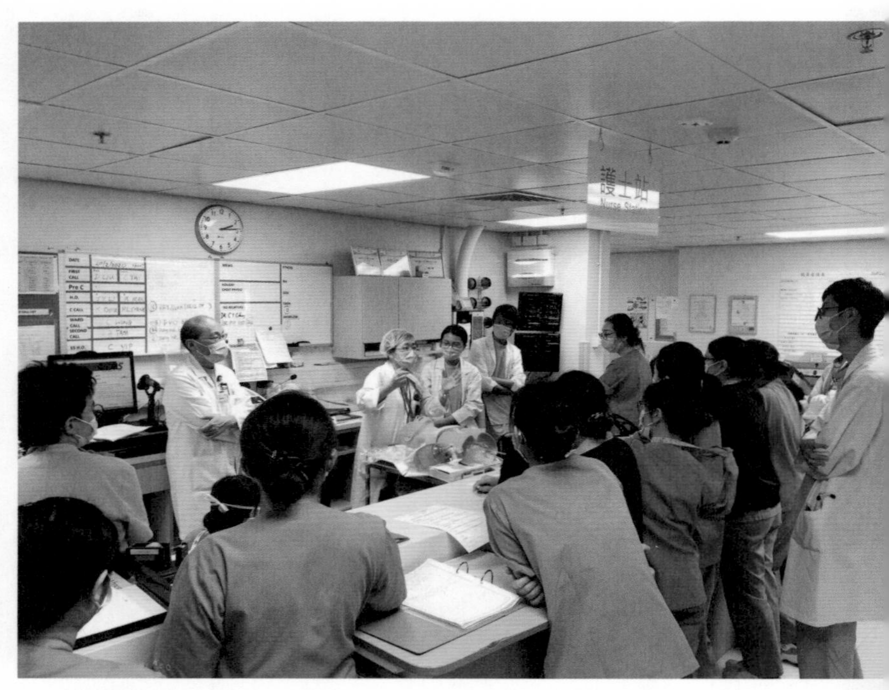
護士站

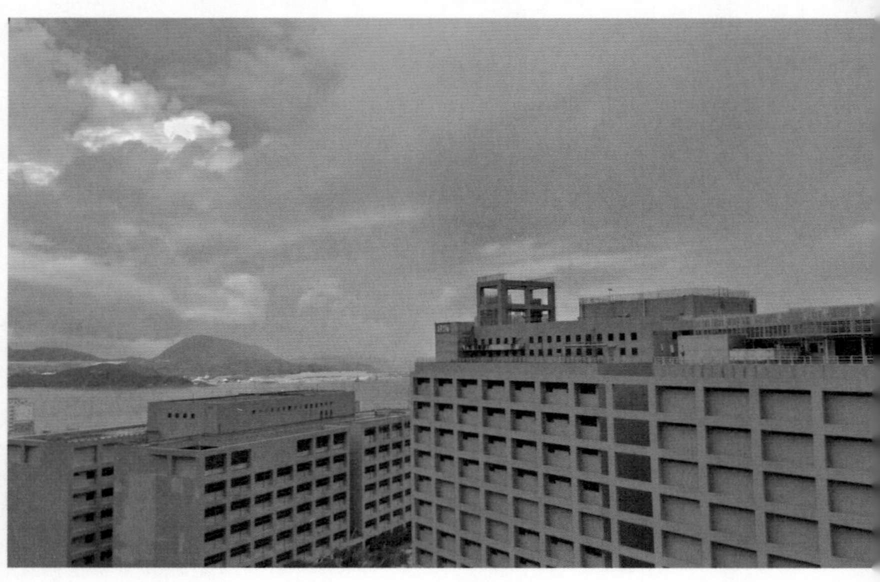

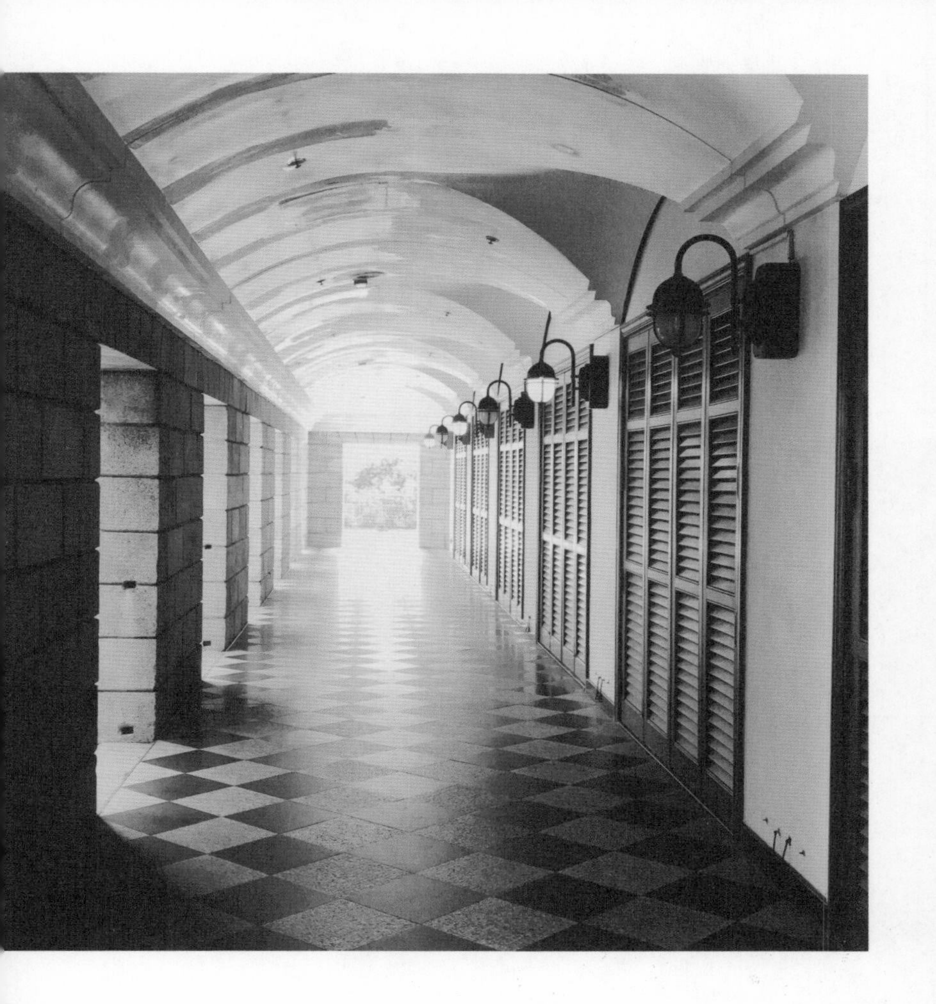

左上｜**齊心．同「學」．保大家**

東區醫院內科呼吸科團隊在疫症初期，組織有 SARS 經驗的同事走訪各內科病房，分享如何適當使用 PPE，以及安全有效地進行 CPR。

左下｜**雨後彩虹**

期望大家在艱難過後，一樣見到心中的彩虹。

右｜**黑暗盡 ． 明光現**

黑暗的盡頭就是光明。比喻香港疫情過後，將有明亮的光明前途。

左｜疫境修心

疫情下在高危或感染病房工作的前線職員，工餘時間留在宿舍自我隔離，亦留意身心修煉，以積極態度迎接新一天。

中｜集氣

集氣，請賜我力量，希望疫情盡快結束。

右｜疫情下的難忘婚禮

成為婚禮中的主角，真的很難忘。

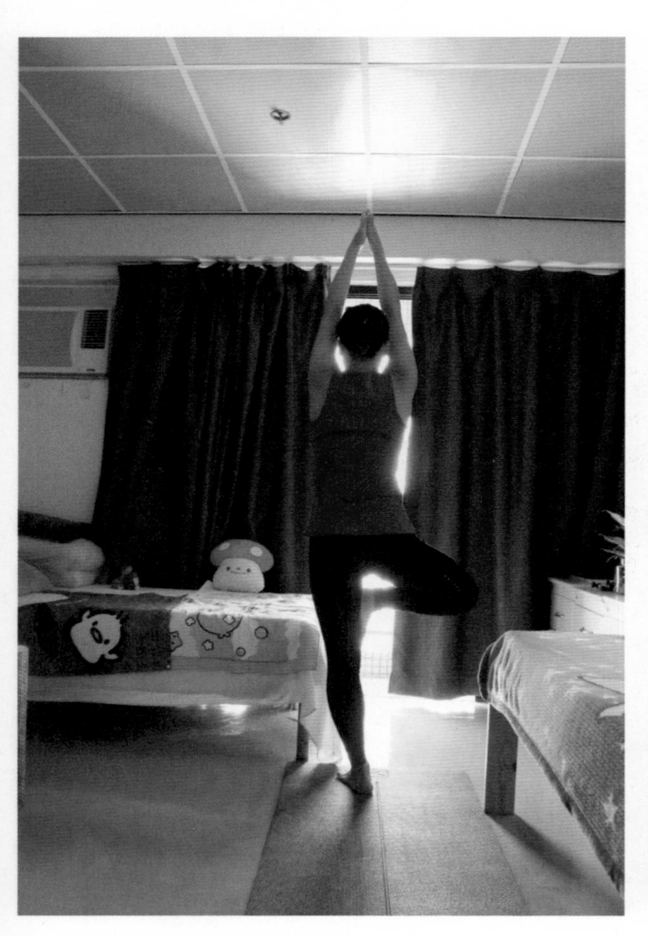

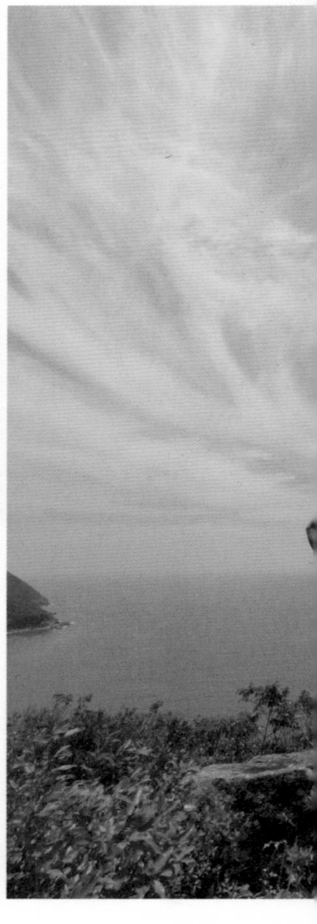

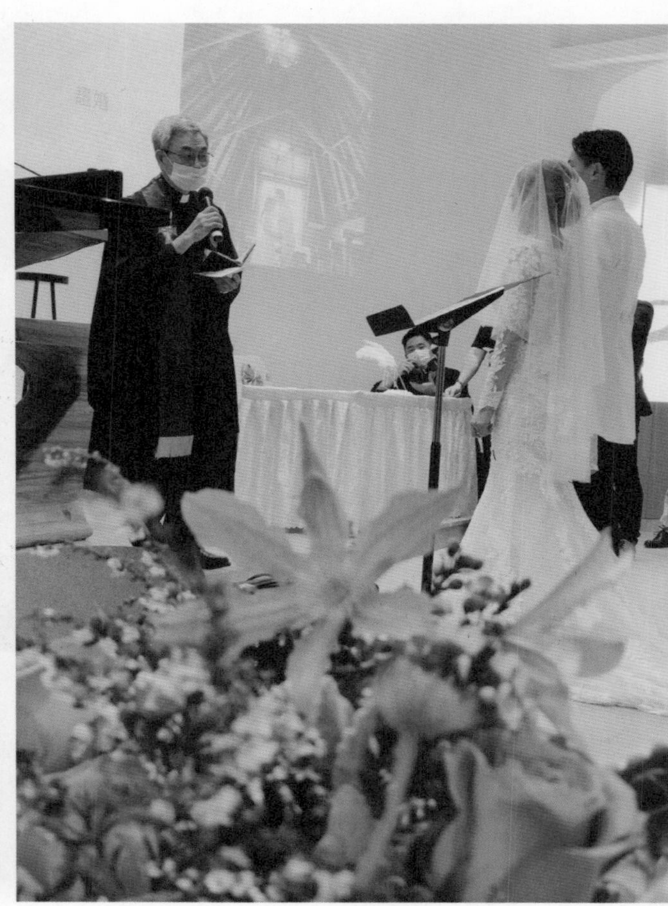

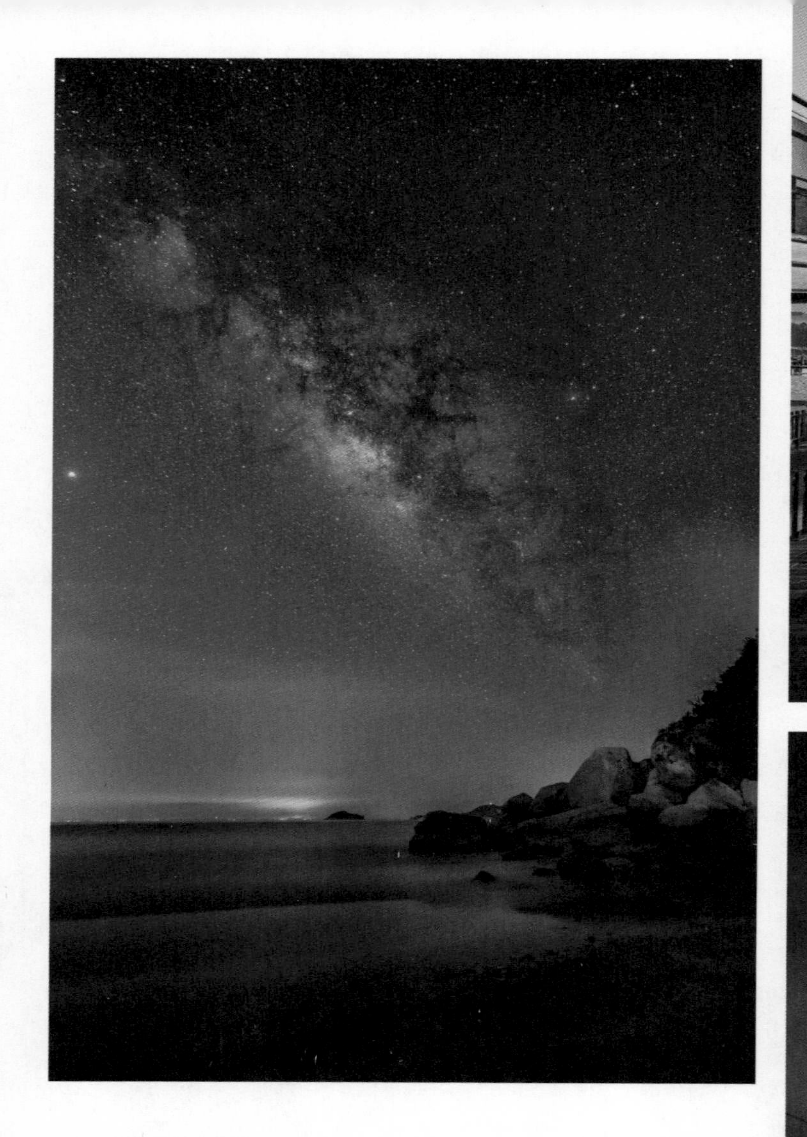

左｜**願繁星照耀**

在疫情之下，為了避開日間的人潮，我還是選擇在晚間出動，去郊外享受難得的寧靜。即使前途未明，但星光總在遠處照耀我們，終有一日，榮光會得。

右上｜**向前走**

堅持信念，疫境自強。

右下｜**心情**

晚間與家人上山見到的風景，如疫情一般，將香港籠罩著。

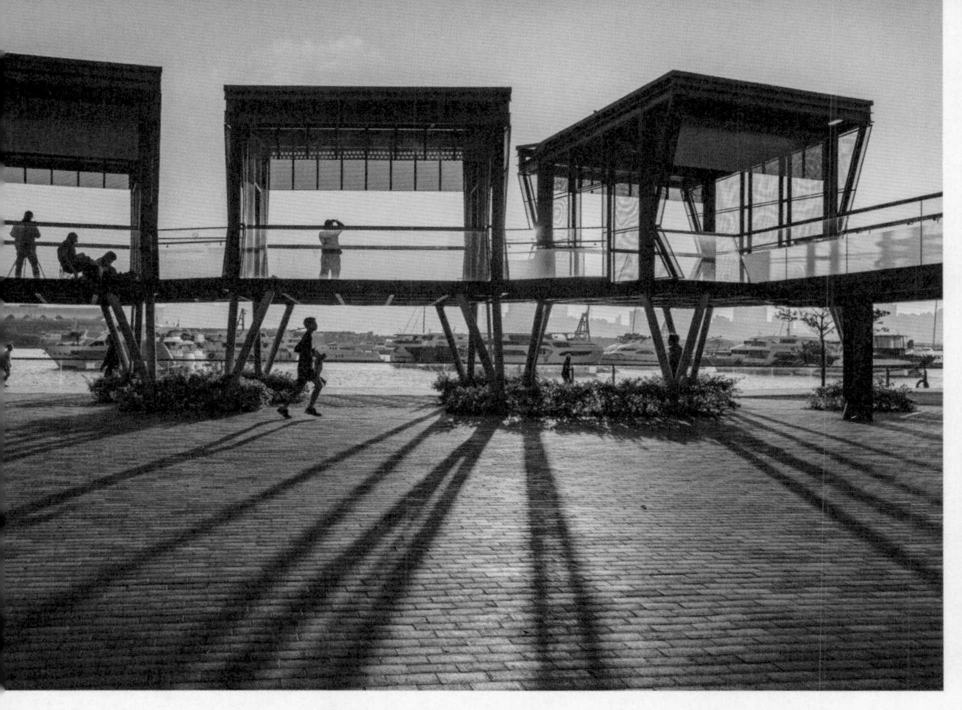

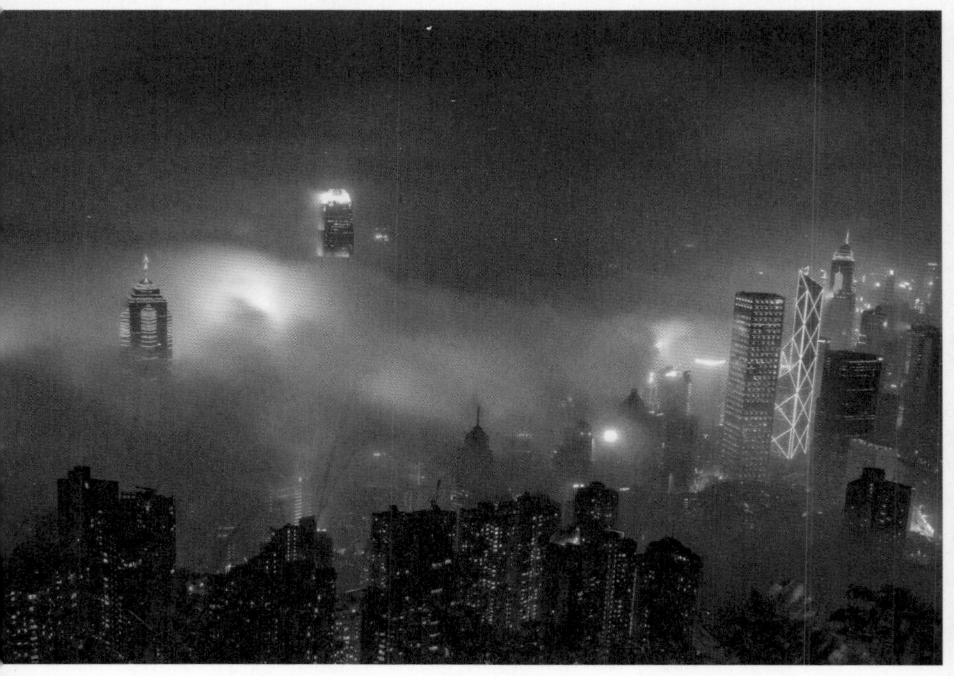

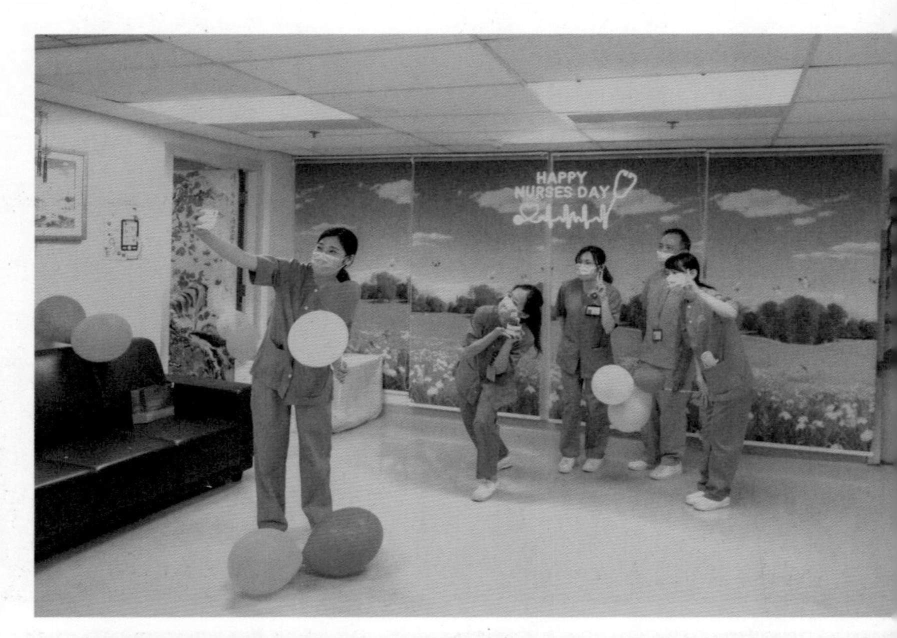
HAPPY
NURSES DAY

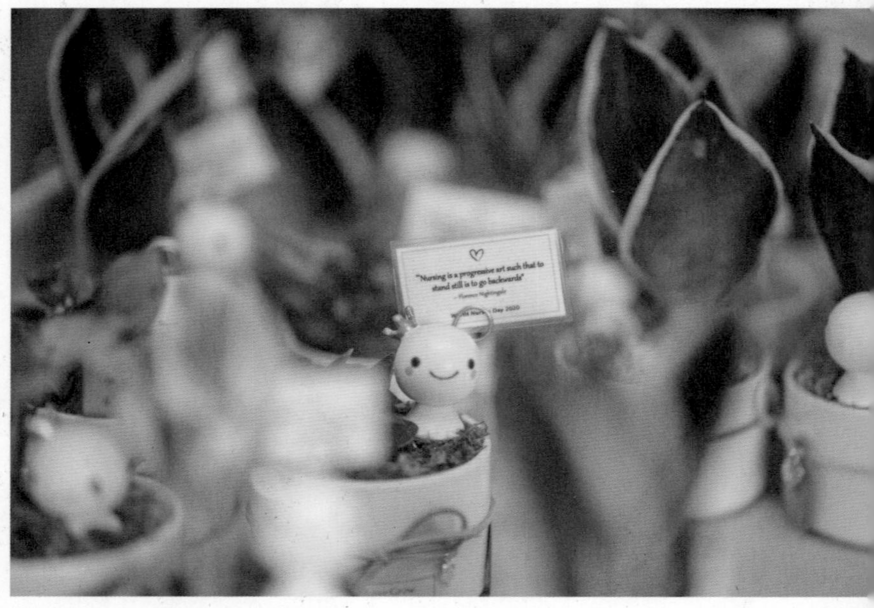
"Nursing is a progressive art such that to
stand still is to go backwards"

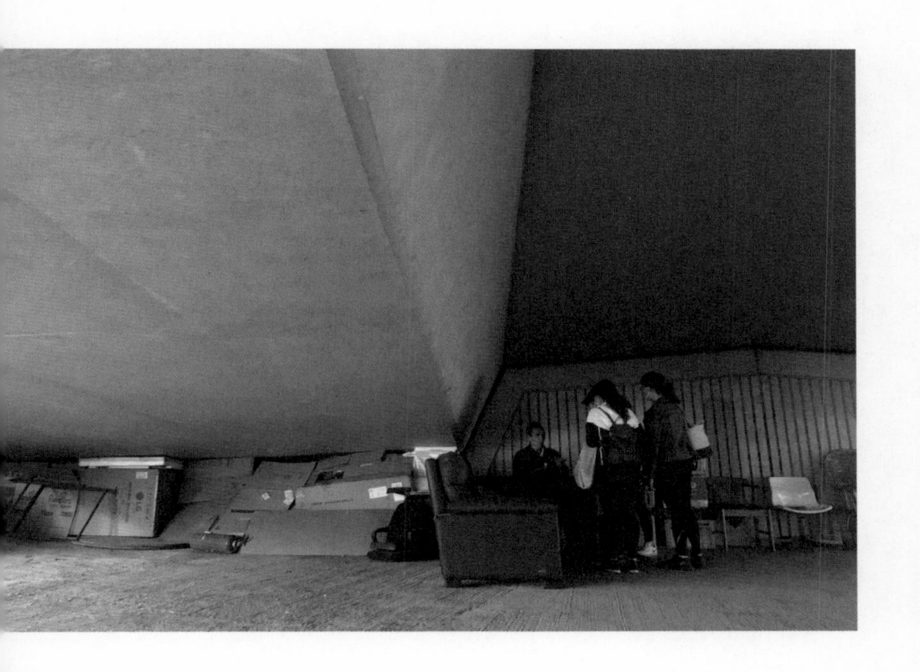

左上 | **Energetic Ladies!**

Enjoying the moment on Nurses Day, and having fun with colleagues by taking selfies together.

左下 | **Stay Positive is a Progressive Art**

To cheer up all nurses in WCHH, the Nursing Service Department gifted out a small little plant for all nurses cum celebrating Nurses Day. A small little plant with a Kawaii Teru-teru-bozu doll, implied that a bright future will finally come, we all are having hope under COVID-19 uncertain situation.

右 | **It's more blessed to give than to receive**

This is the picture when we organised the third round "package delivery". We visited those cleaners and street sleepers who were not able to get the protective materials.

08

香港市民
抗疫藝術作品

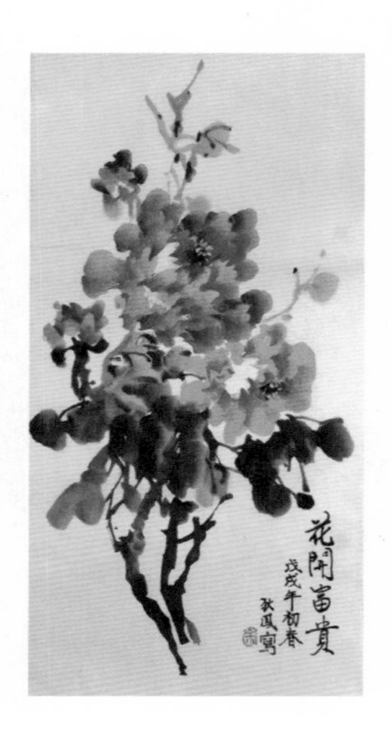

峻陽小朋友

用口罩盒製作中秋燈籠，
感謝醫護抗疫。

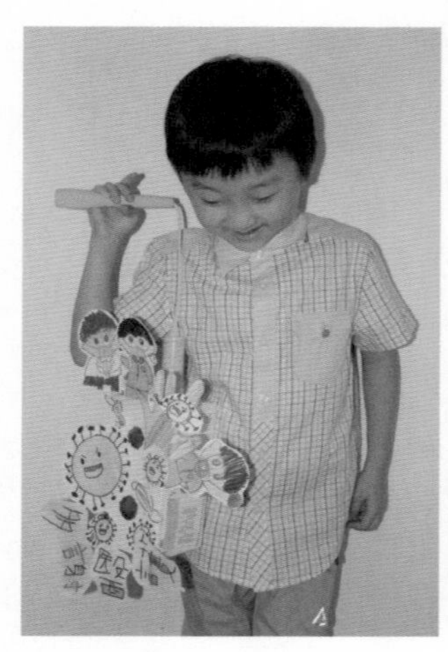

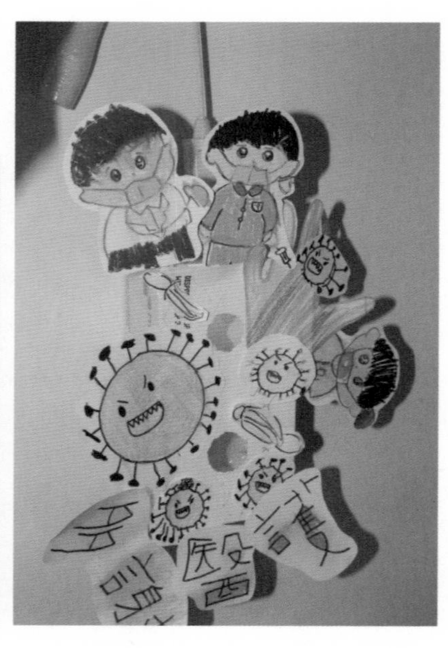

Philip.C

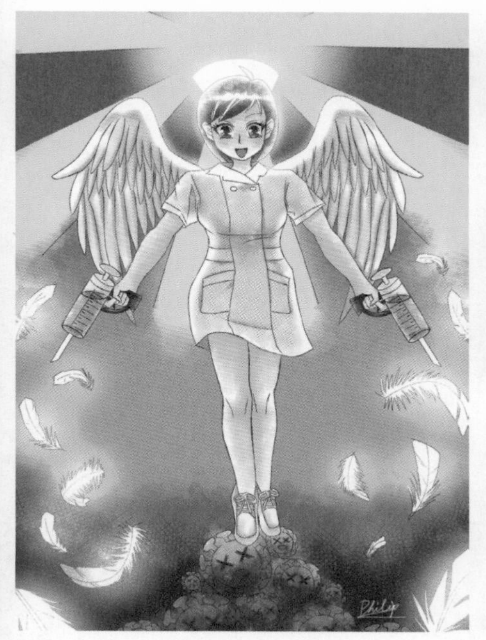

靈感來自天使高達，將來成功製造疫苗，護士擔當重要角色像天使般擊退 COVID-19，解除黑暗。

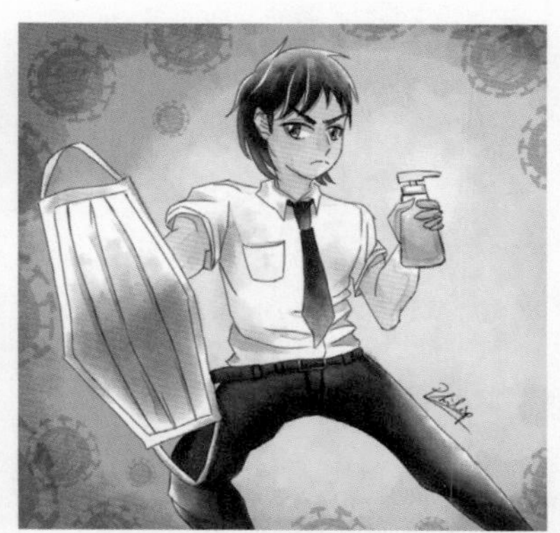

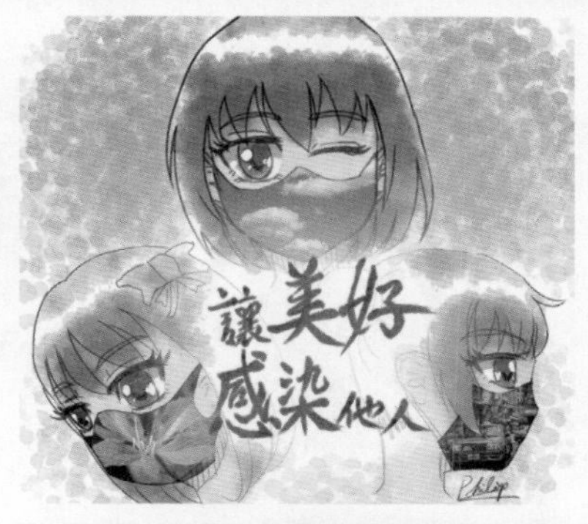

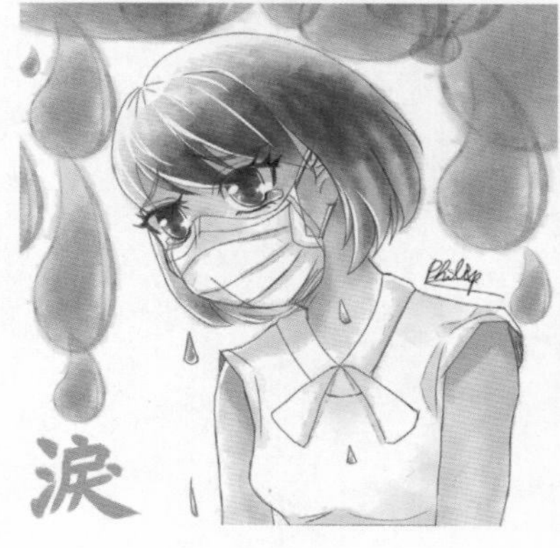

這一系列，是我對口罩的聯想，想表達的是普遍人們認為帶口罩是一種束縛（因悶著而透不過氣），但假如將其想像為美景，是多麼美好。想帶出一個信息：對待每人每事每物，要以樂觀正面態度面對。在抗疫時刻，希望透過這幅畫送上一份正能量。

每日佩戴不同圖案的口罩，給予自己及別人新鮮感，感染身邊的人，傳播滿滿的正能量。

《COVID-19 抗疫之路：香港醫護的心路歷程》編輯委員會介紹

顧問

劉俊穎

呼吸系統科專科醫生（Specialist in Respiratory Medicine）、港島東聯網質素及安全部服務總監、香港胸肺基金會會董、美國胸肺學會港澳分會會董及香港醫學雜誌編輯。

專業學歷：香港大學內外全科醫學士（MBBS）、英國皇家內科醫學學院院士（MRCP）、香港內科醫學院院士（FHKCP）、香港醫學專科學院院士（FHKAM）（內科）。

顧問

蘇思絃博士（Dr. Gloria ABOO）

港島東聯網質素及安全部、護理部高級護士長，香港能仁專上學院醫療及護理學院客座教授。

專業學歷：香港 / 美國麻省 / 澳洲新南威爾斯註冊護士、香港註冊助產士、澳洲莫納殊大學應用科學學士（護理）、香港中文大學深造文憑（資深護理）、澳洲新南威爾斯大學醫療管理碩士、香港理工大學醫療科學博士、香港護理專科學院院士（護理及衛生管理）。

主編

吳冬媛

東區尤德夫人那打素醫院精神科護士、2019 香港青年藝術家年賞得獎者、香港女童軍總會香港總監榮譽女童軍獎章、香港實用跆拳道協會黑帶一段、國際認可基礎教練學證書課程。

專業學歷：修讀澳洲聯邦大學工商管理（醫護管理）碩士

副主編

楊曉輝

東區尤德夫人那打素醫院精神科註冊護士。畢業於觀塘基督教聯合醫院護士學校，曾於東區尤德夫人那打素醫院深切治療部服務 8 年，現職東區尤德夫人那打素醫院精神科。曾於醫院管理局旗下之急症科訓練中心擔任兼職急救導師，香港公開大學兼職導師。擁有深切治療科和老年精神科 Specialty Nurse 資歷。

專業學歷：香港理工大學護理學學士

副主編及秘書

陳衍雯

東區尤德夫人那打素醫院院務經理

專業學歷：香港大學社會科學學士（BSocSc）、香港中文大學醫療管理學碩士（MScHSM）。

執行編輯

麥仁傑

創傷及矯形外科專科醫生、東區尤德夫人那打素醫院骨科副顧問醫生（創傷部主任）、東區尤德夫人那打素醫院質素及安全部副服務總監。

專業學歷：香港中文大學內外全科醫學士（MBChB）、英國愛丁堡皇家外科醫學院院員（MRCSEd）、香港骨科醫學院院士（HKCOS）、香港專科學院院士（FHKAM, Orthopaedic Surgery）、英國愛丁堡皇家外科醫學院院士（骨科）（FRCSEd〔Orth〕）。

執行編輯

秦苑君

東區尤德夫人那打素醫院深切治療部資深護師、註冊危重專科護士。

專業資歷：香港大學護理學系學士、香港城市大學社會科學應用心理學碩士。

執行編輯及財務

方艷芳（莉安娜）

港島東聯網東區尤德夫人那打素醫院財務部

專業資歷：香港城市大學工商管理學士

執行編輯

陳諾文

東區尤德夫人那打素醫院兒童及青少年科專科醫生、醫療輔助隊高級醫生、香港進食失調康復會會員醫生。

專業資格：香港兒科醫學院院士、香港醫學專科學院院士（兒科）、英國皇家兒科醫學院院士、香港家庭醫學學院院士、澳洲皇家全科醫學院院士、英國威爾斯大學醫學院實用皮膚科文憑、香港中文大學家庭醫學文憑、香港中文大學職業醫學文憑、英國倫敦皇家醫學院兒科文憑、香港大學內外全科醫學士。

執行編輯

趙迦銘

註冊社會工作者、律敦治及鄧肇堅醫院醫務社會工作部助理社會工作主任。

專業學歷：香港大學社會工作學一級榮譽學士、香港中文大學社會工作碩士。

執行編輯

姚劇恒

東區尤德夫人那打素醫院行政部

專業學歷：語言學及中英文翻譯榮譽學士、工商管理深造文憑。

執行編輯

鄭玉琼

東區尤德夫人那打素醫院護士長。曾於東區尤德夫人那打素醫院任職臨床導師，主責為護士學生作臨床培訓，督導及評核工作；曾任職外科及內科病房；現職於東區尤德夫人那打素醫院護理部，主責港島東醫院聯網護士及支援服務助理培訓工作。

專業學歷：澳洲巴拉特大學工商管理碩士、香港中文大學高級護理實務專業文憑（領導及管理）。

執行編輯

吳石光

東區尤德夫人那打素醫院內科部資深護師

香港大學護理學碩士（MNur）、香港護理專科學院院員（心臟科）（MHKAN［Cardiac］）。

專欄編輯

梁守仁

東區尤德夫人那打素醫院藥劑師

加拿大英屬哥倫比亞大學藥劑學學士、香港中文大學音樂文學碩士、香港作曲家及作詞家協會會員。

專欄編輯

黃啟泉

東區尤德夫人那打素醫院耳鼻喉科專科醫生、東區尤德夫人那打素醫院醫生會主席、東區尤德夫人那打素醫院員工大使。

專業學歷：香港中文大學內外全科醫學士 MBChB（CUHK）、英國愛丁堡皇家外科醫學院院員 MRCSEd、香港耳鼻喉科醫學院院士 FHKCORL、香港醫學專科學院院士（耳鼻喉科）FHKAM（Otorhinolaryngology）、英國愛丁堡皇家外科醫學院耳鼻喉科院士 FRCSEd（ORL）。

專欄編輯

呂少鋒

東區尤德夫人那打素醫院精神科部門運作經理

專業學歷：澳洲蒙納許大學護理學學士、澳洲紐卡素大學護理學碩士、老人精神科專科護士。

插畫師

潘廣力

東區尤德夫人那打素醫院護理部資深護師

專業學歷：香港中文大學護理碩士

插畫師

曾麗玲

東區尤德夫人那打素醫院精神科註冊護士

專業學歷：英國牛津布斯大學護理學學士、英國牛津布斯大學護理學碩士。

插畫師

黃沛瑩

註冊護士

東區尤德夫人那打素醫院急症專科護士

專業學歷：香港理工大學護理學學士、香港理工大學護理學院護理學碩士。

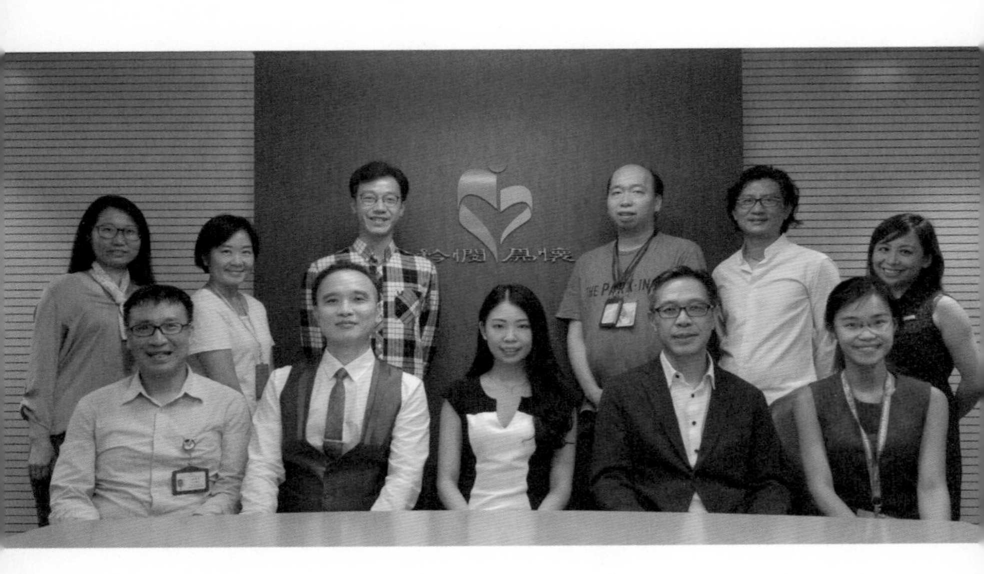

前排（由左至右）：
潘廣力先生（插畫師）、楊曉輝先生（副主編）、吳冬媛小姐（主編）、劉俊穎醫生（顧問）、陳衍雯小姐（副主編及秘書）

後排（由左至右）：
方艷芳小姐（執行編輯及財務）、曾麗玲小姐（插畫師）、黃啟泉醫生（專欄編輯）、姚劇恒先生（執行編輯）、麥仁傑醫生（執行編輯）、秦苑君小姐（執行編輯）

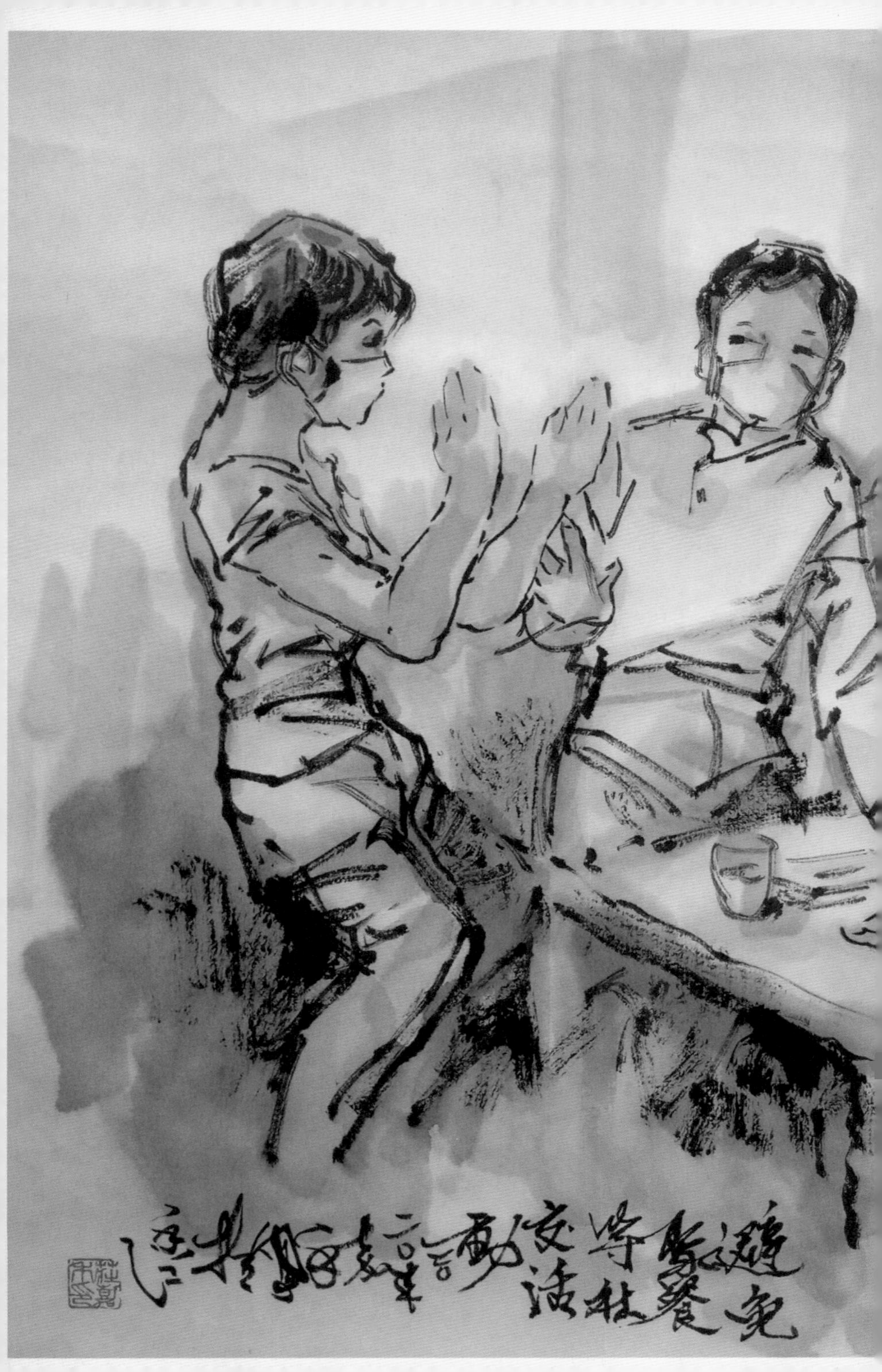
避免聚餐等社交活動

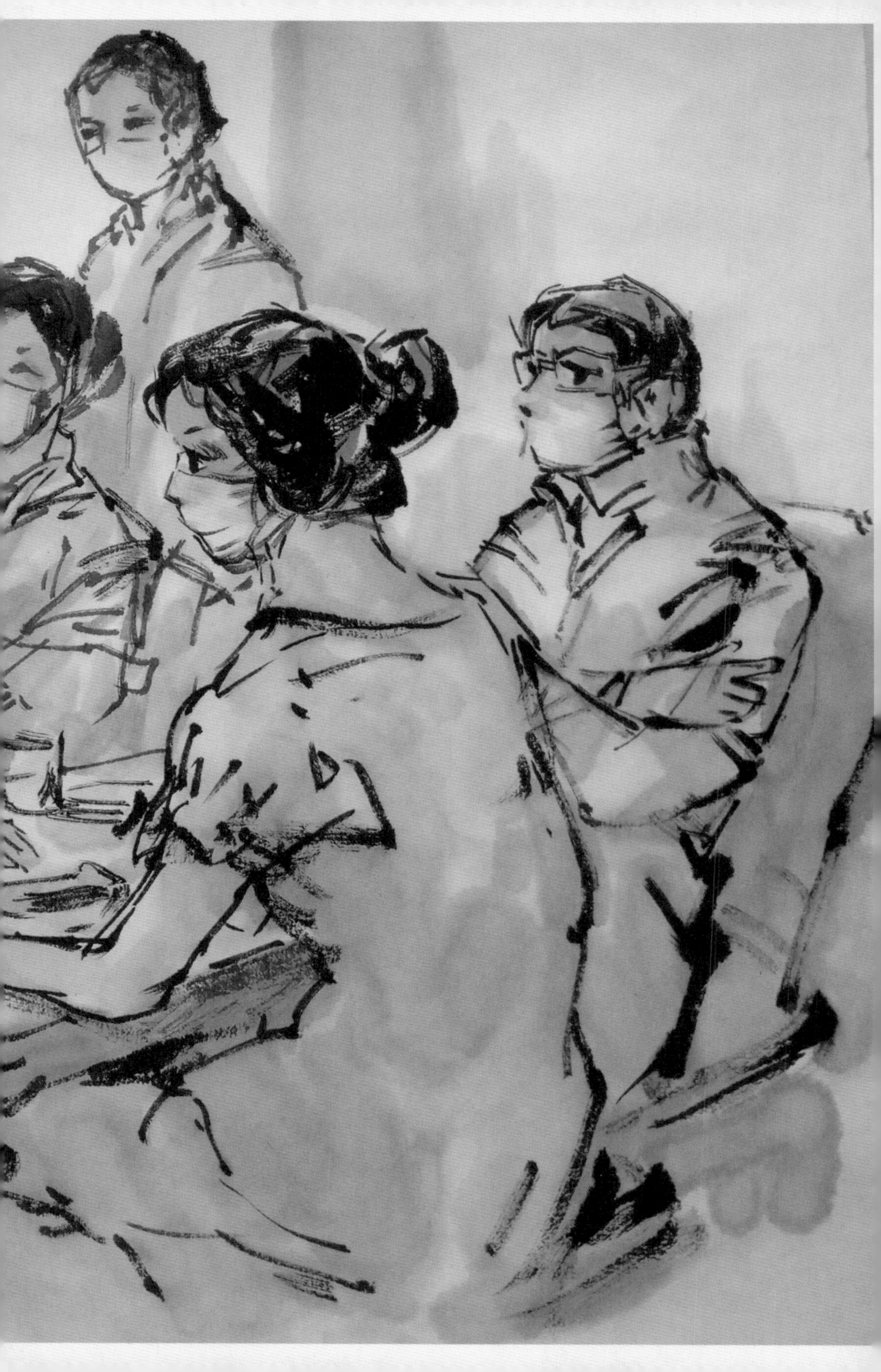

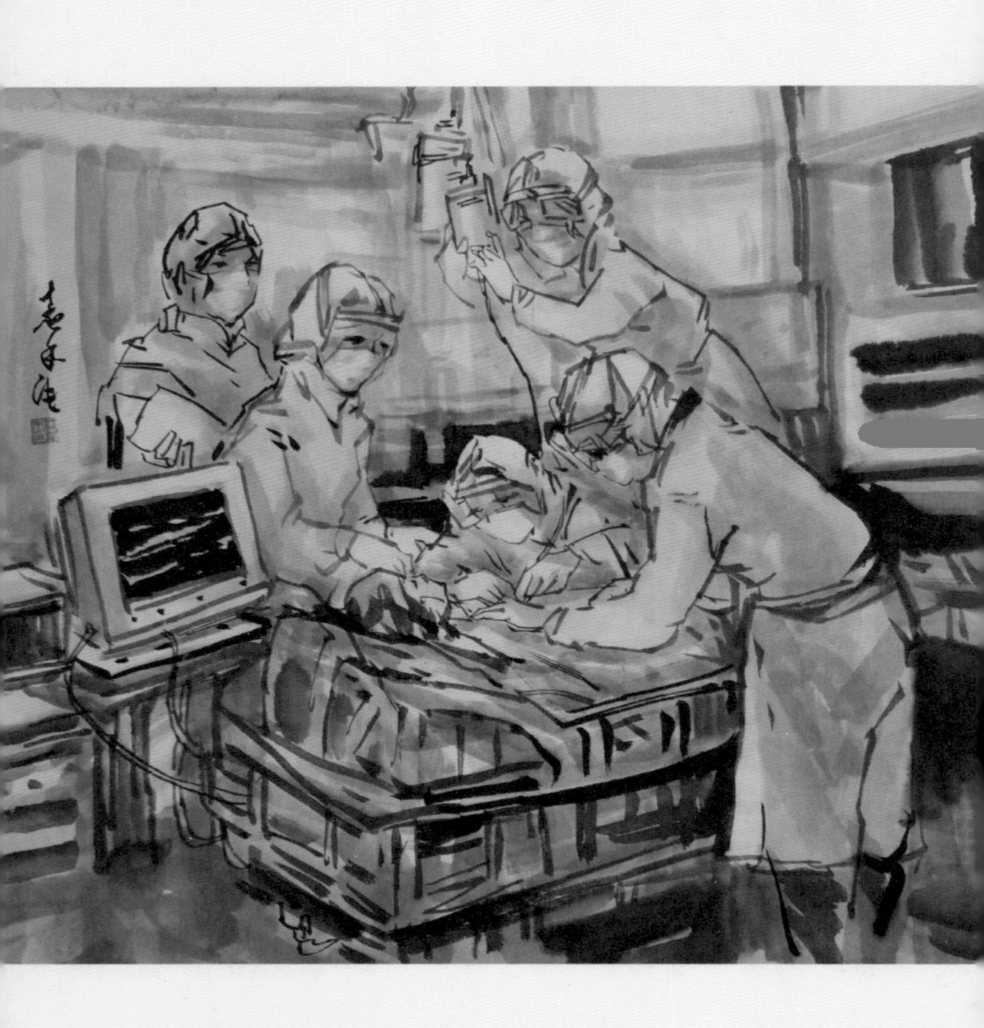

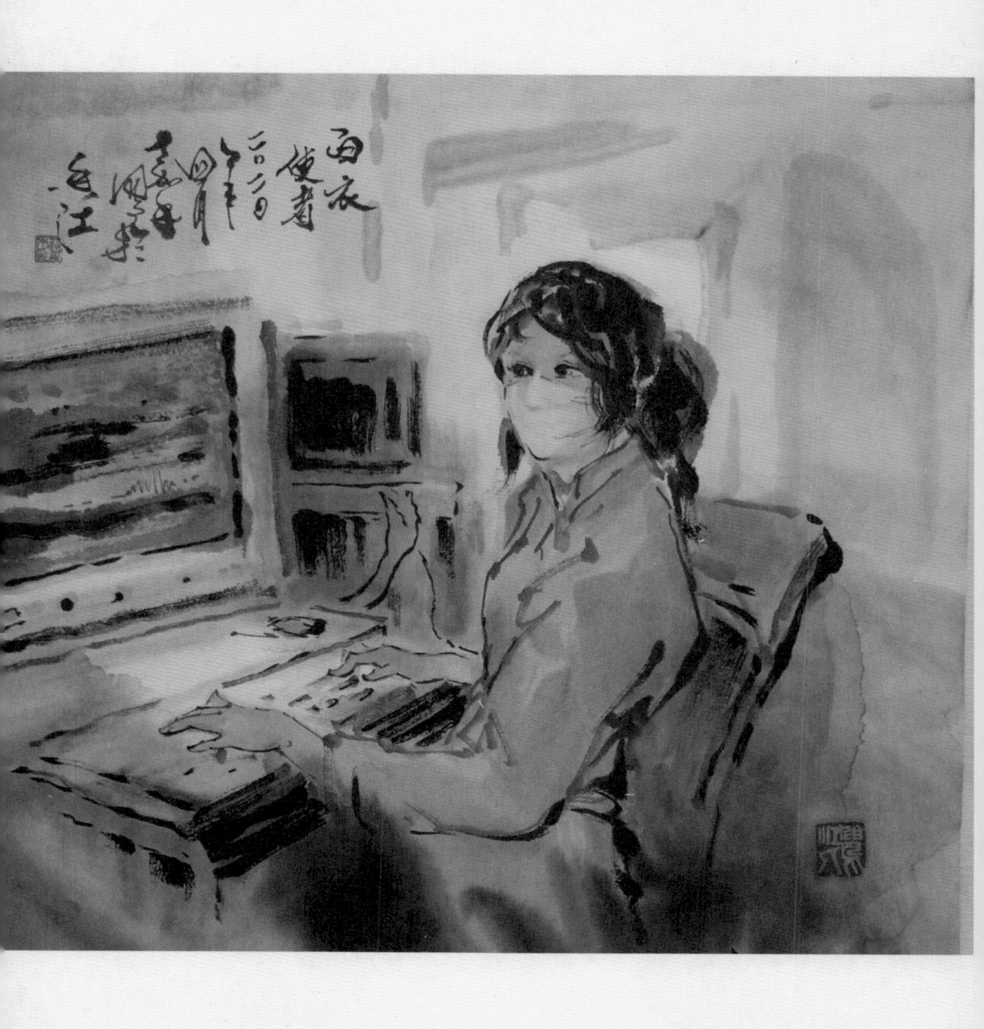
白衣使者
二〇二〇年四月

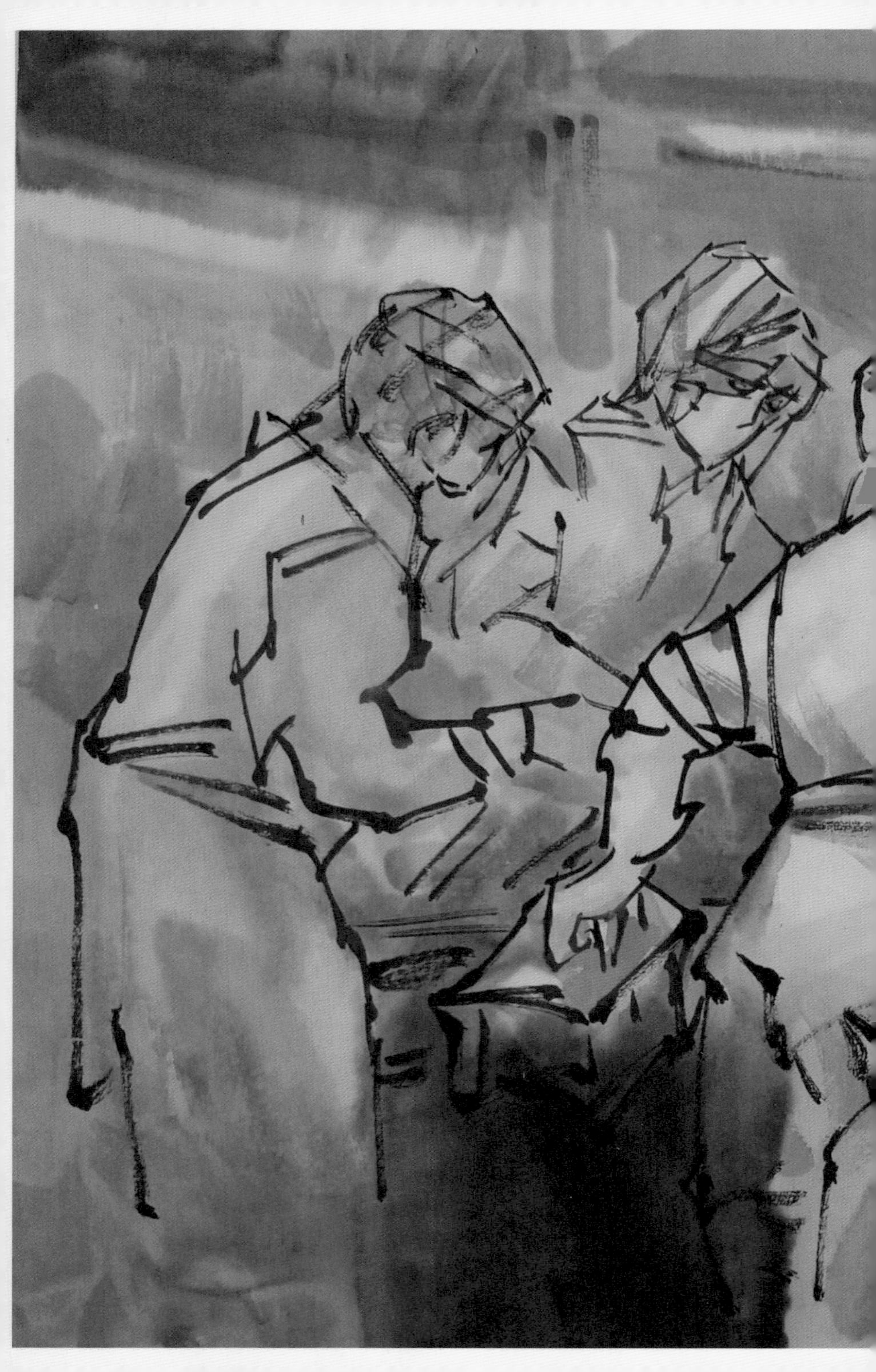

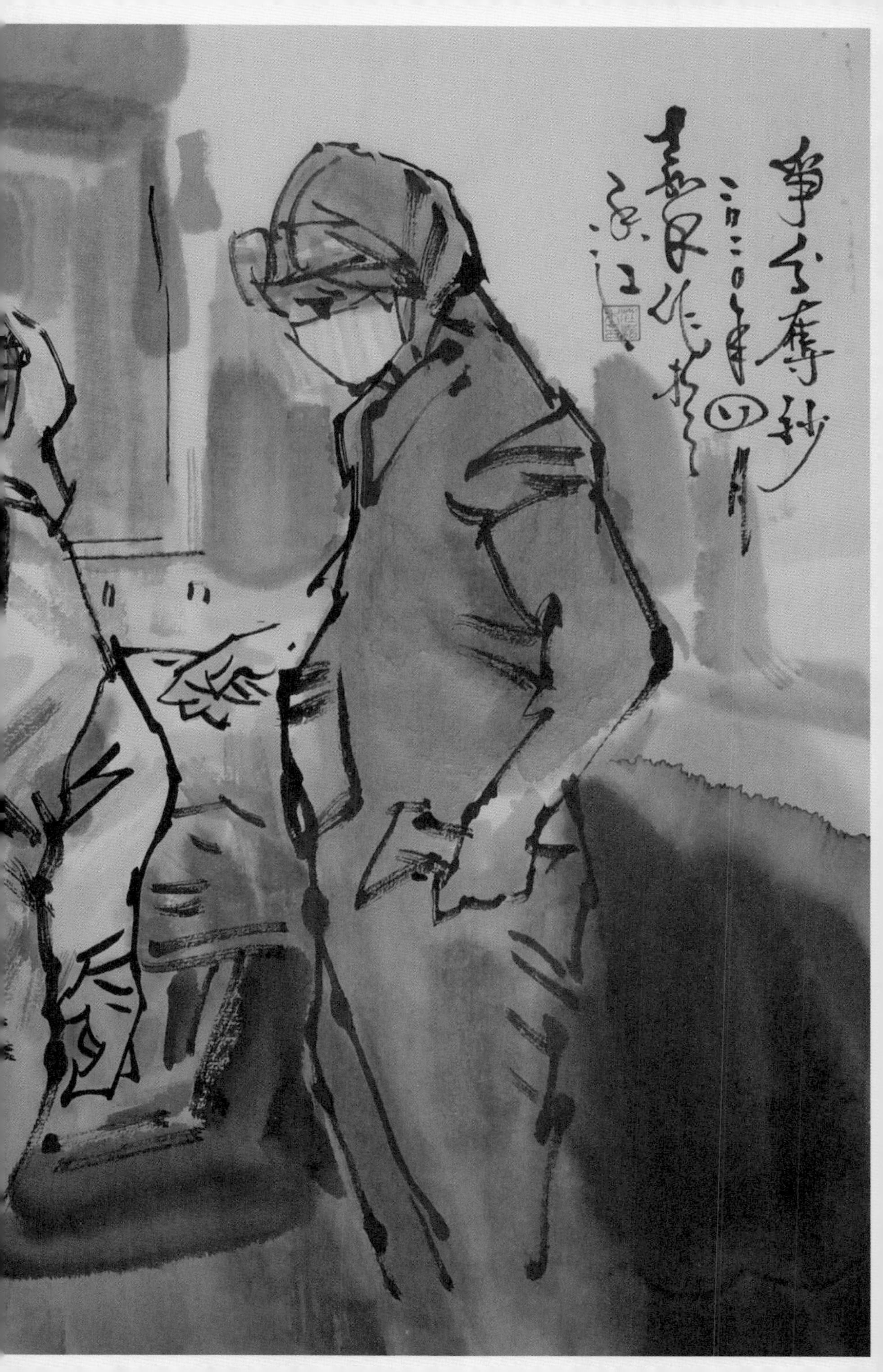
爭分奪秒
二〇二〇年四月

特別鳴謝：

余錦基先生

Kedah Company Limited

《COVID-19 抗疫之路：香港醫護的心路歷程》讀後感及評分

感謝各位讀者閱讀本書，現誠邀閣下掃描以下 QR code，完成 1 分鐘問卷，支持一下我們吧！